誰も教えてくれなかった
乳腺エコー

何森 亜由美　高松平和病院外科／がん研有明病院乳腺センター

誰も教えてくれなかった 乳腺エコー

発　行	2014年5月15日　第1版第1刷Ⓒ
	2024年2月1日　第1版第5刷

著　者　何森亜由美
　　　　（いずもりあゆみ）

発行者　株式会社　医学書院
　　　　代表取締役　金原　俊
　　　　〒113-8719　東京都文京区本郷1-28-23
　　　　電話　03-3817-5600（社内案内）

組　版　ビーコム
印刷・製本　三美印刷

本書の複製権・翻訳権・上映権・譲渡権・貸与権・公衆送信権（送信可能化権を含む）は株式会社医学書院が保有します．

ISBN978-4-260-01938-5

本書を無断で複製する行為（複写，スキャン，デジタルデータ化など）は，「私的使用のための複製」など著作権法上の限られた例外を除き禁じられています．大学，病院，診療所，企業などにおいて，業務上使用する目的（診療，研究活動を含む）で上記の行為を行うことは，その使用範囲が内部的であっても，私的使用には該当せず，違法です．また私的使用に該当する場合であっても，代行業者等の第三者に依頼して上記の行為を行うことは違法となります．

JCOPY〈出版者著作権管理機構　委託出版物〉
本書の無断複製は著作権法上での例外を除き禁じられています．複製される場合は，そのつど事前に，出版者著作権管理機構（電話 03-5244-5088，FAX 03-5244-5089，info@jcopy.or.jp）の許諾を得てください．

推薦の序

　本書を手に取って中をパラパラとご覧になった方は，本書がこれまでの乳房超音波検査のテキストとは全く異なった構成になっていることに気づくであろう。通常なら目次にも列挙されるはずの乳房の疾患名がほとんど出てこないのである。当然その疾患に特徴的な超音波画像も出てこない。よくよく内容をのぞいてみると，超音波で見える乳房の正常構造の理解とその観察法に終始していることがわかる。まさにこの内容こそが，本書の著者が超音波の駆け出しのころに疑問に思い，探し求め，知りたかったことに違いない。
　これまで，乳房の超音波検査では典型的な悪性像のパターンをなるべくたくさん覚えて，その画像を見つけ出す作業を行ってきた。本書ではそうした方法を勧めていない。乳房の正常の構造と，それが超音波画像としてどのように見えるかをまず理解し，正常からの逸脱部分をチェックする技術の習得を目指して，その方法を詳しく解説している。そうすることによって，低エコー部分を探すこれまでのスクリーニング法では気づくことが難しかった等エコーの異常にも気づくことが可能となる。病変に特徴的な画像がどこに隠れているのかを探し出す，これまでのスクリーニング法ではなく，正常構造の流れを追いかけ，異常がないことを確認するスクリーニング法を行うべきと強調している。まだ超音波アトラスにも登場していない小さな等エコーの乳癌の初期像もこの方法を用いればチェックが可能かも知れない。
　本書では，マンモグラフィや MRI 検査後に行われるセカンドルック超音波検査についても実践編として詳しく解説している。正常構造を理解して行えば，超音波での病変の同定はほぼ可能と著者は言う。近年 MRI だけでチェックされるような病変が増えてきたが，こうした病変が悪性かどうかを簡便に調べるには，超音波検査での病変の確実な同定と，より低侵襲の穿刺検査が必要である。超音波検査による確実な同定については，本書に書かれているような正常解剖の理解と応用の考えがない限り，セカンドルックを行っても半分ほどしか同定はできない。超音波で同定できなければ MRI ガイドの針生検に頼るしかないが，検査可能な施設が限られていることや，造影される多くの病変で良性の可能性が高いことを考えると，現実にはその多くが経過観察とならざるを得ない。本書ではこうした状況での簡便で優れた方法として超音波ガイド下穿刺吸引細胞診の有用性を再認識し，その手技を詳細に解説して推奨している。

　ここで著者の人間的な魅力にも触れておきたい。本書の中程に，正常構造からの途絶を示したものとして，彼女自身が撮影した雲の写真が登場する。実にきれいで，画像に対する執着と好奇心の高さを感じさせる写真である。乳腺の超音波画像をほんわかとした雲の模様にだぶらせる繊細な目とやさしい感性も伝わってくる。一方で，彼女は強さも持ち合

わせている．2人の女の子を育てながらの診療や研究は決して平坦なものではなく，そのような中でこつこつと知識や経験を積み重ねてきた努力は評価に値する．こうした環境の厳しさが彼女を強くしたのか，もともと備えていた芯の強さがこの環境を乗り越えさせたのかはわからないが，経験豊富ながん研の超音波技師からの信頼を一気に得ることができたのも，この経験に裏打ちされた自信と技術の確かさがあってのことと思われる．赴任当時，古くなった超音波機器が更新されないでそのままになっている現状を見て，「あきらかに患者に対して不利益であり，がん専門病院のすることではない」と病院を説得し，すべての機器を最新のものに更新させたエネルギーも，持ち前の正義感とこうした環境で培われた強さによるのであろう．文字通り，母親の強さとやさしさを持った彼女の行動力を垣間見た瞬間である．

　今回，本書の中にはこれから乳房超音波検査に臨む若い人たちや，これまでも悩みながら検査を行ってきた技師や医師に向けて，著者自身の経験から得た知識と技術が多くの写真やシェーマを用いて余すところなく描かれている．内容によっては現在の彼女の頭の中のアイデアとして描かれ，まだ検証が不十分なものも含まれているが，この技術を多くの人がマスターし，さらに改良・発展させることで，新しい乳房超音波検査の時代が拓け，乳癌で苦しむ患者が確実に減っていくものと確信する．

　2014年4月

がん研有明病院乳腺センター

岩瀬　拓士

はじめに

　乳房超音波は，「難解」で「習得が難しい」ものと言われてきました。しかし，本当にそうなのでしょうか？　なぜ，そう思われているのでしょうか？

　私たちが遭遇する乳癌は，そのほとんどが乳管−小葉から発生する癌と思ってよいでしょう。発生の仕方は，①最初から乳管壁を破り浸潤して腫瘤を作るもの，②乳管壁をどこまでも破らずに進展するもの，③それらが混在するもの，があります。また，腫瘤でもその構成について見ると，がん細胞が充密しているもの，乳管構造を形成するもの，線維が多く混在するもの，とあり，多くはこれらが立体的に混在しています。

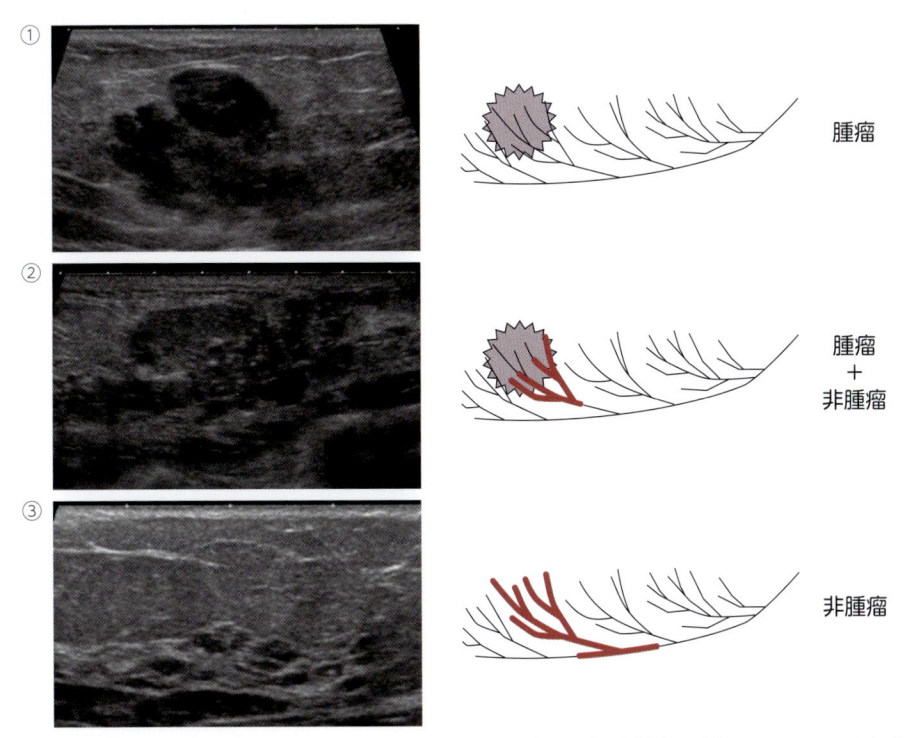

〔何森亜由美：乳腺超音波スクリーニングに関する最近の話題．香川産婦誌 14(1)：15-22, 2012 より引用〕

　そのために発生の部位と発育の仕方によって様々な形態を示します。
　当然，超音波画像もバリエーションに富み，典型的な乳癌の所見を思い描きながら病変を探そうとすると，これまで出会ったことのない病変に遭遇したときに，見過ごしてしまうかもしれません。
　また，最近の乳房超音波診断は，触知するものやマンモグラフィで映っているものを評

価していた時代よりも，より小さな病変の検出や鑑別困難な病変も評価を求められます。高分解能超音波で検出された部位には，これまで経験したことがない様々な像が見えるかもしれません。

　言うまでもなく，典型的な組織型の超音波画像をしっかり身につけることはとても重要です。これまで多くの先輩方が収集してきた貴重な症例画像から，多くのことを学ぶことができ，たくさんの優れたアトラスがこれまで刊行されてきました。
　しかし，それでもなお「乳腺超音波の技術習得は難しい」という考え方は変わっていません。どうしてでしょうか？

　なぜ，上級者とされる術者の皆さんは感度が高いのでしょうか？　なぜ，特異度が高いのでしょうか？　また，高い診断能力の理由とその技術の普及には何が障害となっているのでしょうか？
　これまで「数をこなせば見えるようになる」と言われる場面が多かった超音波技術の習得法に，何か裏付けや理論的な背景があるのではないか？　もし，そうしたものがあれば，きっと乳房超音波検査の技術習得がうまくいき，レベルも向上し，普及していくはずと考えました。

　本書では，「なぜこのように見えるのか」「どこをどのように探せば見つけることができるのか」といった，乳房超音波検査の病理学的な背景と技術習得に必要な考え方について，現時点での筆者の解釈を中心にまとめたものです。

　1) 乳腺の正常構造を学び，その超音波画像を理解できるようになること
　2) 正常構造とは異なる部位を見つけ，これを異常の発見につなげること
　3) そのための観察は，動画で行うことが欠かせないこと
　以上が，エッセンスです。

　本書を読み進め，新たに明らかとなった乳房超音波の理解に必要となる解剖の知識と，それに基づく超音波画像の解釈を知っていただければ，これまでは"何となく……"という感じで見ていたものを根拠を持って，「これは異常だ。精査しなければ！」「これは正常だから心配ない」と判断できるようになるのではないか，と思います。
　誰でも，どんな病変でも検出できること。これを多くの乳房超音波検査に携わる方に自信を持ってチャレンジしていただき，そして，より多くの方の技術習得の助けにしていただければと思います。

　　2014 年 4 月

高松平和病院外科／がん研有明病院乳腺センター

何森　亜由美

目次

推薦の序 ……………………………………………………………………… iii
はじめに ……………………………………………………………………… v
QRコードによる動画配信について ………………………………………… xi

第1章　乳房超音波検査を始めるにあたって　　1

1-1 超音波画像は，病理組織像のグレースケールではない！ …………………… 1
1-2 これまでの乳房超音波の考え方 ………………………………………………… 3
1-3 画像診断の進歩の中で，乳房超音波に求められているもの ………………… 3
　　1-3-1　スクリーニング ………………………………………………………… 3
　　1-3-2　セカンドルック（2nd Look） ………………………………………… 3
1-4 技術習得のための新しい知識 …………………………………………………… 4
　　1-4-1　乳房の正常構造とその超音波画像を理解すること ………………… 4
　　1-4-2　正常構造をメルクマールにして検出する観察法 …………………… 4
　　1-4-3　検出部位の評価方法 …………………………………………………… 5
1-5 乳房超音波観察の実践を支える 2×3 のポイント …………………………… 5

第2章　正常乳房の超音波画像　　6

2-1 これまでの超音波画像はどう理解されていたか ……………………………… 7
2-2 乳房の2つの小葉外間質と新しい解剖の考え方 ……………………………… 10
　　2-2-1　乳腺の「実質」と「間質」について …………………………………… 11
　　2-2-2　2つの小葉外間質とは？ ……………………………………………… 12
　　2-2-3　2つの間質の組織学的な違い ………………………………………… 13
　　2-2-4　間質の脂肪化 …………………………………………………………… 15
　　2-2-5　2つの間質の年齢・BMI 変化と役割 ………………………………… 15
　　2-2-6　それぞれの間質の超音波での見え方 ………………………………… 18
　　2-2-7　病理組織像と超音波画像の対比 ……………………………………… 22
2-3 様々な正常乳管の見え方 ………………………………………………………… 23

第3章　腺葉について　　24

3-1 乳腺の腺葉の広がりと重なり …………………………………………………… 24
3-2 腺葉境界面の面状高エコー構造 ………………………………………………… 25

第4章 乳管の走行を反映した等エコー構造を観察する　30

4-1 乳管と間質の「連続性」について　30
4-2 乳腺の構造が持つ「規則性」について　33
- 4-2-1 等エコー構造の「規則性」：2つの方向性　33
4-3 正常構造を観察してみよう！　35

第5章 「正常構造からの逸脱部」を捉える　38

5-1 「途絶え」による腫瘤の検出　38
5-2 「乱れ，広狭不整」による非腫瘤性病変などの検出　42
5-3 「動画による観察」の重要性　43

第6章 乳房内の2種類の脂肪性変化に対応した観察の注意点　45

6-1 乳房の脂肪化と脂肪組織の形態　46
- 6-1-1 「浮腫状間質」が脂肪に置き換わっていく変化　47
- 6-1-2 乳腺の萎縮と脂肪小葉の増大　48
6-2 2つの乳房脂肪性変化－画像対比　49
- 6-2-1 脂肪性変化のMMGと超音波の対比　49
6-3 脂肪性乳房の超音波画像での観察指標　52
- 6-3-1 脂肪性乳房の正常構造　52
- 6-3-2 脂肪性乳房の病変の検出　53

第7章 MMGと超音波を用いたバリエーションの理解　56

7-1 乳腺濃度と，エコーレベルの違い　56
7-2 組織標本撮影との対比を使用した理解　57
7-3 MMGと超音波によるバリエーションの評価　60
- 7-3-1 太い周囲間質：MMG高濃度，超音波区域性低エコー域　60
- 7-3-2 太い周囲間質：MMG不均一高濃度～脂肪性乳房，超音波区域性低エコー域　62
- 7-3-3 太い周囲・浮腫状間質：MMG残存乳腺　65
- 7-3-4 太い周囲・浮腫状間質：MMG　FAD　66

第8章 プローブ走査　67

8-1 プローブの構え　67
8-2 基本のプローブの持ち方　68
8-3 プローブの回転法　69

8-4 プローブ回転の軸 …………………………………………………… 70
8-5 スクリーニング時の走査法 ……………………………………… 70
- 8-5-1 基本走査法 ……………………………………………………… 70
- 8-5-2 追加走査法 ……………………………………………………… 71

8-6 観察範囲 …………………………………………………………… 72
- 8-6-1 外側　広背筋の確認（左）　平均的な大きさの乳房の場合 ……… 72
- 8-6-2 広背筋の確認　大きな乳房の場合 …………………………… 74
- 8-6-3 下側　乳房下溝尾側 …………………………………………… 75
- 8-6-4 内側　胸骨確認 ………………………………………………… 76
- 8-6-5 乳房の変形と移動 ……………………………………………… 77

8-7 プローブ角度や押す力 …………………………………………… 79
- 8-7-1 胸部に合わせたプローブの角度 ……………………………… 79
- 8-7-2 スクリーニング時のプローブの適切な圧迫 ………………… 80
- 8-7-3 詳細な観察時の圧迫 …………………………………………… 84
- 8-7-4 等エコー構造に変化が見られるときの観察法 ……………… 85

第9章　画質の設定　　86

9-1 画質設定の目的 …………………………………………………… 86
9-2 画質設定の目安 …………………………………………………… 87
- 9-2-1 階調性の目安①　静止画「拡張していない乳管壁・線状の高エコーが認識できる」 …………………………………………………… 87
- 9-2-2 階調性の目安②　動画「腺葉が上下に重なっている境界面が認識できる」…… 88
- 9-2-3 視認性の目安　「等エコー構造の境界（2つの間質の移行部）を明瞭にしすぎない」 ……………………………………………… 88

第10章　腺葉構造読影による乳房観察の実践例　　90

10-1 乳管-周囲間質の走行から読影する腺葉分布と境界面の推測 ………… 90
10-2 腺葉境界部が作り出すdistortion様像 ………………………… 91
- 10-2-1 distortion様像が見える理由と詳しい観察法 ……………… 92
- 10-2-2 乳頭下の腺葉境界面 …………………………………………… 94

10-3 境界病変の立体所見による鑑別 ………………………………… 98
- 10-3-1 立体判定基準を用いて判定したdistortionの症例 ………… 101

10-4 石灰化病変の評価 ………………………………………………… 102
- 10-4-1 背景が乳腺の石灰化病変 ……………………………………… 102
- 10-4-2 背景が脂肪性の石灰化病変 …………………………………… 104

10-5 石灰化ではない高エコー像 ……………………………………… 105
- 10-5-1 周囲間質に取り囲まれた浮腫状間質 ………………………… 105
- 10-5-2 周囲間質内の構造物が反射して，点状高エコーに ………… 106

第 11 章　2nd Look のための乳腺超音波—解剖学的な立体読影法を活かす—　107

- **11-1** 2nd Look US と MMG・MRI ……107
- **11-2** MMG 2nd Look US におけるターゲットの同定方法 ……108
  - 11-2-1　指標 ……108
  - 11-2-2　対象病変と検出ポイント ……108
- **11-3** MRI 2nd Look US の同定方法 ……109
  - 11-3-1　指標 ……109
  - 11-3-2　対象病変 ……109
  - 11-3-3　MRI 2nd Look US での「MRI 読み解き」……110
- **11-4** MRI 2nd Look US の実際 ……111
  - 11-4-1　血管の位置から病変を同定した症例 ……111
  - 11-4-2　Cooper 靭帯の形状から病変を同定した症例（1）……113
  - 11-4-3　Cooper 靭帯の形状から病変を同定した症例（2）……116
  - 11-4-4　Cooper 靭帯の形状から病変を同定した症例（3）……118
  - 11-4-5　血管の走行から病変が一致すると確認した症例 ……121
  - 11-4-6　乳腺の分布形状の特徴から病変を同定した症例 ……123

第 12 章　エコー下穿刺吸引細胞診　125

- **12-1** 穿刺対象は，主腫瘍か，進展部位か，良性か？ ……126
- **12-2** 適切な穿刺部位は？ ……131
- **12-3** 左手のプローブ・病変・乳房の固定法 ……134
- **12-4** 穿刺針をどう進めるか？ ……137
- **12-5** 採取時の穿刺針の動かし方と観察ポイント ……142
- **12-6** 採取物の観察 ……144

おわりに ……149
索引 ……151

コラム

- バリエーションとは？　4
- これまで正常構造はなぜ謎だったか？　12
- 浮腫状間質（edematous stroma）には「浮腫」があるのか？　14
- 超音波の分解能とスペックルパターン　20
- 腺葉境界面の組織像の詳細　29
- 構造の流れから見抜け！　44
- 乳房内の 2 つの脂肪の組織像　51
- 乳腺超音波画像と病理組織像対比に挑戦してみよう　55
- 「小葉-乳管」の分布と「周囲間質」の量の違いと，超音波画像　61
- 「シャッターはこころで切れ」　89
- 立体判定基準はみんなが使える？　どれくらい正確に判定できる？　100
- 穿刺吸引細胞診のとき，部屋の照明は消す？　つける？　138
- ファントムやフルーツゼリーと実際の乳腺の違い　139
- 穿刺針の角度　修正法：別法　141
- 穿刺吸引細胞診の精度と乳がん検診成績　147

QR コードによる動画配信について

　本書の付録として，各所に掲載されている QR コード（二次元バーコード）をスマートフォン，タブレット PC などで読み取ると Web を経由して関連する**動画を再生することができます**．
　QR コードを読み取って動画を再生する場合は，以下の注意点を必ずお読み下さいますようお願い申し上げます．

【ご注意】
- 動画を再生する場合，お客様と携帯電話会社との契約に基づきパケット通信料が発生いたします．ご使用のスマートフォン，タブレット PC などがパケット定額サービスなどにご加入されていない場合，**多額のパケット通信料が請求されるおそれがあります**のでご注意下さい．
- **動画再生などで発生したパケット通信料については，お客様のご負担となります．**
- 動画はスマートフォン，タブレット PC などで再生可能です．ただし，フィーチャーフォンをご使用の場合，機種や機能によっては，動画再生できない場合や画質が鮮明でない場合もあります．また，その他の機種でも回線状況やデバイスのバージョンによっては十分な再生状況を確保できない場合もあります．ご了承下さい．
- 配信される動画はお客様への予告なしに変更・修正が行われることがあります．また，予告なしに配信を停止することもありますので，ご了承下さい．

QR 動画掲載ページ一覧

VTR 1	癌と超音波画像の対比モデル（20 秒）	p.2
VTR 2	腺葉境界面：太い周囲間質の乳腺（26 秒）	p.28
VTR 3	腺葉境界面：中等度の周囲間質の乳腺（19 秒）	p.28
VTR 4	腺葉境界面；細い周囲間質の乳腺（17 秒）	p.28
VTR 5	中心乳管と周囲間質（14 秒）	p.31
VTR 6	正常乳腺：周囲間質が均等で，等エコー構造の連続性がわかりやすい乳腺（16 秒）	p.35
VTR 7	等エコー腫瘤：粘液癌の症例（9 秒）	p.53
VTR 8	等エコー腫瘤：線維腺腫の症例（10 秒）	p.53
VTR 9	Cooper 靱帯の引き込み像―わかりやすい癌の症例（20 秒）	p.54
VTR 10	左乳腺末梢：圧迫不足による低エコー出現画像（20 秒）	p.82
VTR 11	右外側末梢：構造のたわみによるアーチファクトの出現（7 秒）	p.82
VTR 12	右外側末梢：正しい圧迫による病変の検出（12 秒）	p.83
VTR 13	右外上末梢：圧迫の違いによる微小病変の見え方（18 秒）	p.83
VTR 14	腺葉境界面へ向かう方向性：distortion との鑑別（22 秒）	p.92
VTR 15	血管が作る distortion 像（13 秒）	p.93

VTR 16	血管が作る distortion 像：カラードプラ(11秒)	p.93
VTR 17	乳頭直下の領域の移動(31秒)	p.95
VTR 18	立体判定基準：腫瘤　経過観察の例(19秒)	p.99
VTR 19	立体判定基準：腫瘤　要精査の例(13秒)	p.99
VTR 20	立体判定基準：非腫瘤性病変　経過観察(19秒)	p.99
VTR 21	立体判定基準：非腫瘤性病変　要精査(19秒)	p.99
VTR 22	立体判定基準：distortion　経過観察(18秒)	p.100
VTR 23	立体判定基準：distortion　要精査(20秒)	p.100
VTR 24	指標「分枝する血管」とターゲット病変(19秒)	p.112
VTR 25	ターゲットに対する細胞診(20秒)	p.117
VTR 26	指標「乳腺の形状」とターゲット病変(12秒)	p.124
VTR 27	穿刺吸引細胞診の工夫：乳管に沿う病変からの採取(19秒)	p.142
VTR 28	穿刺吸引細胞診の工夫：微小病変からの採取(19秒)	p.142
VTR 29	細胞診：良性腫瘤の特徴(1分)	p.143
VTR 30	細胞診：悪性腫瘤の特徴(50秒)	p.143
VTR 31	細胞診：MLT 粘液の牽糸性(11秒)	p.145

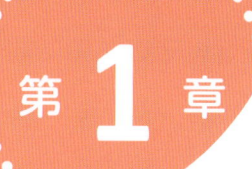

第1章 乳房超音波検査を始めるにあたって

1-1 超音波画像は，病理組織像のグレースケールではない！

超音波機器の進歩により，超音波画像の分解能が上がり，画質も向上しました。そのために，モニターにグレースケールで表現される超音波画像にもリアル感があります。では，超音波画像は実際の組織像にどれくらい近づいて表現しているのでしょうか？　ためしに，最近の20～25年間の超音波技術進歩をわかりやすく示したモデルを作ってみました。

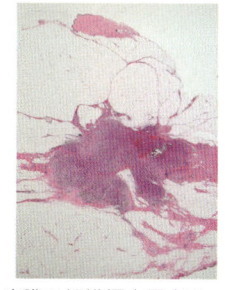

実際の組織標本写真をグレースケール変換して

一昔前のピクセル相当に → 20～25年前に最先端だった超音波画像

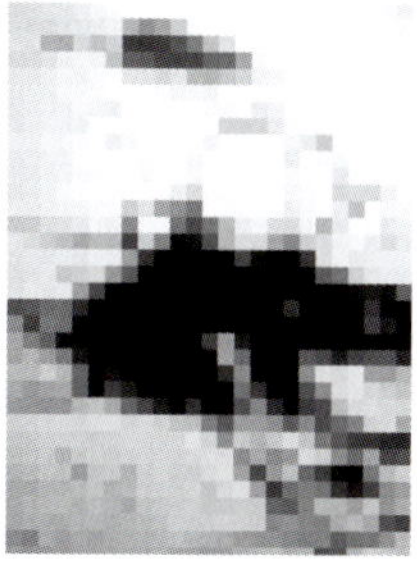

最近の高分解能のピクセル相当に

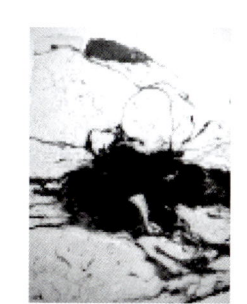

分解能が上がったことで，境界部の形状が詳細にわかる。（空間分解能）

グレースケールを多段階にする → 美しいグラデーション！内部にも違いが見える。（コントラスト分解能）

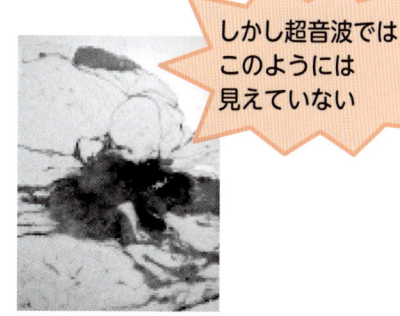

しかし超音波ではこのようには見えていない

ちなみに，動画を見ると以前と比べて，より滑らかに動いており，「時間分解能」も向上していることがわかります。
では，実際の超音波画像を見てみましょう。

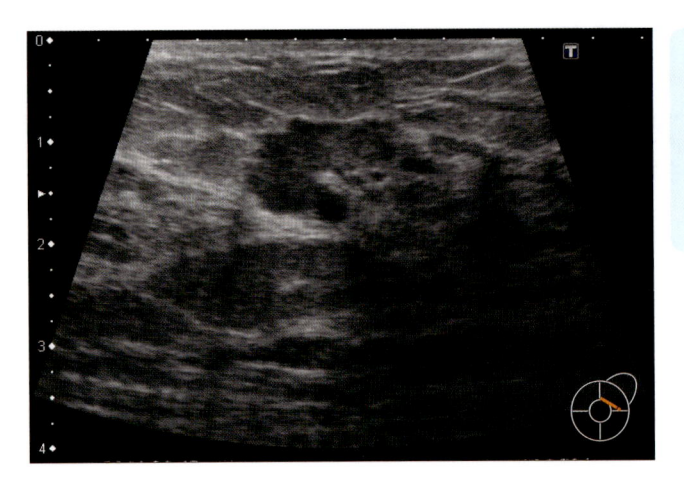

- シルエットは組織標本と似ているか？
- 内部構造には何が見えるか？
- そもそも，標本の割面と一致していないから，これは病変のどの部分を捉えた写真なのだろうか？
- どこまでが乳腺だろうか？

+ VTR 1
癌と超音波画像の対比モデル

　このモデルのように，超音波では病変の周囲乳腺が脂肪性なら，不整腫瘤の辺縁はきれいに表現され，境界部のわずかな凹凸や組織標本ではわかりにくい立体的な周囲組織の引き込み像も観察できるようになりました。

　しかし，超音波では腫瘤内部の乳頭状構造，膠原線維の分布などは，詳細に観察できません。また，標本では腫瘍周囲はほとんどが脂肪で乳腺は見当たりませんが，超音波では，腫瘤前面には皮下脂肪があり，腫瘤側方や後方には乳腺が見られます。

　このように，実際の病理組織像と超音波画像を対比させると，単純に病理組織像をグレースケールに変換したものが超音波画像ではないことがわかります。

　基本の病理組織像は，ヘマトキシリンの青とエオジンの赤で染色されたものです。一方超音波は，組織の密度や音速による音響インピーダンスの違いで音波が反射してくる強さが異なることを利用し，その反射信号を画像処理して表現しています。両者は仕組みが異なるため，何が一致し，何が異なっているのかを知っておくことが，病理組織像と超音波画像を対比するときに重要になります。

> **病理組織像と乳房超音波を読み解くために知っておくべきこと**
>
> ①超音波の分解能は，どれくらいのサイズの構造まで構築を表現できているか？
> ②超音波画像では，生体内での組織構築が音響学に基づいてどのように表現されているか？
> ③病変周囲の正常部，バリエーションはどのように見えているのか？

1-2 これまでの乳房超音波の考え方

歴史的に乳房超音波は，触診やマンモグラフィ（MMG）に映る病変の評価から始まりました。このことから，これまでの乳房超音波の考え方としては，経験してきた大きな乳癌と同様の像で，その「サイズが小さいもの」を「隙間なくスキャンして探し出す」という考え方がとられていました。

1-3 画像診断の進歩の中で，乳房超音波に求められているもの

近年，MMG はデジタル化し，より小さな病変も指摘できるようになってきました。しかしアジア人には，MMG では超音波よりも検出能が劣る高濃度乳腺を持つ割合が多く，その対策のために乳房超音波スクリーニングが広まっています。MMG と併せて総合判定をしたり，MMG に映っていない小さい・淡い病変を新たに検出することが必要となってきました。

また，MMG や術前の MRI や乳癌ハイリスク MRI 検診で初めて検出された病変に対して，2nd Look US（セカンドルック超音波）で検出し，インターベンション精査を行うことが求められています。

1-3-1 スクリーニング

MMG で検出されない乳癌は，前方境界線にはまだ届かずに乳腺内に埋もれている小さな腫瘤の場合が多いです。病変が乳腺内に埋もれていると，境界がわかりにくくなり，低エコーを呈さないものは存在を指摘することが難しくなります。また，MMG で濃度が上がりにくい乳管内成分が優位な病変は，超音波でも明らかな低エコーを示さない病変が多く，乳腺症との鑑別が必要になります。超音波によるスクリーニングでは，このような病変を検出し評価することが求められています。

1-3-2 セカンドルック（2nd Look）

MMG や MRI で指摘された部位の同定と評価を目的とした検査です。初回の観察では気になっていない部位なので，これまでの超音波診断の概念では精査対象とはならないような淡い部位や小さな病変が多くなります。またMMG や MRI と超音波では検査時の体位が異なるので，変形・偏位する乳房に同定した部位に客観性を持たせること，つまり同定した部位が解剖学的に同一部位だと説明することが最も重要となります。

1-4　技術習得のための新しい知識

　では，これからの時代の乳房超音波検査に求められている技術や考え方を，どのように習得すればよいのでしょうか。

　微小な病変や淡い病変を指摘するには，基本となっている乳房の正常構造を知ることが最も簡単です。他の臓器と同じように「正常を知って，異常を検出する」という画像診断の基本に立ち返った考え方を乳房超音波でも貫くことが本書の柱となっています。

1-4-1　乳房の正常構造とその超音波画像を理解すること

　まず，乳房の正常構造が乳房超音波でどのように見えているのかを理解しましょう。また，乳房の個別性や年齢変化はどのように起こり，それが超音波画像でどのように反映されているのかを知りましょう（▶第2～4章へ）。

1-4-2　正常構造をメルクマールにして検出する観察法

　超音波で指摘できる微小な病変や淡い病変は「正常構造からの逸脱部位」として検出されます。つまり，正常構造を指標に観察していれば，それが乱れたり消えたりしている部位は「病変の可能性がある」とひとまず指摘できるのです。簡単にストレスなく，病変の可能性がある部位の検出が可能となります（▶第5章へ）。

　この方法では正常構造が確認できれば，そこには病変はないので，同じところを何度もスキャンする必要はありません。シンプルで効率よく検査を進めることができます。そして，正常構造を正しく描出できているプローブ走査がよ

コラム　バリエーションとは？

　乳腺は，ホルモン周期により，リモデリングされていると言われ，そこから逸脱した部位には，線維化や過形成などの様々な変化が起こります。乳管が拡張して分泌物を貯める嚢胞，小葉の腺管の数が増える腺症，線維弾性組織が増える硬化性変化，これらは病変ではないですが，乳腺のあらゆる場所に起こってくる変化です。

　画像診断の場面では，嚢胞・線維腺腫・乳管内乳頭腫以外の良性の変化をまとめて「(良性変化の)バリエーション」と呼ぶことが多いです。組織学的な名称では，乳管乳頭腫，腺症，線維腺腫症，硬化性変化，などです。これらの変化は，顕微鏡的な微小な変化とされていたものです。

　しかし，最近の高分解能超音波は，これらの微細な乳腺の組織構築の変化も捉えてしまいます。腫瘍細胞がもりもりと充実しているような「腫瘤」を形成していなくても，病変を認識できるようになり，私たちは少しの腫瘍性の変化と良性の変化を見分けることが必要となってきました。そのため，乳腺の中にたくさん見えてくる像を「バリエーションである」と確証をもって振り分けることが，特にスクリーニングの場面では重要になってきます。日常臨床での超音波診断は，バリエーションとの戦いなのです。

い走査法であるという技術習得の目標をたてられます（▶第8章へ）。

1-4-3　検出部位の評価方法

バリエーションなのか，病変なのか？　経過観察なのか，要精査なのか？これらの評価・判別は正常構造を基に読み解きます。特に本書で重要としている「立体的な観察」を行うと，良悪性の判別ができるものが増えてきます。経過観察でよいものと，要精査の症例を手早く振り分けていきましょう（▶第7, 10章へ）。

1-5　乳房超音波観察の実践を支える2×3のポイント

乳房超音波観察を実践するにあたってのポイントをまとめました。これだけ押さえておけば，とりあえず乳房超音波は始められます！

乳房超音波観察の実践を支える 2×3 のポイント

Point Ⅰ　正常乳房の解剖と超音波像
① 乳房には2種類の小葉外間質がある。
　A：小葉-乳管を取り巻く膠原線維の密な間質。等エコー。『周囲間質』
　B：周囲間質の間を埋める，浮腫状で膠原線維の疎な間質。高エコー。『浮腫状間質』
② 腺葉の境界面がわかる。

Point Ⅱ　観察するもの
③「**連続性**」等エコー構造は，乳管の走行を反映している。
④「**規則性**」等エコー構造は，乳頭方向と腺葉境界面方向の2つの方向性を持つ。

Point Ⅲ　正常構造からの逸脱部の立体的検出
⑤「**途絶え**」腫瘤がある部位。病変が等エコーでも指摘しうる。
⑥「**乱れ・広狭不整**」非腫瘤性病変・distortion がある部位。

このポイントに沿って，第2章以降でより詳しく解説していくことにします。さあ，始めましょう！

第2章 正常乳房の超音波画像

　私たちは，乳房超音波でいつも下図のような画像を見ています。
　乳腺の中には，皮下脂肪に近い等エコーレベルの模様があります。
　これらは「豹紋」と呼ばれたり，若い人ほど太くはっきり見えるので「乳腺症」を表現しているとも言われてきました。個々の乳腺で様々な太さや長さで出現し，長く繋がっているものや，斑状や虎柄のように短いものもあるので，一見ランダムに出現しているようにも思えます。

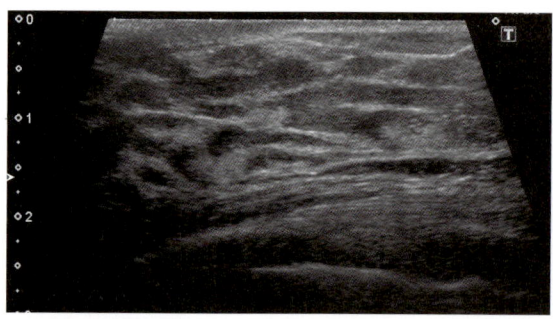

太く長い模様の乳腺

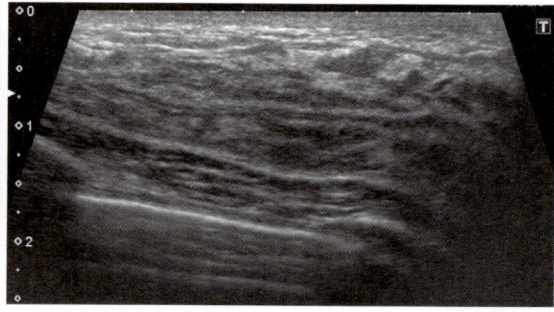

やや細く長い模様の乳腺

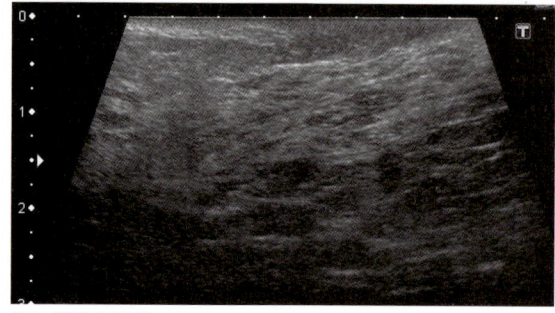

細い模様の乳腺

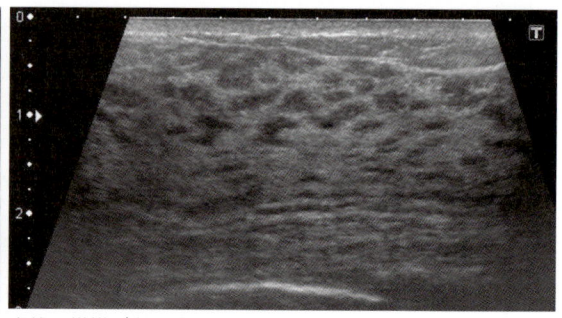

斑状の模様が多い乳腺

　私たちは普段，検査中のほとんどの時間，この模様を見ながら乳房を観察しています。ということは，この模様を理解できていなければ，モニターに映し出されている乳腺画像を理解しないで観察しているということになってしまいます。
　では，この模様は，乳腺の何を表しているのでしょうか？

2-1 これまでの超音波画像はどう理解されていたか

　これまでの教科書の解説では，脂肪と同じ等エコーで見える部位は，①小葉，②小葉内間質，③乳管，④主乳管と周囲の間質であるとしています。それ以外の高エコーで見える部位は，⑤小葉間間質(小葉外間質)としています。

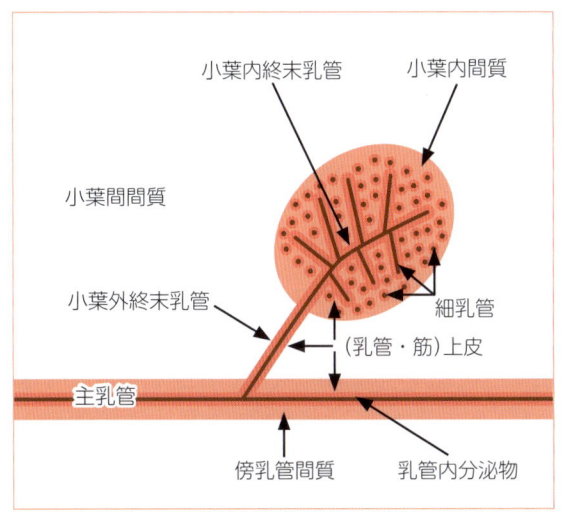

乳房超音波に必要な解剖
(Stavros AT：Breast Ultrasound. p.58, Lippincott Williams & Wilkins, 2003 より引用)

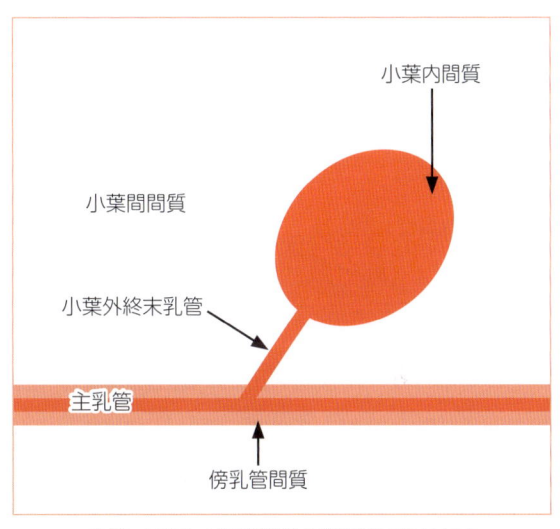

乳管−小葉と小葉間間質の超音波での見え方
(Stavros AT：Breast Ultrasound. p.89, Lippincott Williams & Wilkins, 2003 より引用)

　例えばこの超音波の成書では，①〜④が皮下脂肪と同じ等エコーレベルになるので，小葉と乳管が右上の図のように，ラケットのように見えるとされています。そして，加齢により小葉・乳管は萎縮するので，先程述べた「模様」も細くなっていく，とされています。

　この考え方が正しいか次頁に提示した組織像で，①小葉，②小葉内間質，③乳管，④主乳管と周囲の間質のそれぞれの部位を確認してみましょう。

明るい所が
②小葉内間質

③小葉内細乳管

間質については，
②以外は，全部まとめて
⑤「小葉外間質」

小さな管腔構造が
集まっているように
みえる①小葉。

⑤「小葉外間質」

③小葉外終末乳管

①小葉と
②小葉内間質

①小葉と
②小葉内間質

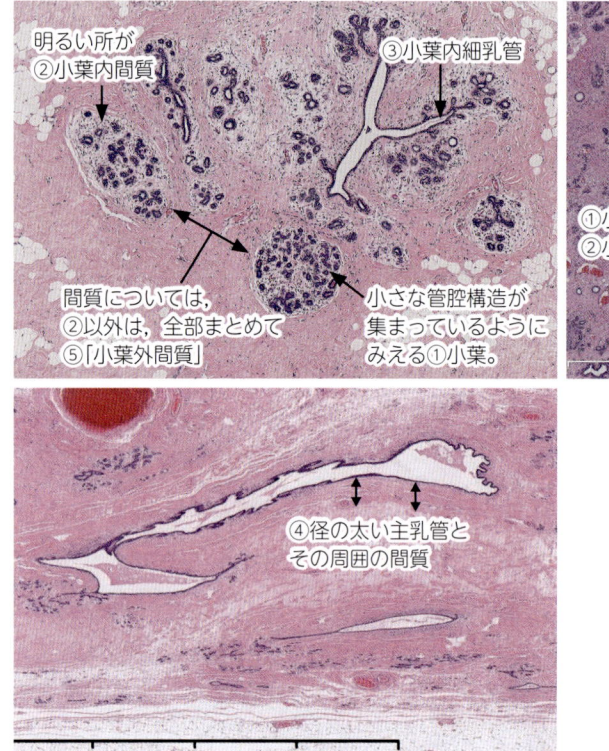

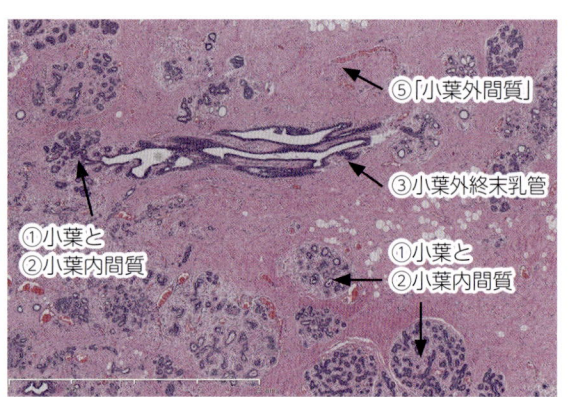

④径の太い主乳管と
その周囲の間質

　これが今，一般的に用いられている乳房の組織の考え方です。
　それでは，例えば下のような組織像の場合，超音波でどのように見えていると考えればよいのでしょうか？

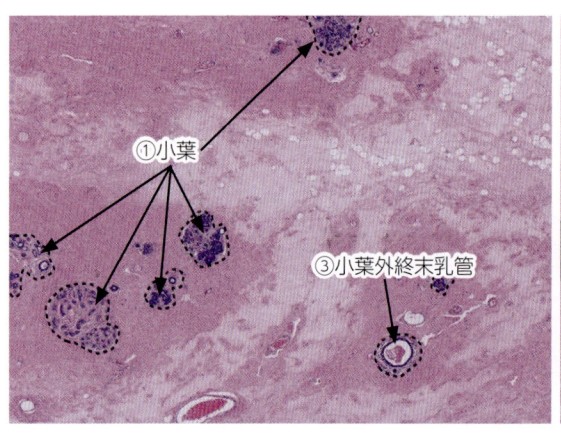

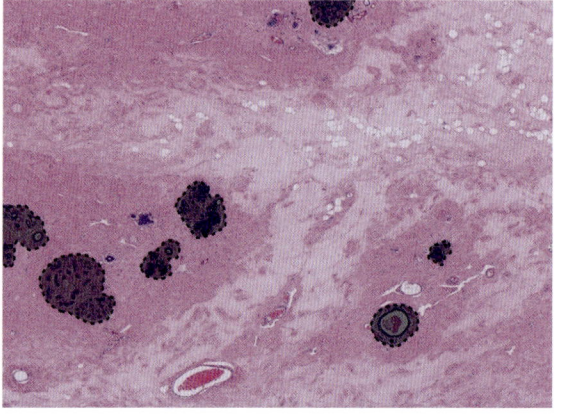

①小葉

③小葉外終末乳管

従来の考え方では，点線で囲った①小葉，②小葉内間質と③乳管（小葉外終末乳管）が超音波で等エコー構造として見えているとされていた。つまり超音波画像のもとは，右図のように黒い部位が等エコーに見えていることになっていた。（p.13 に正解が）

前頁の下段左の図には①小葉と③乳管(小葉外終末乳管)が写っており，④主乳管と呼べるような太い乳管は見えません。「等エコーレベル」のラケットに例えて表現された部位にあたる①小葉と③乳管(小葉外終末乳管)は，点線で囲った部位となります。ですから，前頁の下段右の図のように黒い部位が，超音波では等エコー模様として見えることになってしまいます。

　では，実際の超音波と組織像を対比してみましょう。

　正常乳腺の超音波像から推測すると，正常組織構造はどのように見えているのでしょうか？

　ここまで紹介した考え方を当てはめると，末梢の斑状部は超音波では①小葉(○印)となります。そして，線状の構造(矢印)は拡張した③乳管ということになってしまいます。

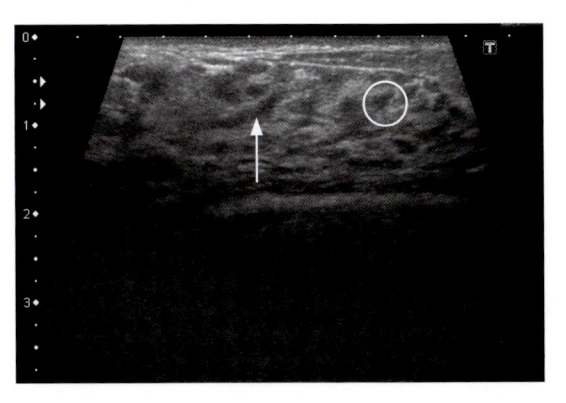

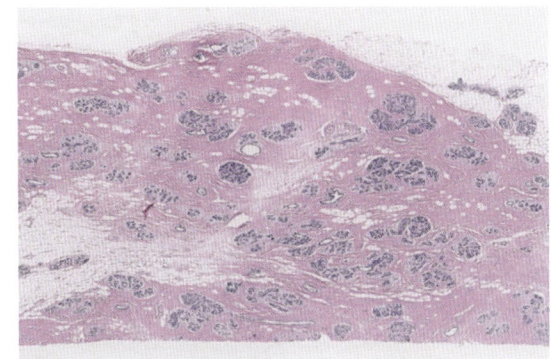

　そこで，従来の考え方で組織像を推測すると，小葉や乳管の大きさが右図くらいないと，超音波画像に合わないことになります。

　しかし，実際はどうでしょうか？

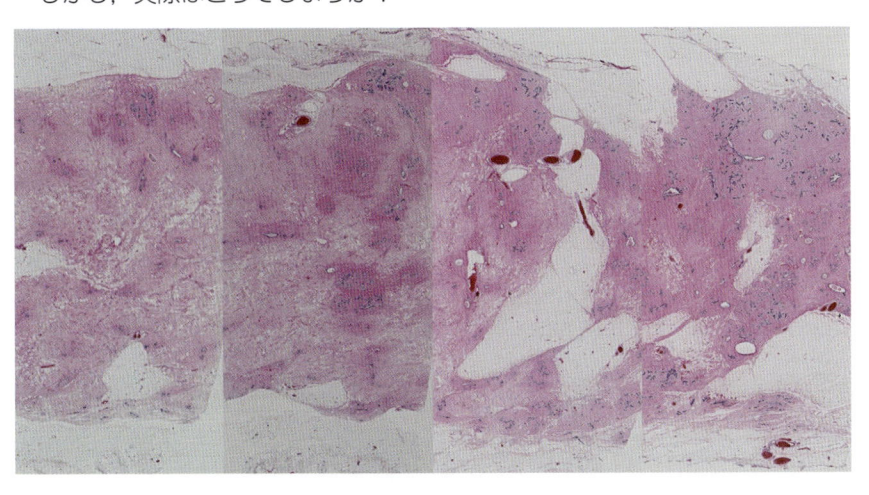

　上の超音波画像の実際の組織像です。先程の推測のような斑状の小葉構造は見当たりません。また太い乳管も見当たりません。では，この組織像をどのよ

うに解釈すれば，p.9 の超音波画像と一致するのでしょうか？

そこで，実際の組織像のサイズを測り，どの構造が超音波画像と一致するか見てみましょう。

超音波画像の等エコー模様の部位を計測してみると，径は 1.3～1.7 mm。一方，組織像の小葉・乳管のサイズは 0.5 mm と 0.2 mm。これでは小さすぎて一致しません。つまり，等エコーの模様は小葉・乳管ではないことがわかります。超音波画像の等エコーの部位とサイズが一致するのは乳管と周囲のピンク色の濃い部位で，1.3 mm の青い矢印の部位ということがわかります。ここは⑤小葉外間質の一部で，膠原線維が密な部位に相当します。小葉外間質は，これまであまり注目されず，一括りにされてきましたが，実は線維の量によって 2 種類の間質に分類できます。

超音波はこの 2 種類の小葉外間質を見分けることができます。小葉外間質が 2 種類あるという考え方は，乳房の解剖構造を解明し，乳房超音波の観察に新たな展開をもたらしました。

この 2 つの小葉外間質を理解することが，乳房超音波の観察において，とても重要なポイントとなります。

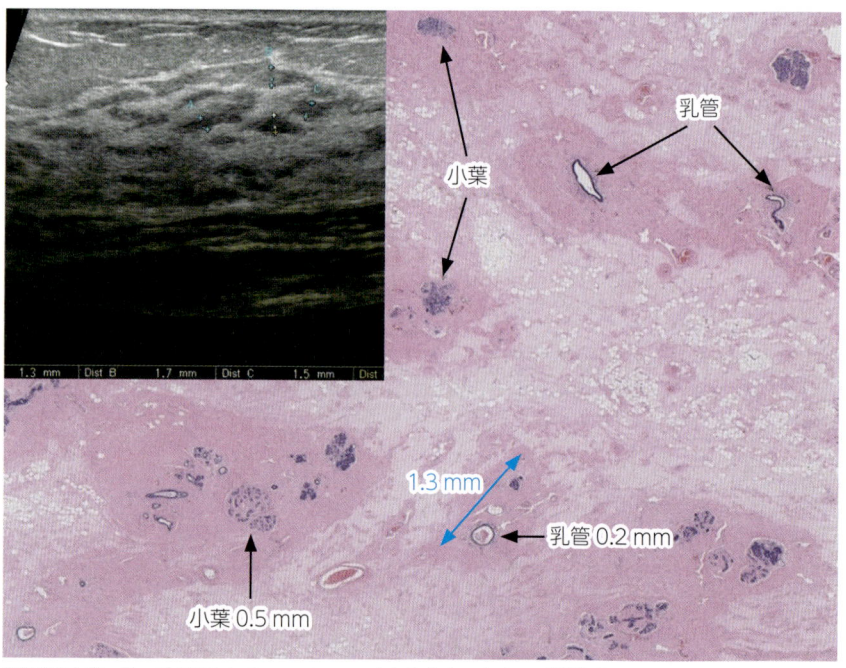

〔何森亜由美，他：乳房 High Resolution US をどう使うべきか：正常構造を理解した「立体的腺葉構造読影法」．映像情報 MEDICAL 43(5)：412-418，2011 より引用，改変〕

2-2　乳房の 2 つの小葉外間質と新しい解剖の考え方

それでは，第 1 章の最後で示した『乳房超音波観察の実践を支える 2×3 のポイント』に沿って，新しい『乳房の正常解剖』について見ていきましょう。

まず，1つめのポイントです。

> **Point I　正常乳房の解剖と超音波像**
> ① 乳房には2種類の小葉外間質がある
>   A：小葉−乳管を取り巻く膠原線維の密な間質。等エコー。『周囲間質』
>   B：周囲間質の間を埋める，浮腫状で膠原線維の疎な間質。高エコー。『浮腫状間質』

2-2-1　乳腺の「実質」と「間質」について

　解剖学では，臓器を「実質」と「間質」に分けます。臓器固有の機能を果たす細胞群が「実質」，その間を埋める結合組織を「間質」と言います。

　乳腺の「実質」は乳管であり，乳管は乳頭から「乳管−小葉間乳管−小葉外終末乳管−小葉内終末乳管−細乳管」へと移行し，終末では小葉構造をとり，「終末細乳管−小葉単位（TDLU）」を形成しています。乳癌は主にこの実質であるTDLUや乳管に発生するため，この構造は病理学的にも注目されてきました。一方，「間質」については，これまでさほど気に留められることはありませんでした。

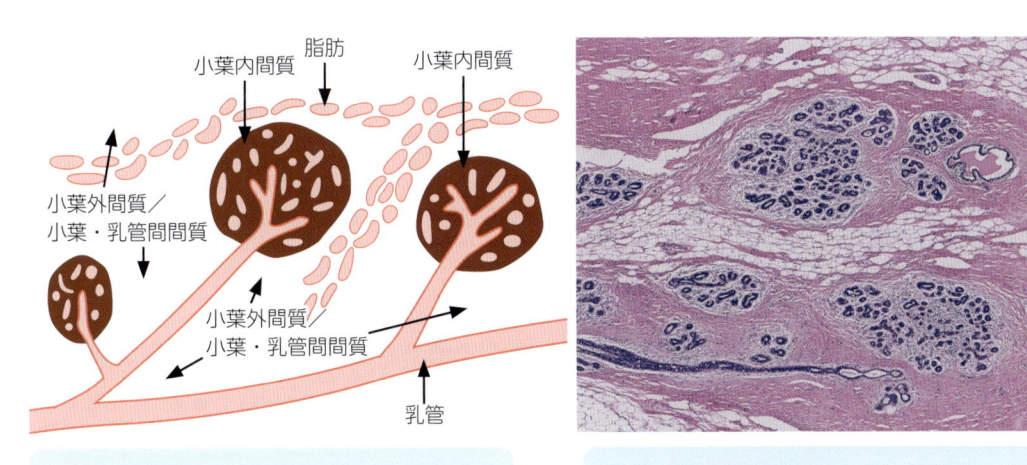

これまでの解剖学的な間質の理解のイメージ図　　TDLUのHE染色組織標本

　病理学の成書や歴史的教科書の正常解剖の解説には，乳腺の間質について，おおむね次のように記されています（p.7の2つの図参照）。

小葉内間質について：小葉は「小葉内終末乳管−細乳管」が小さな管腔構造を形成し，「小葉内間質」を持つ。
小葉外間質，または，小葉・乳管間間質について：上記以外の間質部すべて。

これから取り上げるのは，これまで分類されてこなかった，この「小葉外間質，小葉・乳管間間質」の新たな考え方についてです。

「小葉内間質」については前出図やp.8に示したように，量もとてもわずかで，現在の超音波の性能では「小葉上皮の管腔構造」と「小葉内間質」を見分けることは不可能です（**コラム**参照；p.20）。超音波観察では，今のところ小葉内間質については考えなくてもよいでしょう。

2-2-2 2つの小葉外間質とは？

組織像を使って，小葉外間質の新しい考え方を見てみましょう。この乳腺のHE染色標本は，比較的若年の乳腺です。

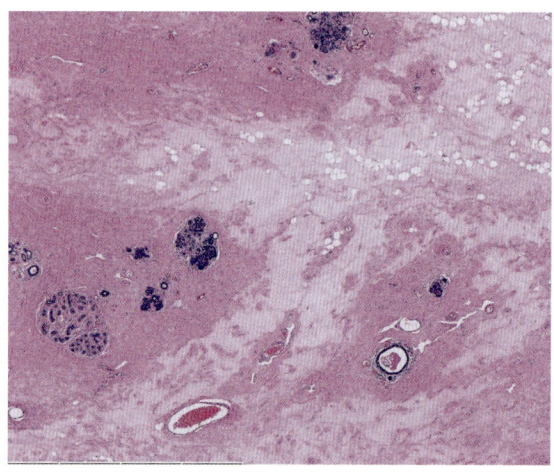

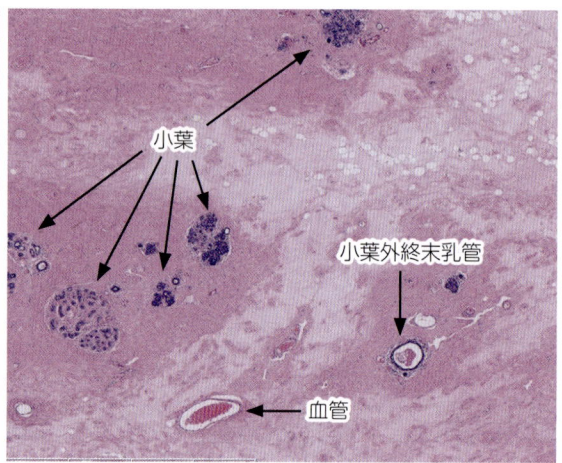

正常乳腺部のHE染色組織標本
〔何森亜由美：乳癌画像診断：高分解能エコーで見えてくるもの―それをどう診断するか．INNERVISION 26（2）：88-91，2011 より引用〕

正常乳腺組織のHE染色標本では，紫色の乳管上皮細胞の小さな管腔構造が見える「小葉」と「小葉外終末乳管」，「血管」が見えます。それ以外のピンク色の部位が，「小葉外間質」です。

コラム これまで正常構造はなぜ謎だったか？

画像診断では，マンモグラフィは重なった乳腺の像，MRIは造影剤によって病変を正常乳腺と分離させ，正常部を画像処理で消して読影してきました。そのような撮影・読影法の特徴，そしてこれまでの超音波の性能では分解能が足りなかったこと，などにより，正常構造の画像を得ることが困難でした。

また，乳房は乳管を末梢までの1本分を途切れなくきれいに取り出したり，消化管のように開いて見ることができないために，パーツを取り出して再構築し，全体を眺めるといった方法でも正常解剖を調べることが困難な臓器でした。

そのため，これまで正常構造は，乳管の一部を型取るという方法でしか立体的に抽出できず，部分的な構造しか知ることができませんでした。

では，この組織像の小葉外間質をピンク色の濃度の「濃い部位」と「薄い部位」で2つに分けてみましょう。

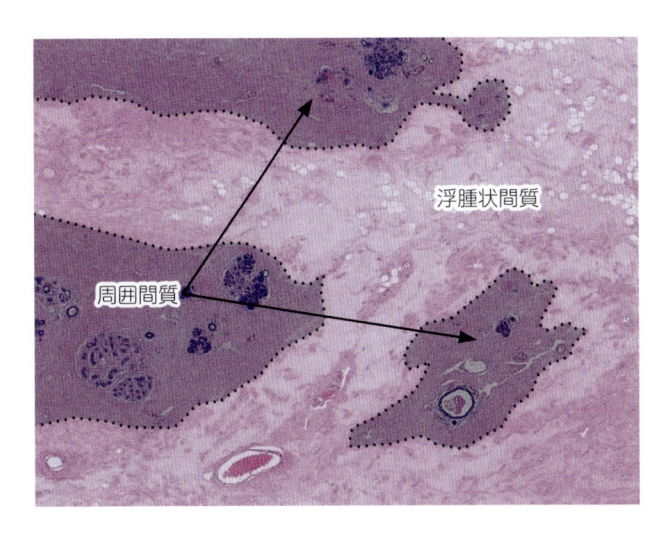

図中ラベル：浮腫状間質／周囲間質

点線で，小葉外間質を2つに分けました。まず，点線で囲った部位が膠原線維の密な間質：周囲間質で，それ以外の部位が浮腫状で膠原線維の疎な間質：浮腫状間質です。

2-2-3　2つの間質の組織学的な違い

(1) 性状
2つの間質は，膠原線維の密度(量)や性状が違います。
組織標本を用いて説明しましょう。

膠原線維の密な間質＝周囲間質

図中ラベル：膠原線維

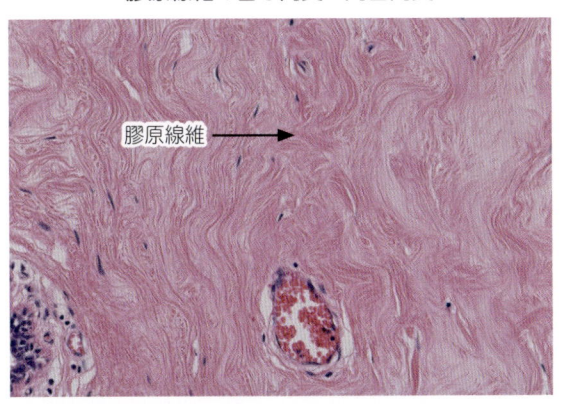

膠原線維や線維芽細胞が均質に分布している。HE染色では濃いピンク色に染まる。脂肪細胞はほとんど見られない。

浮腫状で膠原線維の疎な間質＝浮腫状間質

図中ラベル：膠原線維／基質の豊富な膠原線維

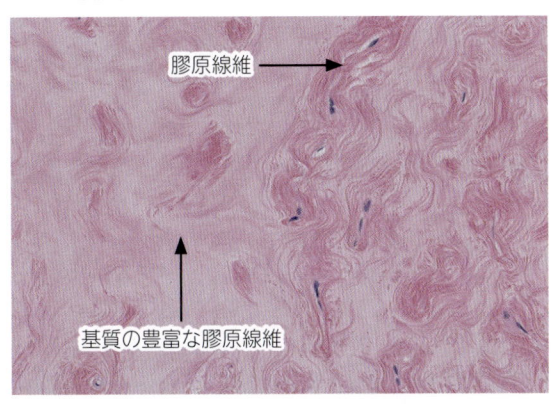

基質によって，HE染色では薄いピンク色に染まる。濃いピンク色に染まる膠原線維も散在する。脂肪細胞が様々な割合で混在してくる部位である。

(2) 分布

30代の乳腺組織標本を使って見ていきましょう。

「小葉」と「乳管」の周囲には，どちらも膠原線維の密な間質である「周囲間質」が取り巻いています。その周囲間質と周囲間質の間を充填するのが浮腫状間質です。

小葉の周囲

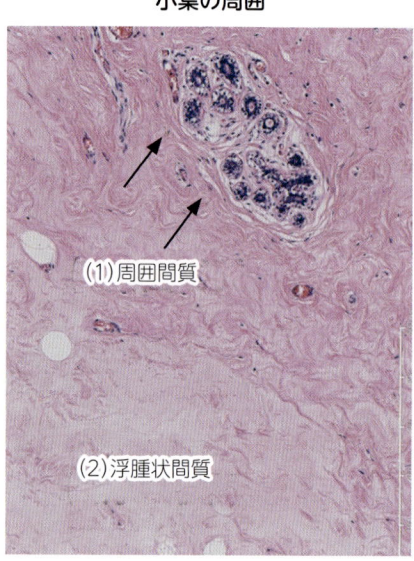

(1) 周囲間質
(2) 浮腫状間質

乳管の周囲

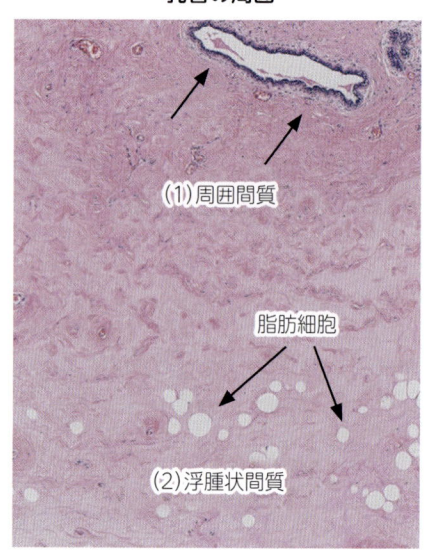

(1) 周囲間質
脂肪細胞
(2) 浮腫状間質

コラム 浮腫状間質（edematous stroma）には「浮腫」があるのか？

　一般的に，液状成分が間質の結合織内や体腔内に過剰に蓄積した状態を「浮腫（水腫）」と言います。多くの場合，液の95％以上が水分で，他に細胞成分を含んでいます。狭義では，結合織内への体液貯留を水腫，皮下組織への貯留を浮腫，体腔内への貯留を腔水症（胸水・腹水など）と分ける場合もあります。

　生理的には，分泌期の子宮内膜の間質が女性ホルモンの影響によって浮腫状となり，肥厚した内膜は腫れぼったくみずみずしく見えます。組織に液が貯留すると，線維同士や細胞間が離開し，蛋白などの含有濃度により，HE染色では透明から均一な薄いピンク色に見えます。

　今回，超音波画像で何が見えているのかを考えるためには，小葉外間質を，超音波が見分けている2種類に分ける必要がありました。線維成分が密なために液の目立たない「周囲間質」に比べ，「浮腫状間質」は線維が離開し，その間が薄いピンク色に染まって見えていることから，そのように名付けました。病的に液状成分が過剰に貯留しているわけではありませんので，誤解のないようにして下さい。

　それぞれの間質成分の詳細については，まだ解明されていません。

2-2-4 間質の脂肪化

　間質の脂肪化について理解することは，2つの間質を理解するのに大きく役立ちます。

　こちらは50代の症例の乳腺組織標本で，より多く脂肪が混じってきている乳腺です。同じ考え方で間質を2つに分けることができるでしょうか？

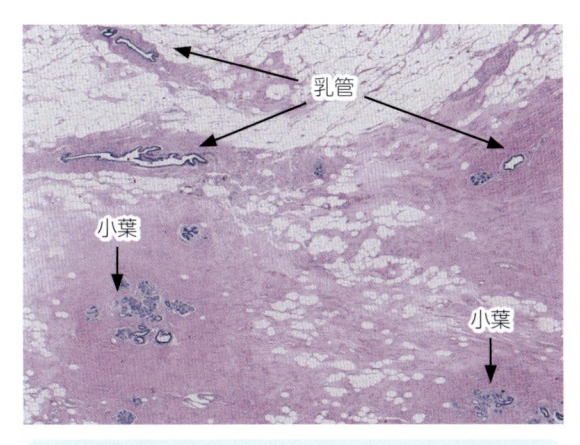

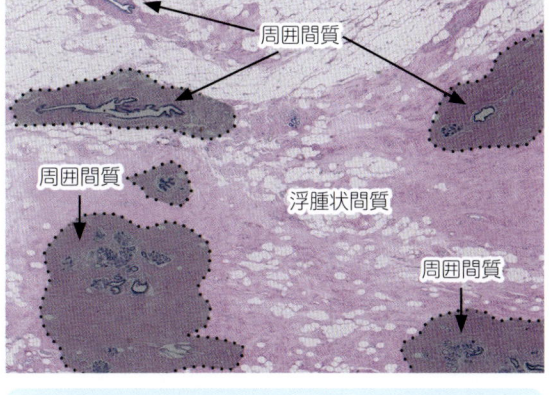

脂肪細胞が増えてくる。透明な脂肪細胞の白と間質のピンクのコントラストが目立つが，それに惑わされずに2つの間質を分けてみる。

点線で囲った部位が「周囲間質」部で，膠原線維が多く密に分布している。それ以外の脂肪細胞と薄いピンクの間質の混在する部位が「浮腫状間質」部である。基質の豊富な「浮腫状間質」部が脂肪細胞に置き換わっていることがわかる。

〔何森亜由美：乳癌画像診断：高分解能エコーで見えてくるもの—それをどう診断するか．INNERVISION 26(2)：88-91, 2011より引用〕

　乳腺は，加齢やBMIによって脂肪細胞に置換されます。脂肪化の程度には個人差もありますから，一概に年齢だけで脂肪化の程度を決めることはできませんが，乳腺の脂肪化がどのように起こるのかを見てみましょう。

　上図の50代の乳腺組織標本と，前頁の30代の乳腺組織標本を比較すると「浮腫状間質」が異なる印象を持ちますが，違いは主に脂肪細胞の割合です。よく見ると，脂肪細胞に置換されているのは「浮腫状間質」であり，「周囲間質」はあまり影響を受けていないことがわかります。

　「浮腫状間質」だけが脂肪細胞に置換されていることがポイントです。

2-2-5 2つの間質の年齢・BMI変化と役割

　先程述べたように，脂肪化の程度には個人差があります。また，同じ乳房でも脂肪化は部位によって違いが見られ，不均等に起こります。しかしここでは，各年代の一般的な変化を表している組織標本を取り上げ，経年変化を見てみましょう。すると，それぞれの間質の役割を推測することができます。

周囲間質(surrounding stroma)
- 分布：小葉−乳管の周囲を取り巻いている。
- 性状：膠原線維が多く，密に見える。
- 経年変化：小葉や乳管が萎縮しても，周囲に比較的残存している。
- 役割：乳房の「母乳を産生して分泌する」という器官機能の役割である構造物(実質)を支持する間質と推測される。

浮腫状間質(edematous stroma)
- 分布：小葉−乳管−周囲間質の間を充填している。
- 性状：膠原線維が少なく，疎に見える。基質が豊富で膠原線維や脂肪細胞が混在する。
- 経年変化：基質が減り，脂肪細胞が置き換わっていく。
- 役割：実質と周囲間質の間を充填する間質と推測される。

周囲間質と浮腫状間質の比較

	周囲間質	浮腫状間質
分布	小葉−乳管の周囲	小葉−乳管−周囲間質の間
性状	膠原線維が密	膠原線維が疎
経年変化	比較的残存	基質が減り，脂肪細胞が置き換わる
役割	実質を支持している	実質と周囲間質の間を充填している

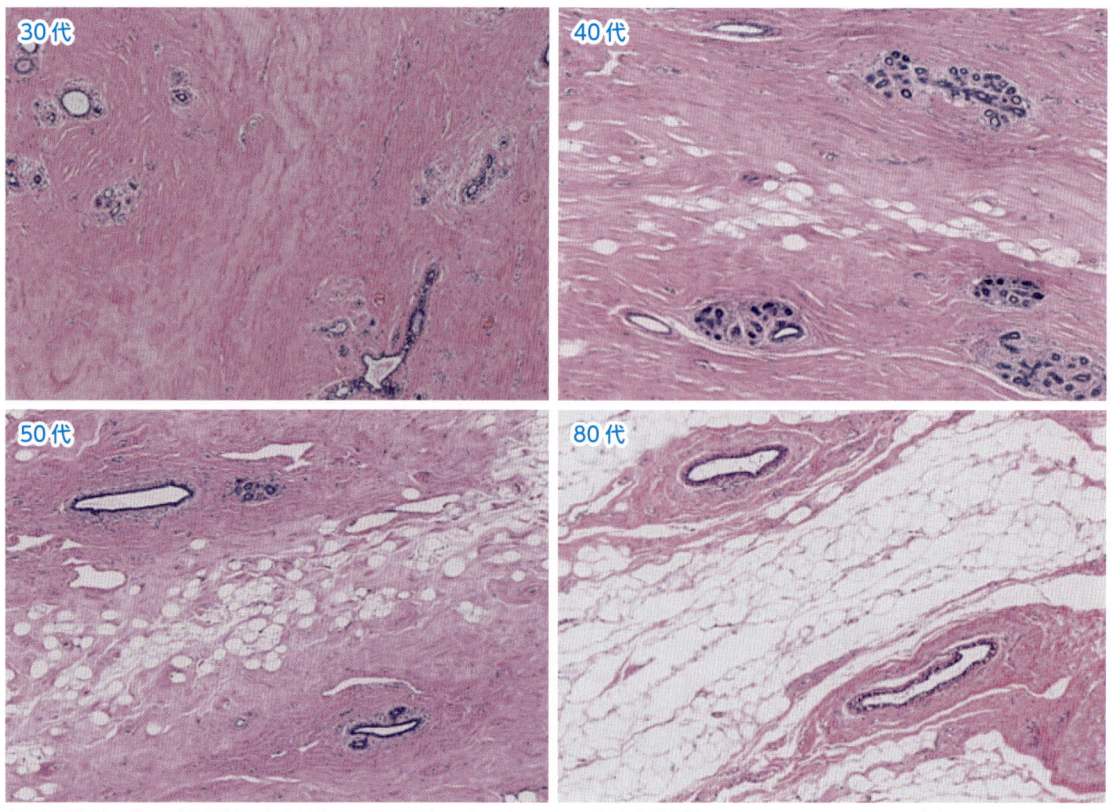

〔何森亜由美：乳癌画像診断：高分解能エコーで見えてくるもの—それをどう診断するか．INNERVISION 26(2)：88-91，2011 より引用〕

経年変化の様子がわかるように組織標本を並べると，前頁下の図のようになります。少し視野を大きくして見てみましょう。

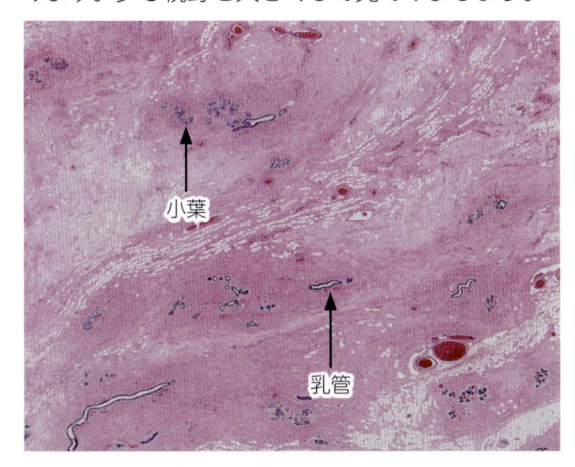

30〜40代
浮腫状で膠原線維の疎な間質(浮腫状間質)に基質が豊富。

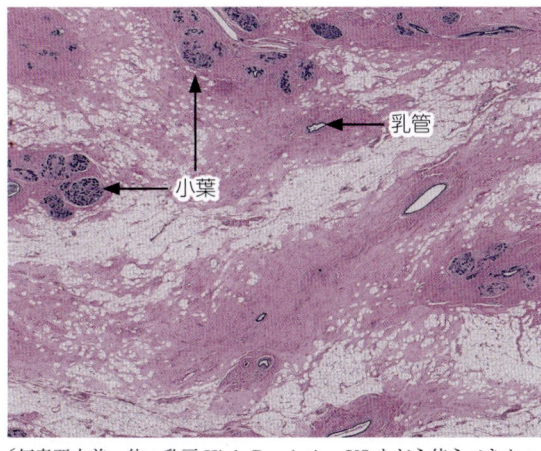

50代
浮腫状間質は脂肪に置き換わっている。周囲間質は脂肪に置き換わっていない。
ちなみに，この乳房は上の30〜40代よりも小葉が発達している。これは個人差である。

〔何森亜由美，他：乳房 High Resolution US をどう使うべきか：正常構造を理解した「立体的腺葉構造読影法」．映像情報 MEDICAL 43(5)：412-418，2011 より引用〕

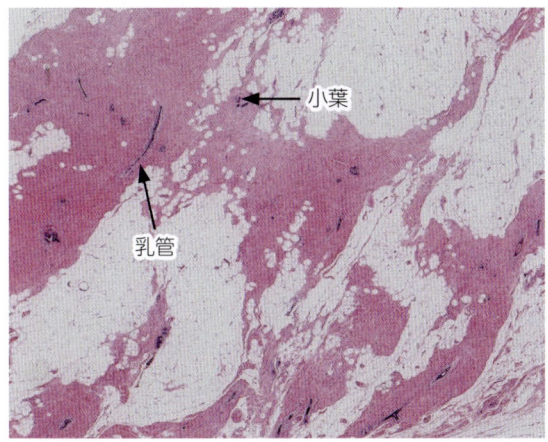

80代
浮腫状間質はほとんどが脂肪細胞に置き換わっている。小葉は萎縮し乳管は細くなっている。それでも小葉-乳管を，周囲間質は支え続けている。
なお，加齢により周囲間質は減少するが，この標本は，周囲間質がわかりやすいように多く残存している部位を選んでいる。

〔何森亜由美，他：乳房 High Resolution US をどう使うべきか：正常構造を理解した「立体的腺葉構造読影法」．映像情報 MEDICAL 43(5)：412-418，2011 より引用〕

2-2-6　それぞれの間質の超音波での見え方

2つの間質の違いを理解できたでしょうか？　では，それぞれの間質は，超音波画像ではどのように見えるのでしょうか？

乳房超音波では，皮下脂肪のエコーレベルを基準にして高エコー〜低エコーと表現します。

（1）周囲間質　膠原線維の密な間質

周囲間質のエコーレベルは等エコーレベルからやや低エコーレベルになります。周囲間質のエコーレベルを決めているのは，音響学的には膠原線維の密度（量）です。また，周囲間質の中にある「小葉」は，小さな管腔構造があるため，スペックルパターンとして表現されていますが（**コラム**参照；p.20），このエコーレベルも周囲間質と同じ等エコーレベルとなります。

そのため，「周囲間質」は「小葉」とひとまとめとなって等エコーレベルの模様で見えています。

（2）浮腫状間質　浮腫状で膠原線維の疎な間質

(2)-a：このうすいピンク色の間質は基質が豊富にあります。また少量の膠原線維と脂肪細胞も散在しています。このため，基質に含まれる水分，線維，脂肪という音響インピーダンスの異なるものが混在するため，超音波が散乱し，高エコーレベルに見えます。

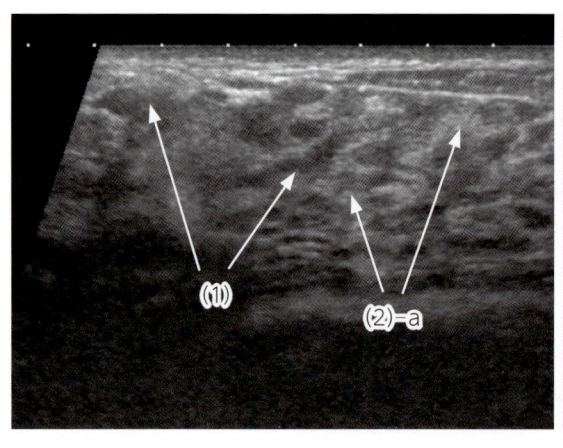

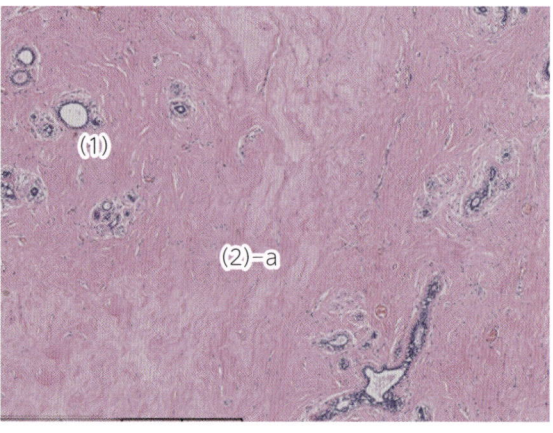

(2)-b：さらに脂肪に置き換わってくると，どう見えるでしょうか。組織標本は薄い断面を見ているため膠原線維は少なく思われるかもしれませんが，実際にはある程度の量が存在しています。このため浮腫状間質がだんだん「脂肪」に置き換わっても，散在する膠原線維と，残っている基質の水分も混在しているため，超音波では(2)-aと同じく高エコーレベルに見えます。

つまり，「浮腫状間質」は「脂肪」の割合にかかわらず，音響インピーダンスの異なる組織が混在するため，常に高エコーレベルに見えます。

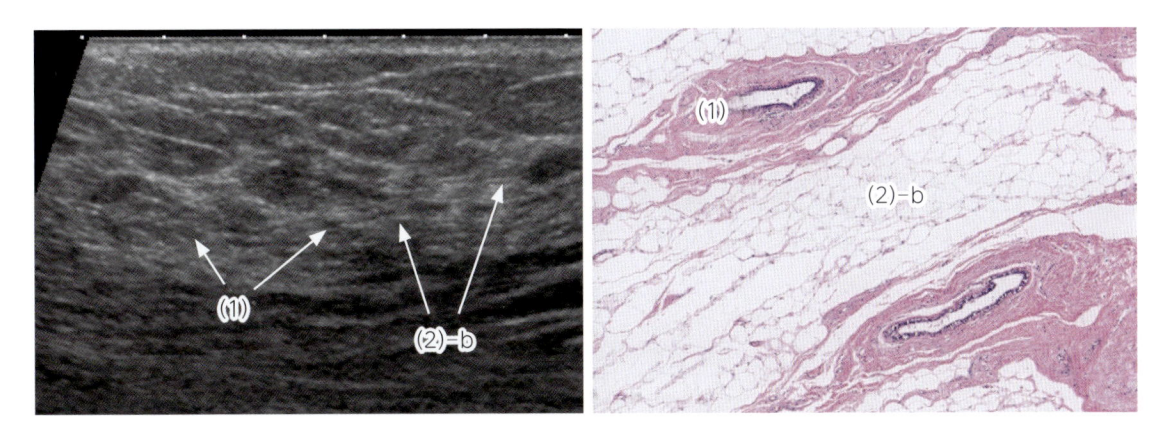

ちなみに，浮腫状の間質がどれくらいの割合で脂肪に置き換わっているのか，超音波ではわからないということは，MMG と対比するときに重要な意味を持ちます（これは第 7 章で後ほど解説します）。

ここまでの理解を，下図の組織像と模式図を使って見てみましょう。

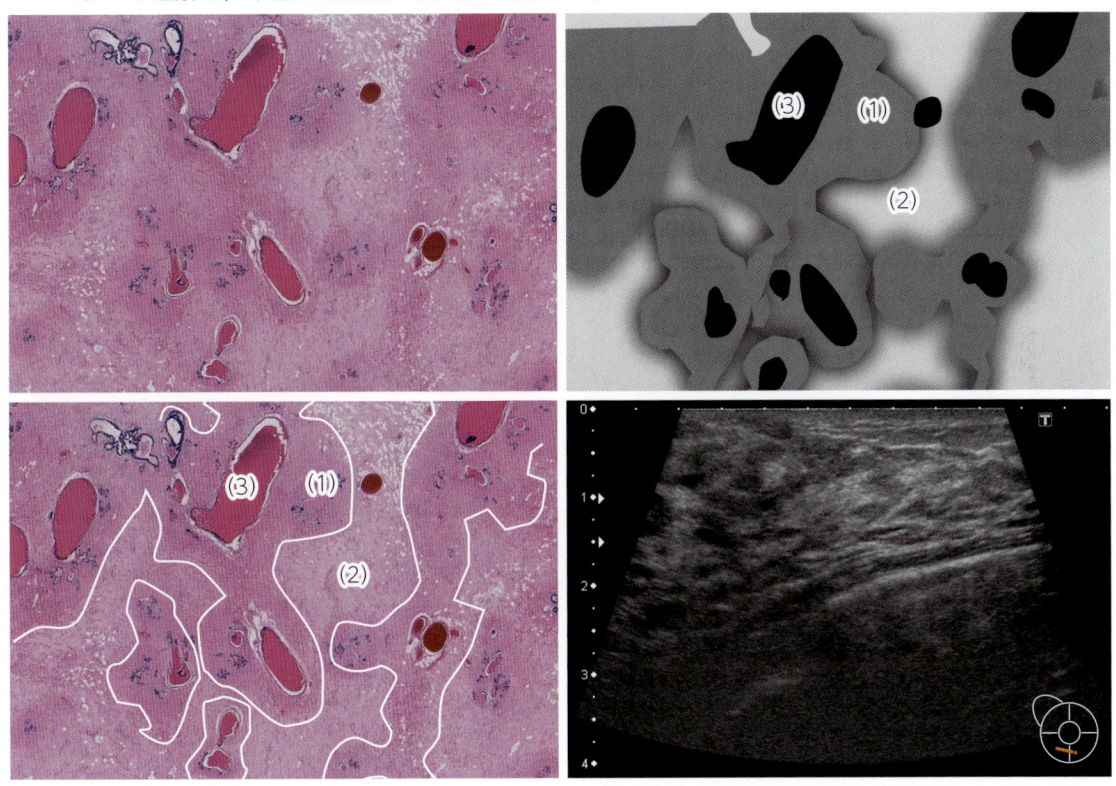

(1)「周囲間質；膠原線維の密な間質」と，(2)「浮腫状間質；浮腫状で膠原線維の疎な間質」と，(3) 水分である血液を貯留した「拡張乳管」は，それぞれこのようなエコーレベルで表現されることになる。ただし，超音波の分解能はこれより低いので，もっと粗く表現されている。

(Izumori A, Horii R, Akiyama F, et al：Proposal of a novel method for observing the breast by high-resolution ultrasound imaging：understanding the normal breast structure and its application in an observational method for detecting deviations. Breast Cancer 20：83-91, 2013 より引用)

実際は，「周囲間質；膠原線維の密な間質」と「浮腫状間質；浮腫状で膠原線維の疎な間質」の境界部は，この模式図で引いた線のように（例えば，線維腺腫の境界部のようには），明瞭ではありません。組織標本で確認すると，線維密度や構成の違う間質が移行している部位になります。そのため超音波では，この移行部を，明瞭な一本線で境界を追うことはできませんが，等エコー間質部から高エコー間質部への移行部であることを反映してやや不明瞭に見えています。

コラム　超音波の分解能とスペックルパターン

　超音波はプローブから超音波ビームを発信し，組織（反射源）からの反射エコーを受信しています。ではどのくらいの構造を認識できる分解能を持っているのでしょうか？
　超音波の分解能は，2点の反射源からの反射エコーを2つと識別できる最小距離を言います。距離分解能や方位分解能があります。

距離分解能：ビーム方向に並んだ2点を識別できる距離。パルス幅の1/2と定義されています。
方位分解能：ビームに対して垂直方向の2点を識別できる距離。ビーム幅の1/2と定義されています。

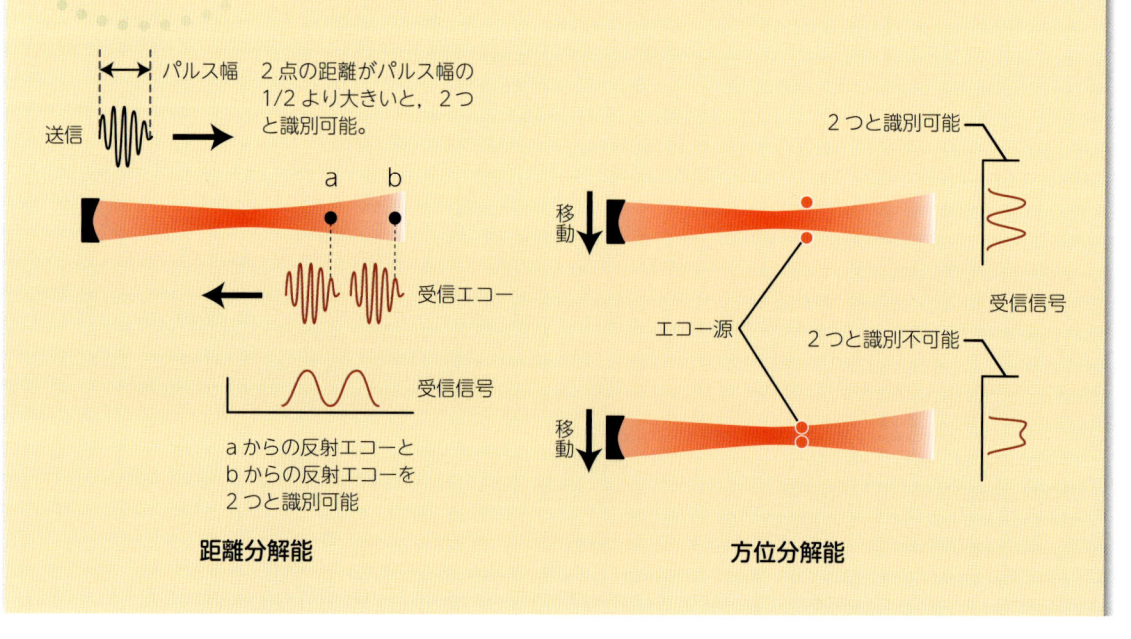

パルス幅　2点の距離がパルス幅の1/2より大きいと，2つと識別可能。
送信
受信エコー
受信信号
aからの反射エコーとbからの反射エコーを2つと識別可能
距離分解能

2つと識別可能
移動
エコー源
2つと識別不可能
移動
受信信号
方位分解能

高周波のプローブを使用した場合，工学的なファントムでは 0.05 mm 程度まで識別できますが，実際の生体での距離分解能の推定は，乳腺で最高 0.2 mm 程度とされています。
　TDLU の小葉の管腔構造の径は 0.2 mm よりもずっと小さいので，現在の超音波機器では小葉構造の形状を認識できません。そのため小葉は，超音波画像では構造に関係なくランダムに輝点が出現する「スペックルパターン」として表現されています。

小葉上皮の管腔構造は，超音波の分解能で識別できる距離よりも小さい。

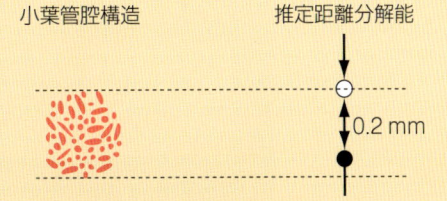

小葉管腔構造　　　　推定距離分解能

0.2 mm

超音波は乱反射・干渉を繰り返し，その結果元の構造とは関係なく輝点がランダムに現れる「スペックルパターン」として表現される。超音波を反射させる何かがあるけど，構造まではわからない，という画像になる。
このエコーレベルが周囲間質と同じになる。

小葉の超音波画像の表現

超音波画像ではスペックルパターンとして表現される。

（参考：甲子乃人：超音波の基礎と装置．四訂版，ベクトル・コア，2013）

　スペックルパターンのエコーレベルは，偶然，周囲間質のエコーレベルと同じ等エコーレベルになります。つまり「小葉」と「周囲間質」は，超音波画像では構造（距離分解能）でもエコーレベル（コントラスト分解能）でも区別することはできず，等エコーで見えている構造は，小葉を含んだ周囲間質であると考えられます。

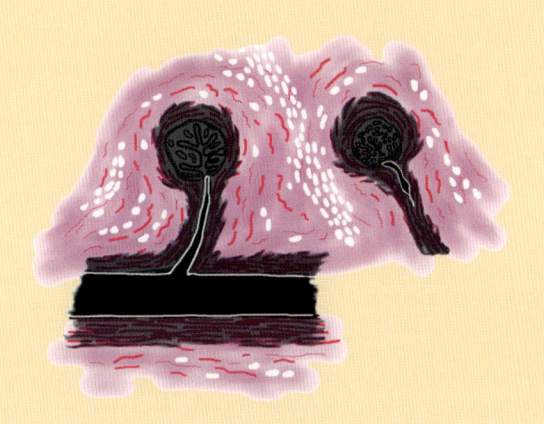

等エコー構造は，小葉と周囲間質で，正常乳腺では 2 つを区別できない。分泌を貯めた乳管は低エコー，乳管壁は高エコーで見えることがある

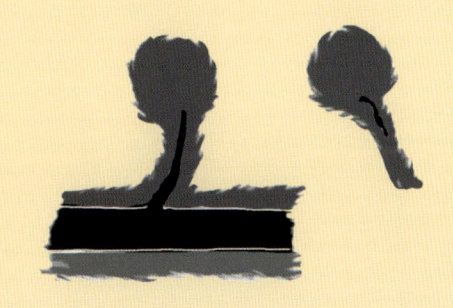

2-2-7 病理組織像と超音波画像の対比

では，2つの間質に注目しながら，正常部位の病理組織像と超音波画像の対比図を見てみましょう。この図は，組織標本に切り出された割面と超音波で描出した部位が一致した貴重な例です。

超音波が「2つの間質を見分けている」仕組みがわかると，この超音波画像と病理組織像が一致するのかがわかります。

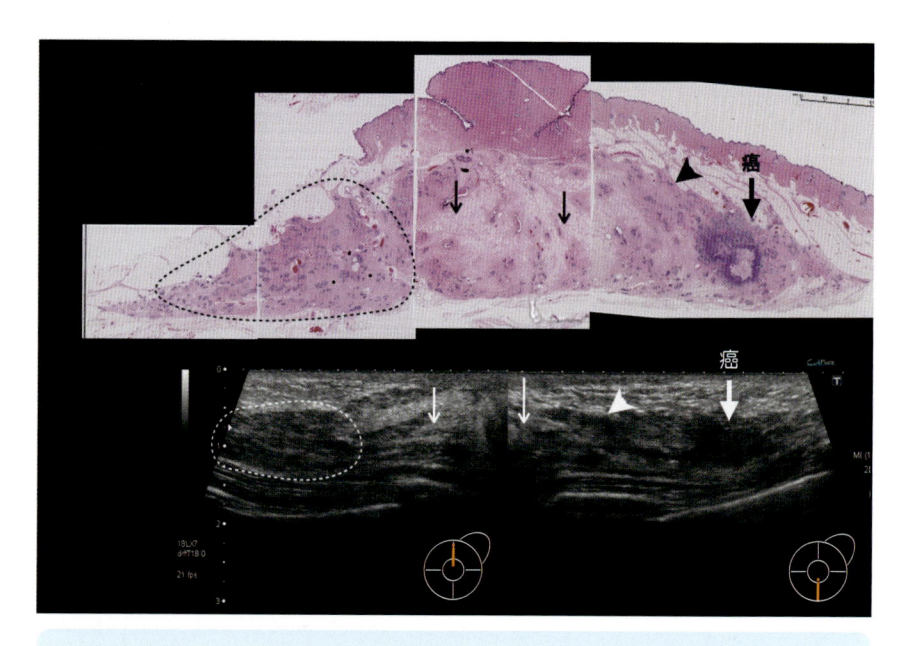

> 点線囲；末梢の小葉の分布が密な部位。等エコーの領域として見えている。
> 矢印；「浮腫状間質」は基質が豊富で脂肪細胞が混在し，高エコーレベルで見えている。
> 矢頭；膠原線維の密な「周囲間質」の分布によって等エコーで見えている。ちなみに，本症例のこの部位は，癌の進展部位と間違いやすいが，拡大すると，等エコー構造の中心部には乳管である高エコーラインが保たれていた。そのことからも癌の進展はないと考えられた。

もう1度，p.9の超音波画像と組織像を見比べてみて下さい。超音波像の等エコー構造パターンと組織像が一致しましたか？

2-3 様々な正常乳管の見え方

拡張している乳管はわかりやすい異常所見の1つです

ところで，正常な拡張していない乳管はどのように見えているのでしょうか？　下図に正常な乳管の見え方を集めました。

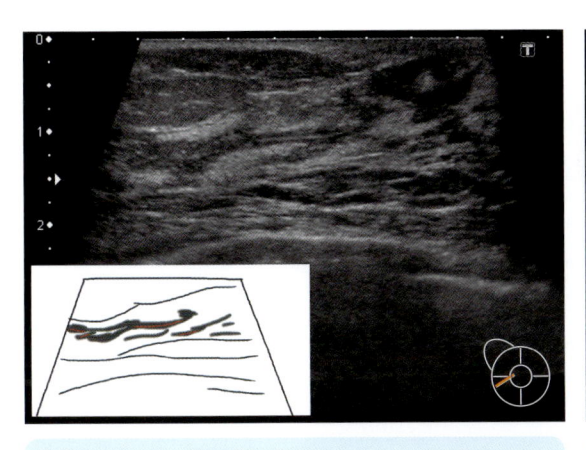

分泌を貯めない乳管は，高エコーのラインで見ることができる。

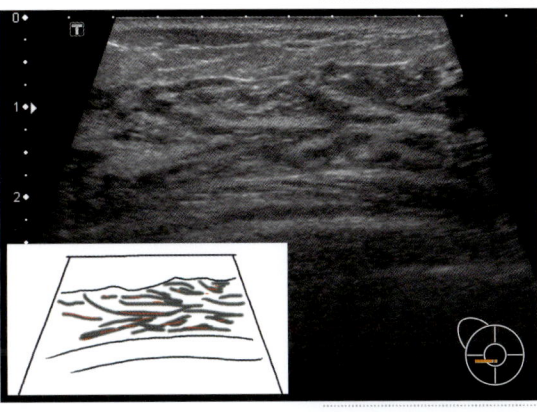

中心の乳管は断面の方向によっては点状に，長軸で描出すれば細いラインとして確認できる。

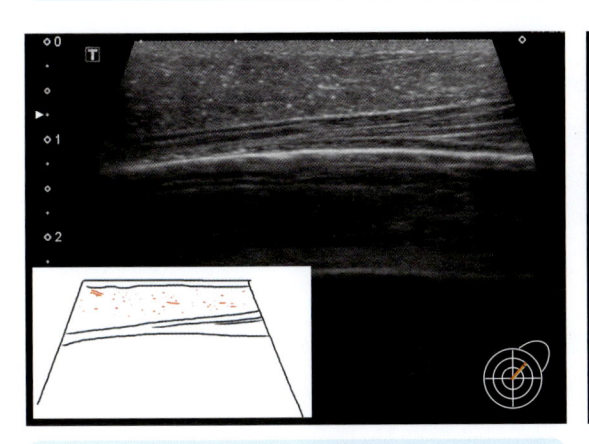

とてもやせた方で，乳管壁だけが光って見えている乳腺。石灰化ではないことに注意（MMGでも石灰化は全く映っていない）。

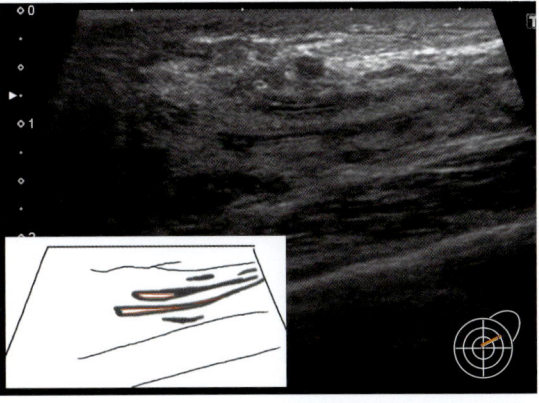

径の大きさによっては，二重線として確認できる。

第3章 腺葉について

「乳房超音波観察の実践を支える2×3のポイント」の2つめのポイントは，「腺葉」です。腺葉の重なりを超音波で捉え理解することは，「乳管の走行」を追う観察に必要不可欠です。

> **Point I** 正常乳房の解剖と超音波像
> ② 腺葉の境界面がわかる。

3-1 乳腺の腺葉の広がりと重なり

乳腺は，下図のように15～20の腺葉という単位で構成されています。1つの腺葉は，主乳管1本分の樹状構造の乳管系で構成されています。それぞれの腺葉は，広がる角度や厚み，分布の仕方が異なり，様々な形状の腺葉で構成されていると言われています。

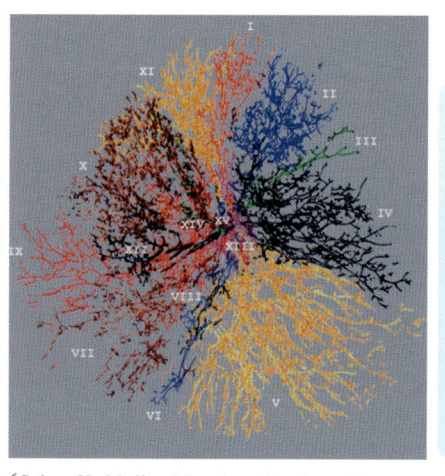

乳頭から乳管に樹脂を流し込んで型取りし，腺葉ごとに色分けされている。樹脂の流し込めた範囲の乳管であるので，小葉や間質を含めた腺葉の範囲はもう少し広いはずである。

〔Going JJ, Moffat DF：Escaping from Flatland：clinical and biological aspects of human mammary duct anatomy in three dimensions. J Pathol 203(1)：538-544，2004 より引用〕

腺葉の重なり方のイメージ図

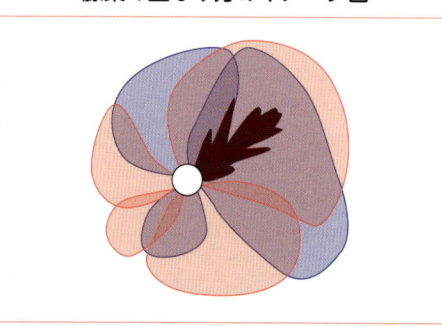

大小様々な腺葉が前後に重なっている例のイメージ。このように重なっている腺葉を超音波で観察すると，画面に現れる重なりは，部位によって1～3枚に変化する。また外側45°を中心に，周囲間質の豊富な小さな腺葉がよく見られる(後述)。

3-2 腺葉境界面の面状高エコー構造

腺葉が前後に重なっている腺葉の「境界面」の一部は，超音波で見ることができます。特別に膜のような構造物もなくとても薄いのですが，超音波を反射しやすい構造になっているからです。

では，「境界面」は超音波でどのように見えるのでしょうか？

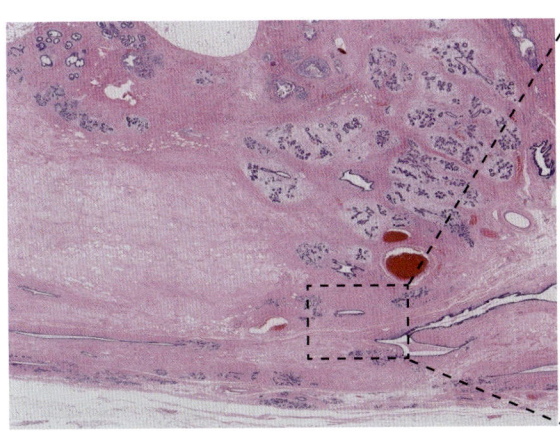

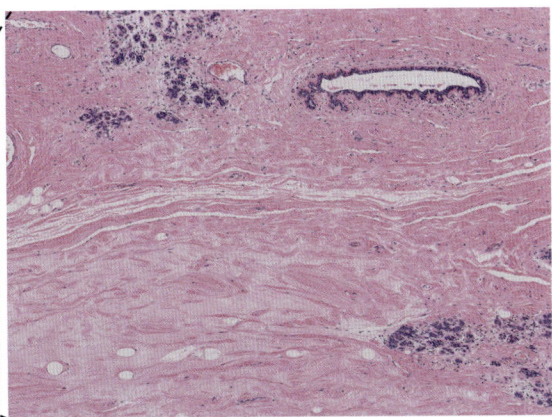

p.26の③に一致する組織標本。前方に大きな腺葉，後方に小さな腺葉が重なっている部位である。一部を拡大する（右図）と，各腺葉の膠原線維は前後の腺葉境界面を越えずに分布している。この構造が，超音波を反射させている。

〔何森亜由美：乳癌画像診断：高分解能エコーで見えてくるもの—それをどう診断するか．INNERVISION 26(2)：88-91，2011より引用〕

腺葉境界面は，超音波では薄い「面状の高エコー構造」として確認することができます。HE染色標本でこの部位を見てみると，各腺葉の膠原線維は，隣同士接する境界部をお互いに越えずに分布しています。特別に膜のような構造物はなく，各腺葉の間質構成成分の分布によって形成された平滑な境界面に超音波は強く反射し，モニター上には薄い面状高エコーとして観察されます。

すべての境界部が観察できるのではなく，水平方向の腺葉の境界部が「面状の高エコー」として比較的確認しやすい部位となります。

様々な大きさの腺葉が前後に重なり合う部位であるため，プローブを動かせば，超音波で見える面状高エコーの面積も深さも次々と変化します。

このように，境界面を観察すれば，腺葉の立体的な重なりを捉えることができます。

腺葉の重なりを考えながら，観察することはとても重要です。後で解説する「乳管の走行」を追ううえで必要不可欠だからです。

腺葉境界面の超音波画像　　　　　　　　　　　　　模式図

① 　　　　　　　　　　　　　　　　　　　　　　①

前：小さな腺葉
後：大きな腺葉

② 　　　　　　　　　　　　　　　　　　　　　　②

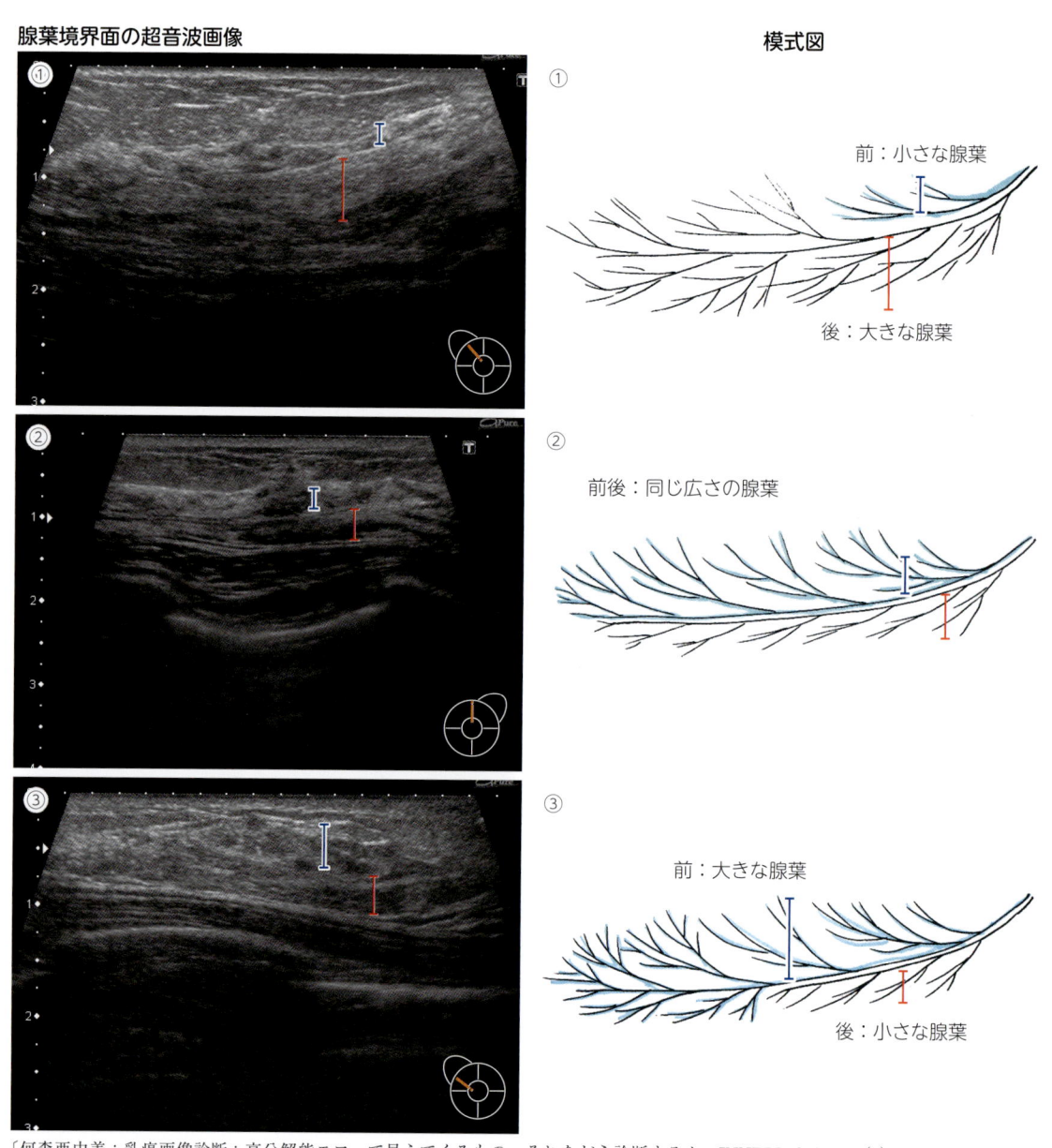

前後：同じ広さの腺葉

③ 　　　　　　　　　　　　　　　　　　　　　　③

前：大きな腺葉
後：小さな腺葉

〔何森亜由美：乳癌画像診断：高分解能エコーで見えてくるもの—それをどう診断するか．INNERVISION 26(2)：88-91，2011 より引用〕

腺葉境界面の病理組織像と超音波画像の対比

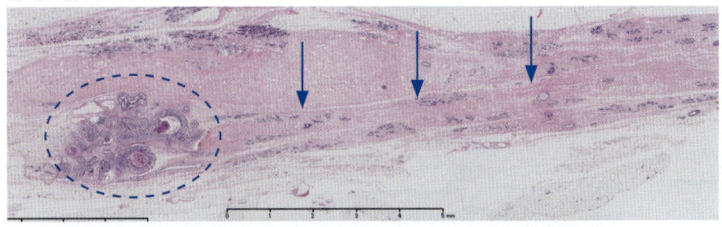

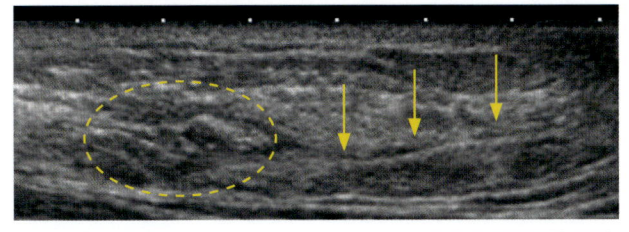

末梢側　　　　　　　　　　　　　　　　　　　　乳頭側

> 高エコーの2つの腺葉境界面の間には、脂肪細胞が入り込んでいる。浮腫状間質と違い膠原線維は混在していないため、低エコーとなっている。

(Izumori A, Horii R, Akiyama F, et al：Proposal of a novel method for observing the breast by high-resolution ultrasound imaging：understanding the normal breast structure and its application in an observational method for detecting deviations. Breast Cancer 20：83-91, 2013 より引用)

　わかりやすい例を示します。組織標本の左（点線囲み部分）にはDCIS（非浸潤性乳管癌）があります（超音波画像との対比のため、乳頭-末梢方向に沿った割面です）。この部位には腺葉の境界面にわずかな脂肪が入り込んでいるため、超音波画像でも組織標本でも境界面が確認しやすくなっています（矢印）。

　腺葉の境界面が観察されやすい場所は、乳腺の厚みがある両外側45°を中心にした部位です。年齢には関係なく、乳腺構造がわかりやすい人ほど、確認しやすいようです。確認できる範囲が狭い人では、角度にして10°程度の幅で乳頭近くしか見えない場合もあります。逆に範囲が広い人では、120°以上に乳腺の末梢まで広がる1つの広い境界面が確認できる場合もあります。

　ただし、乳腺症などによって超音波の散在が強く「乳腺構造の方向性を追いにくい乳房」では、境界面も確認できません。また、乳房の脂肪化が進み、乳腺の構造が確認できる領域が薄くなっている乳房も（▶第6章参照）、腺葉境界面を認識することができません。

　境界面が少しでも確認できる人は、全体の8割程度です。

腺葉境界面の例とそのマンモグラフィ

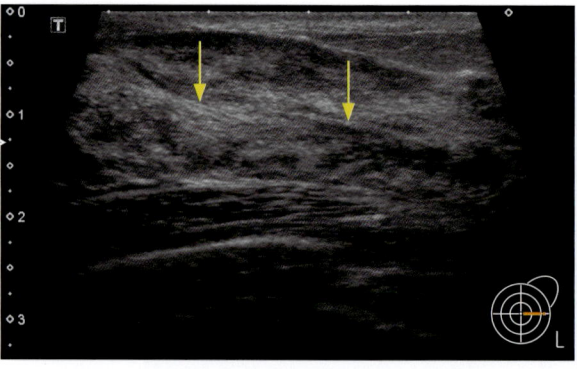

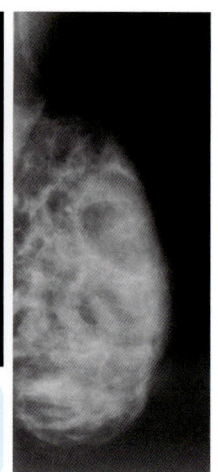

+ VTR 2
腺葉境界面：太い周囲間質の乳腺

41歳。等エコーで見える周囲間質が太く構造が追いやすい。境界面もよくわかる（矢印）。MMGは高濃度乳腺である。

+ VTR 3
腺葉境界面：中等度の周囲間質の乳腺

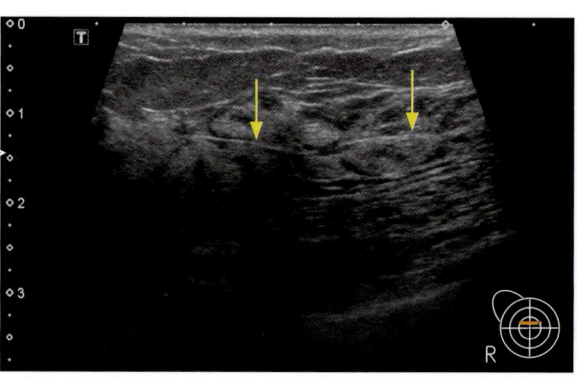

61歳。周囲間質は中等度の太さがあり，境界面は面状高エコーで観察される（矢印）。MMGは不均一高濃度である。

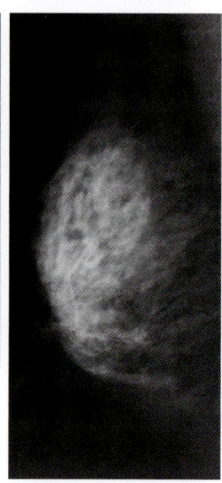

+ VTR 4
腺葉境界面：細い周囲間質の乳腺

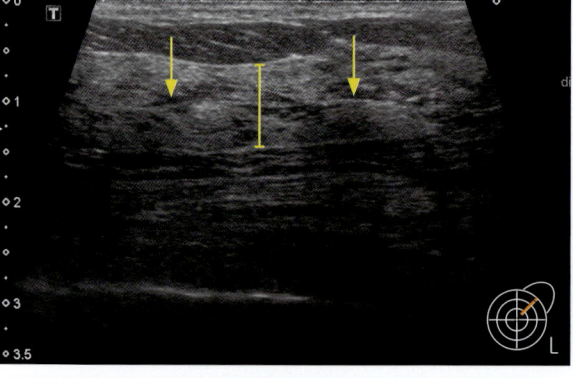

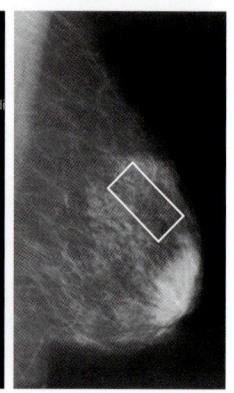

81歳。超音波では周囲間質は細くなっているが，乳腺構造がわかりやすく（｜），厚みが保たれている。MMGでも脂肪化は見られるが，広く乳腺構造が残っている。このような形の脂肪化をした部位の乳腺では，腺葉境界面は淡い面状高エコーとして確認できることがある（矢印）。なお，この症例は，動画では末梢側で腺葉が3枚重なっている部位が観察される。

第3章 腺葉について

コラム　腺葉境界面の組織像の詳細

　腺葉境界面の組織像をもう少し詳しく見てみましょう。
　ここには，細い脈管が並んで見られます（矢印）。拡大すると，動脈・静脈・リンパ管です。このように脈管が伴走する構造は，他臓器にもしばしば見られます。また，「脈管が並んでいる」という構造は，機能的構造単位の境界に見られる特徴的な構造で，「腺葉の境界部である」ということを示唆しています。
　この腺葉境界面に脂肪細胞が入り込んでくると，前出のように，割面の肉眼所見でも組織でも超音波でも確認しやすくなります。

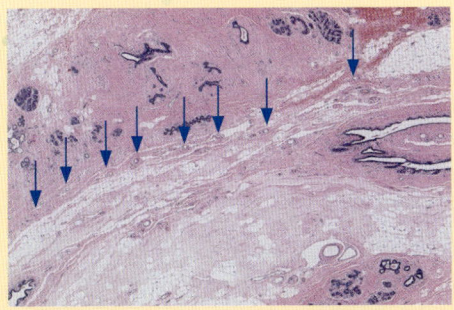

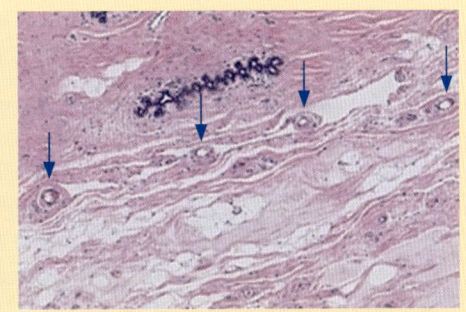

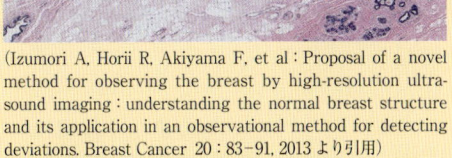

(Izumori A, Horii R, Akiyama F, et al：Proposal of a novel method for observing the breast by high-resolution ultrasound imaging：understanding the normal breast structure and its application in an observational method for detecting deviations. Breast Cancer 20：83-91, 2013 より引用)

乳頭-末梢線に直交する割面。境界面には径の細い脈管（矢印）が並んでいる。各腺葉の膠原線維はお互いの領域を越えずに分布している。

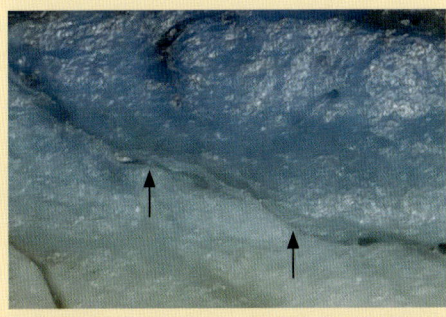

脂肪細胞も入り込んでいる部位では肉眼でも確認しやすい。

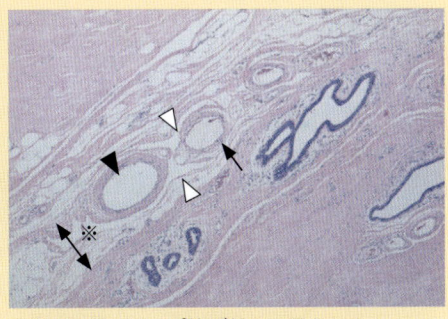

動脈・静脈・リンパ管が並んで見られる。
※：入り込んだ脂肪細胞，矢頭：動脈，矢印：静脈，白矢頭：リンパ管

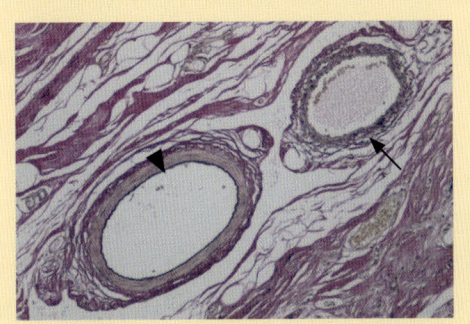

前の写真の elastica-van Gieson 染色。動脈（矢頭）と静脈（矢印）。

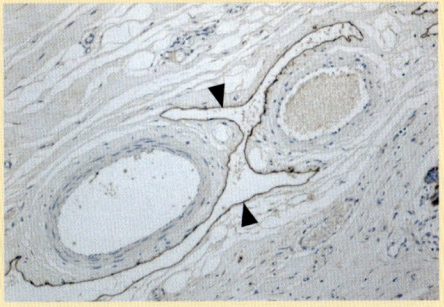

左の写真の D2-40 染色。リンパ管内皮細胞（矢頭）を染める。

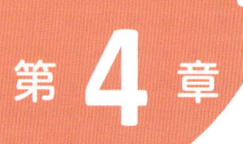

第 4 章 乳管の走行を反映した等エコー構造を観察する

　超音波で，「2つの小葉外間質」と「腺葉の境界面」が見えることが理解できたら，次に，その理解を活かしてどのようなことを観察すればよいのかを考えていきましょう。

> **Point Ⅱ　観察するもの**
> ③「連続性」等エコー構造は，乳管の走行を反映している。

　第2章の説明で，モニターに映し出されている等エコー模様は，「小葉-乳管」とそれを取り巻く「周囲間質（膠原線維の密な間質）」ということがわかりました。
　ではなぜ，実際の超音波観察では乳腺内に現れる等エコーの模様が，「豹紋」や「虎柄」のように途切れて，ランダムに出現しているように見えるのでしょうか？

4-1　乳管と間質の「連続性」について

　実は多くの場合，「周囲間質」は同心円状ではなく，少し偏って乳管や小葉を取り巻いています（次頁上段の**図左**）。このため，周囲間質が現在使用されている超音波の分解能では描出できないほど，とても薄くなっている部位もあります。
　その結果，周囲間質はある程度の厚みを持つ部位が見え，薄い部位では途切れ途切れに見えます。さらに厚みが不均等なことによって中心がずれ，方向が変わっているように見えたり，腺葉の重なり方で「小葉-乳管」の方向性も部位によって異なるため，繋がりのある規則性を持った構造物のようには思えなかったのです（次頁上段の**図右**）。
　中心部の乳管壁は本来高エコーですが，周囲間質がとても薄い部位では，距離分解能が不足して乳管と周囲間質が超音波で認識されないため，乳管の高エコーは浮腫状間質の高エコーと区別がつきません。そのため周囲間質が薄い部位では乳管もわからなくなり，連続性が途切れているように見えます。

第4章 乳管の走行を反映した等エコー構造を観察する

周囲間質は偏っている　｜　同心円状になっている

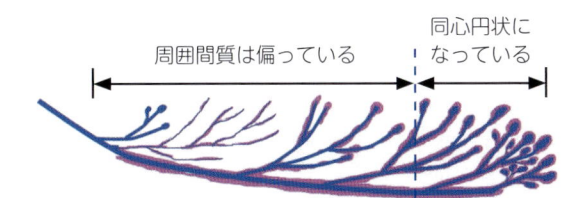

乳管−小葉の周囲の周囲間質は，同心円状ではなく偏っている乳房が多い．右側のように周囲間質が同心円状の乳腺は，構造が観察しやすい乳腺ということになる．

実際の超音波で見える等エコー部位はこうなる．周囲間質が偏っているところは，途切れて見える．

(Izumori A, Horii R, Akiyama F, et al：Proposal of a novel method for observing the breast by high-resolution ultrasound imaging：understanding the normal breast structure and its application in an observational method for detecting deviations. Breast Cancer 20：83-91, 2013 より引用)

　最近の高分解能機種では，中心にあるあまり分泌を貯めていない乳管も確認できるようになり，「小葉−乳管」の連続性を確認しやすくなっています（▶2-3参照）．

　プローブを中心の乳管がなるべく長く見えるように長軸に沿って動かして観察すると，途切れて見えている等エコー構造も，方向性は乳管の走行に一致しており，本当は連続しているものであることがわかります．

+ VTR 5
中心乳管と周囲間質

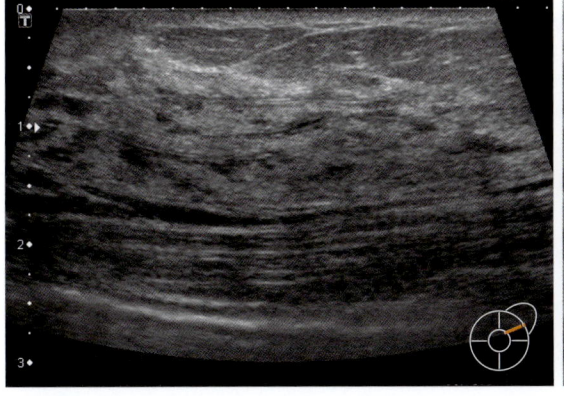

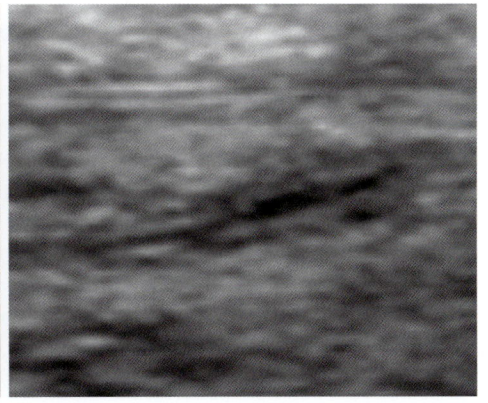

周囲間質＝等エコー模様の中心部を走行する乳管が確認でき，連続性があるとわかる（断乳して6か月の例）．

〔何森亜由美，他：乳房 High Resolution US をどう使うべきか：正常構造を理解した「立体的腺葉構造読影法」．映像情報 MEDICAL 43(5)：412-418, 2011 より引用〕

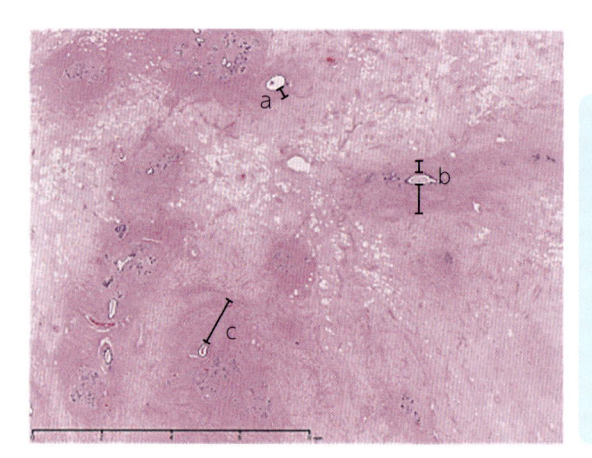

組織標本でも，周囲間質は断面に均等にならず，ごく薄い部位もあり乳管も偏っている。
aの部位では周囲間質が薄く，この断面では超音波では等エコー構造を認識できていないかもしれない。
bの部位では周囲間質に偏りがある断面となっている。超音波では等エコー構造が中心からずれて見える部位と推測される。
cの部位では周囲間質の厚みもあり，近くの小葉の周囲間質とも一緒になって，超音波では太い等エコー構造もしくは斑状の等エコーとして認識されている断面と推測される。

　乳管の高エコーラインはすべての乳房には見えないので，観察できる乳房のときに，乳管構造を追う練習をしておきましょう。腺葉ごとに乳管がダイナミックにカーブするイメージをつかんでおくことが大切です。

これが大事!!

　これまでランダムに現れていると思われていた「豹紋」とも呼ばれている乳腺内の模様は，実は「小葉－乳管」という「解剖学的な基本構造」に基づいた連続性を持っている。

4-2 乳腺の構造が持つ「規則性」について

　乳腺の等エコー構造を観察するうえで，もう1つのキーワードがあります。それは，「規則性」です。

　等エコー構造は，周囲間質の厚みのある部分だけ見えるため，途切れて見えますが，乳管の走行を反映していることを前項で説明しました。そのため，常に「乳頭方向に向かう」，「主乳管は腺葉の中ではしばしば偏在していて，乳管は腺葉境界面方向へ向かう」という「規則性」があります。これについてこれから見ていきましょう。

> **Point Ⅱ　観察するもの**
> ④**「規則性」**　等エコー構造は，乳頭方向と腺葉境界面方向の2つの方向性を持つ。

4-2-1 等エコー構造の「規則性」：2つの方向性

　1つめは，等エコーの構造は主に「周囲間質」であり，「周囲間質」は乳管の走行に沿っているのですから，「乳頭方向」へ向かう「規則性」があります。

　2つめは，主乳管は腺葉の中心ではなく，腺葉の前方または後方に偏在しているものが多く見られます。筆者の経験上，腺葉が重なり合っている部位では，主乳管は境界面側に偏在しているものが多いように思います。そのため，等エコーの構造は「腺葉境界面方向」へ向かうという「規則性」もあります。

　この2つの「規則性」を観察する際に押さえておく原則は，3-2でも述べたように，「乳管は隣同士の腺葉間では行き来しない」ということです。したがって，等エコー構造も原則では腺葉間では交差しません。

　一方，1つの腺葉の中では，分岐している枝の重なりが生じるため，熊手のようにきれいには見られず，竹ほうきのように，分枝の重なりがあることに注意が必要です。

等エコー構造の「規則性」

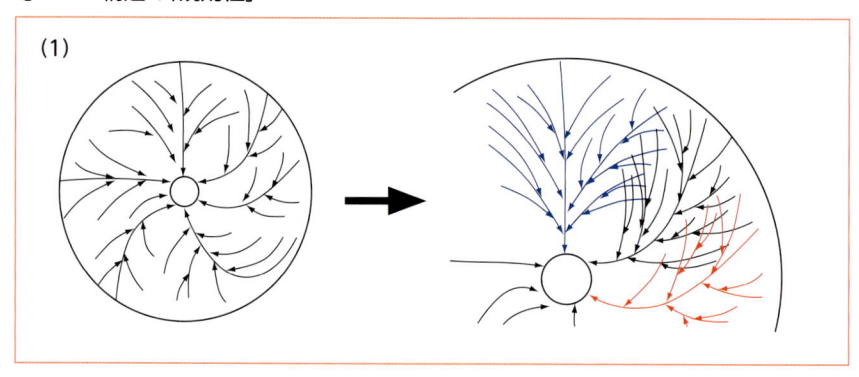

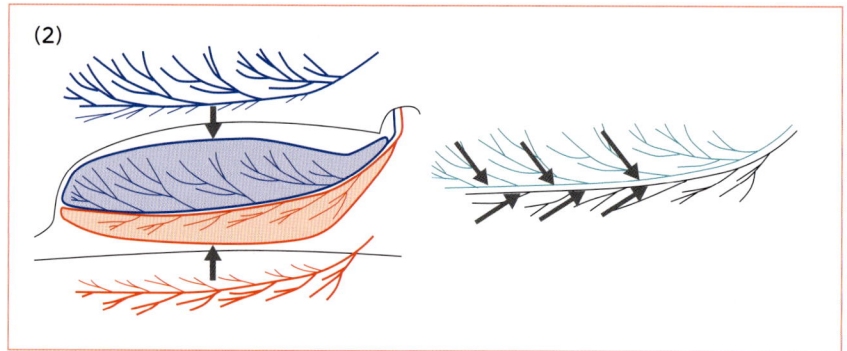

(1)

(2)

私たちが見ている等エコー構造は，(1)乳頭に向かう方向　(2)腺葉の境界面に向かう方向という「規則性」を持っている。

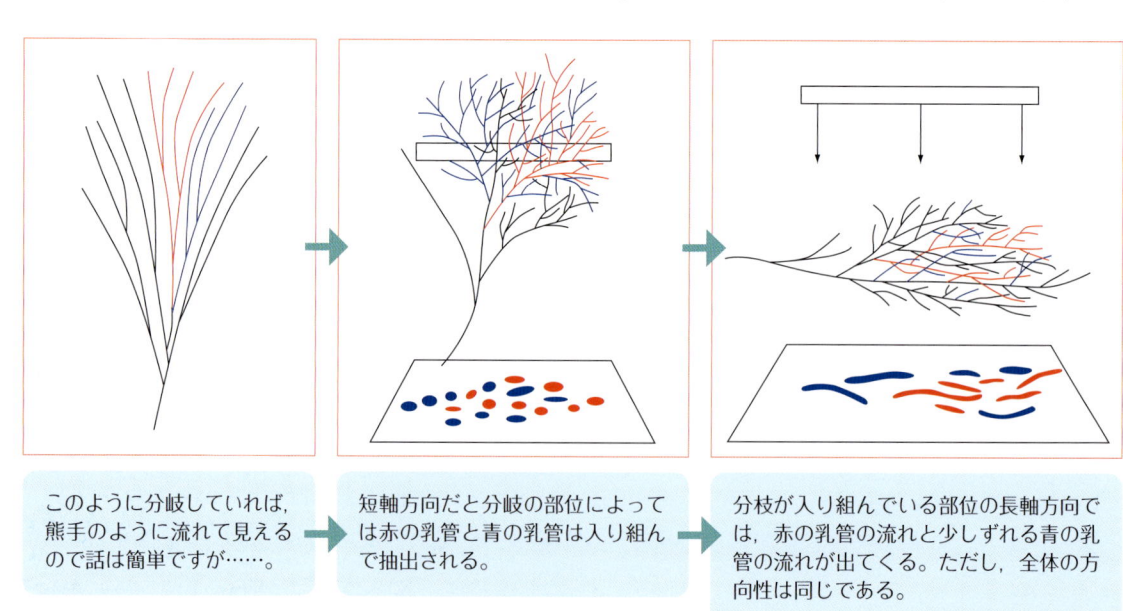

(Izumori A, Horii R, Akiyama F, et al：Proposal of a novel method for observing the breast by high-resolution ultrasound imaging：understanding the normal breast structure and its application in an observational method for detecting deviations. Breast Cancer 20：83-91, 2013 より引用)

このように分岐していれば，熊手のように流れて見えるので話は簡単ですが……。

→ 短軸方向だと分岐の部位によっては赤の乳管と青の乳管は入り組んで抽出される。

→ 分枝が入り組んでいる部位の長軸方向では，赤の乳管の流れと少しずれる青の乳管の流れが出てくる。ただし，全体の方向性は同じである。

4-3 正常構造を観察してみよう！

+VTR 6

正常乳腺：周囲間質が均等で，等エコー構造の連続性がわかりやすい乳腺

　それではこれまで解説してきたことをふまえて，正常構造を観察してみましょう。

(1) まずは正常構造が観察しやすい乳腺で「連続性」と「規則性」を観察しよう

　例として，典型的な乳腺エコー像を示します。

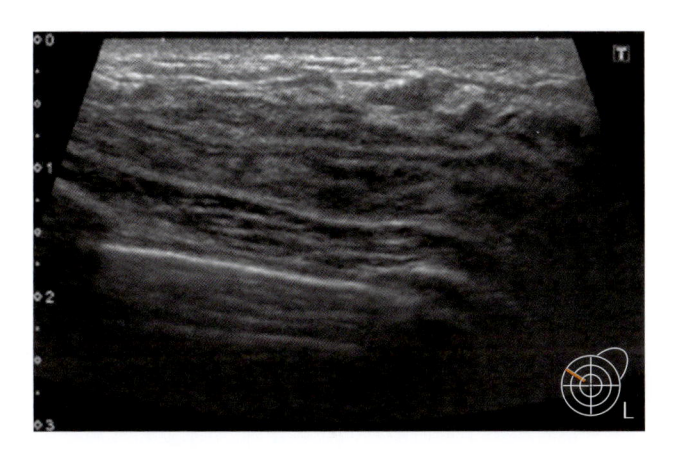

　多くの乳腺は「豹紋」が途切れ途切れに見えるので，最初はなかなか乳管の「連続性・規則性」を捉えにくいものです。この乳腺のように，「周囲間質」が小葉−乳管の周りに同心円状に近い形で存在する場合，構造の方向性がきれいに追いやすく，観察しやすいので，少し時間をもらって，「連続性・規則性」をふまえた観察にチャレンジしてみましょう。

　MMGの乳腺濃度が高い人ほど周囲間質が太い傾向にあり，構造は観察しやすくなります (p.28)。

　また，4-1 の動画の症例のように断乳して6か月以内の乳腺や「まだ夜だけ授乳をしている」という乳腺は，乳管にわずかな分泌を貯めているので，中心の乳管を末梢まで認識することができ，「連続性・規則性」を追いやすい時期の乳腺となっています。

(2) 腺葉の重なりをイメージしよう

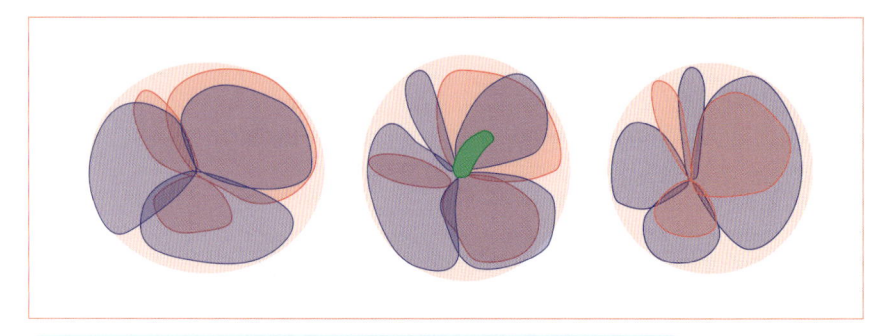

外側のC領域に，大きな腺葉が2枚以上重なっていることが多い。

　正常構造の「連続性・規則性」が追えるようになると，隣合わせの腺葉ごとの「小葉−乳管」の方向性の違いがわかるようになり，上図のような様々な腺葉の重なりを推測することができます。ただし，乳腺全領域で重なり方を推測できる例はそれほど多くありません。ほとんどの乳腺はC領域でよく重なりが推測できます。他の領域では重なりの一部は確認できますが，「萎縮も進み，周囲間質が極めて細くなっていて方向性がわからない」「薄い腺葉同士だと方向性の違いがわからない」「乳腺症が混在していて方向性がわからない」ことが多くなります。
　そのような領域では，「この方向に走行しているはずだ」と推測しながら観察していきます。

(3) 正常構造の普遍性と個別性

　等エコー構造は，乳管の走行を見ているのですから，「乳頭方向」と「腺葉境界面」への方向性は「どの乳房も同じ」と言えます。また実際に観察していると，乳房の中に「小葉−乳管」を重なりなく均等に配置するためには，木の枝ぶりのような法則性があるようにも見えます。
　一方，腺葉の形状は「C領域が厚みがあって広い」「外上に小さな腺葉1枚が最前面に見える」という傾向はあるものの，容積や広さの組み合わせは様々です。このような違いがあるので，個々の乳房は「全く違う」超音波画像になります。しかし，「連続性」と「規則性」という普遍性に変わりはありません。

　※参照項目：プローブ走査（●第8章）

(4)「規則性」と「連続性」をふまえて正常構造を観察する意義

　例えば，非腫瘤性病変が現れたとき，それを「経過観察」とするか「精査」とするかの判断は，その部位での正常構造が観察できているかが重要な意味を持っています。腫瘤や構築の乱れに対しても，正常構造を基本に判断していきます（これについては第10章でじっくり見ていきましょう）。等エコーの方向性が見えにくい乳房でも「連続性」と「規則性」を推測しながら観察できるようになれ

ば，どんな病変でも検出・評価ができるようになります。

　拾いすぎず，しかも微小な淡い病変も見落とさない観察には，この乳腺の「解剖学的な基本構造」を理解した観察法が必要不可欠となります。そのためには，わかりやすい正常構造を持っている被検者が来たときに，乳管がどのように立体的に配置されているか基本形のパターンをたくさん覚えていきましょう。実践から学ぶとき，私たちに無駄な検査は1例もありません。

> **まとめ**
>
> 　それでは，これまでのポイントを確認しましょう。
>
> ①等エコー構造は，「小葉」と「周囲間質」である。「周囲間質」の中に乳管が存在する。
> ②等エコー構造は，乳管の走行を反映している。
> ③等エコー構造は，「連続性・規則性」を持っており，これはどの乳腺にも確認できる。
>
> 　このような解剖学に基づいた立体的な読影法を，筆者らは「立体的腺葉構造読影法」(Method for interpreting three-dimensional ultrasound images of mammary lobes)と呼んでいます。

第5章 「正常構造からの逸脱部」を捉える

　これまでは，乳腺の正常構造が超音波でどのように見え，それをどう理解するかを組織学的な知識も踏まえ，述べてきました。この「正常構造」の理解と，超音波画像の理解が深まると，いよいよ次のステップ，「病変の検出」に進むことになります。

　では，具体的に「病変の検出」はどのように行うのでしょうか？

　正常な乳腺の等エコー構造の方向性が追えるようになると，その次は等エコー構造の「連続性・規則性」が崩れるところが捉えられるようになってきます。これが「正常構造からの逸脱部」です。

　この「正常構造からの逸脱部」には，大きく分けて連続性の「途絶え」と，規則性の「乱れ・広狭不整」があり，それぞれに示唆する病変の性状が異なります。

> **Point Ⅲ　正常構造からの逸脱部の立体的検出**
> ⑤「**途絶え**」腫瘤がある部位。病変が等エコーでも指摘しうる。
> ⑥「**乱れ・広狭不整**」非腫瘤性病変・distortion がある部位。

5-1　「途絶え」による腫瘤の検出

　「途絶え」とは，等エコー構造の「連続性」が，失われる部位のことを言います。等エコー構造の「途絶え」は「腫瘤」の存在を示唆します。

　この「途絶え」を利用した観察法は，あまり低エコーとならない病変，例えば粘液癌や 10 mm 程度の乳管内成分優位の乳頭腺管癌，良性では線維腺腫や乳管内乳頭腫などをスクリーニングで見落とさないために有効です。

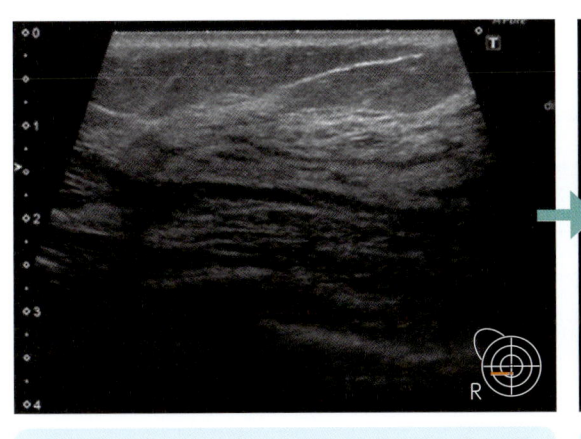

第5章 「正常構造からの逸脱部」を捉える

①等エコー構造の「連続性」,「規則性」を追っていると…。

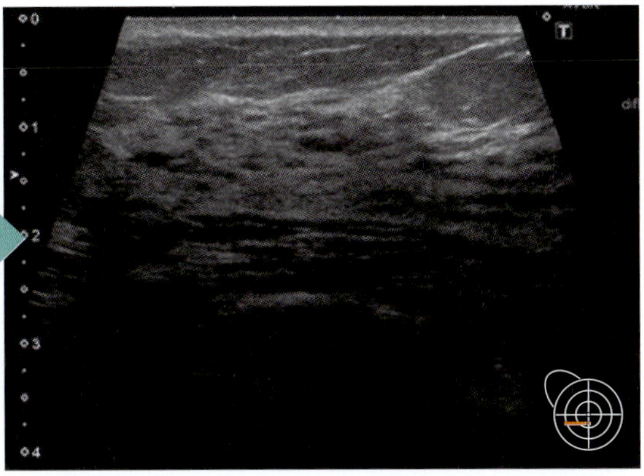

②径の細い等エコー構造の中に,病変が出現し,連続性が途絶えた。

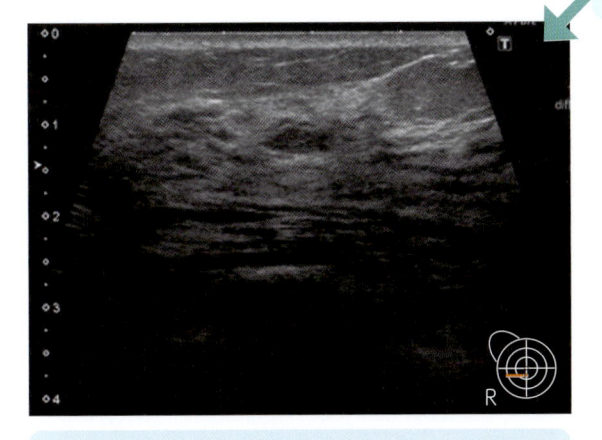

③スクリーニング時での動画による観察では,正常の等エコー構造が「途絶え」たところに腫瘤が出現してくる(これは良性と判断した)。

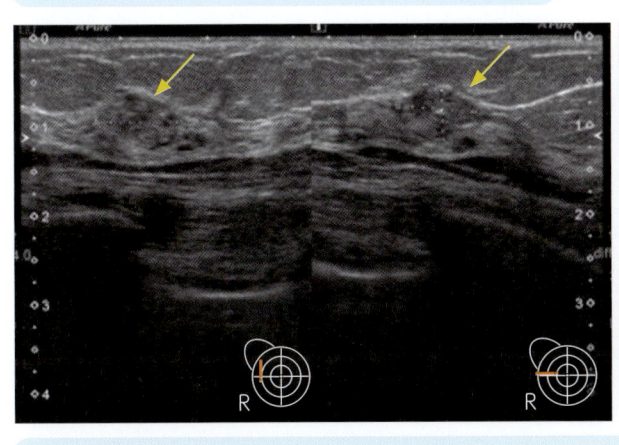

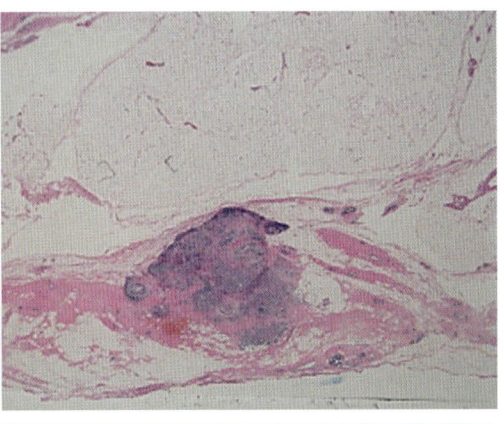

乳管内成分優位の乳頭腺管癌(矢印)。背景の等エコー構造が途絶えたことで,「何かある」と気づく。戻ってみると,等エコー病変が見られた。

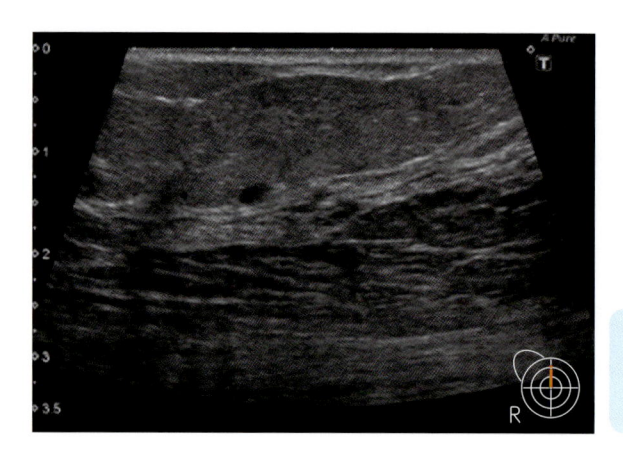

乳管内乳頭腫。背景の細い構造が途絶え，等エコー病変が出現する。細胞診ではやや異型があり，慎重に経過観察中となっている病変。

「途絶え」のイメージ
巻積雲（さば雲）の模様が穴によって途絶えている。（撮影：筆者，場所：高松市）

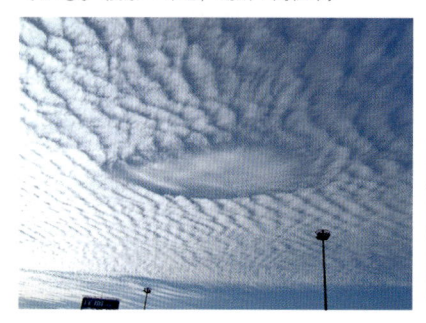

学術名「フォールストリーク・ホール」，通称「穴あき雲」。高積雲の過冷却水滴状態の雲に飛行機が通過し氷晶となって，一気に落下する現象。氷晶は地上にたどり着く前の暖かい空気で昇華し，消えてしまう。
〔参考文献：リチャード・ハンブリン（著），村井昭夫（訳）：驚くべき雲の科学．草思社，2011〕

次の症例は，「途絶え」の観察法が精査に役立った症例です。マンモグラフィ（MMG）で診断された微小石灰化を伴うDCIS（非浸潤性乳管癌）の部位を手術前にマーキングする場面で有用でした。

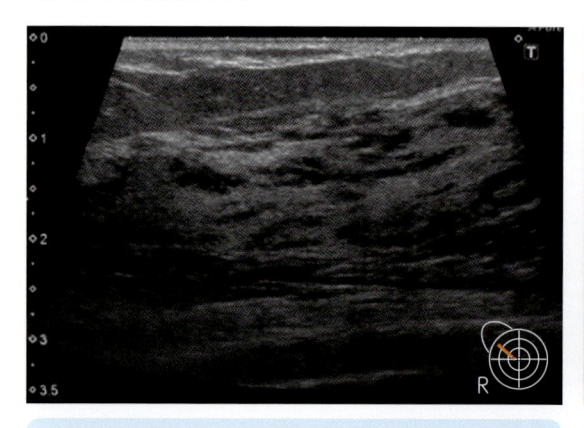

前医でステレオガイド下吸引式組織生検でDCISと診断された。MRIでは1×1cmの病変と診断されている。MMGとMRIの情報から，ターゲットの角度を推測した。まずこの症例の正常部の周囲間質構造を観察する。

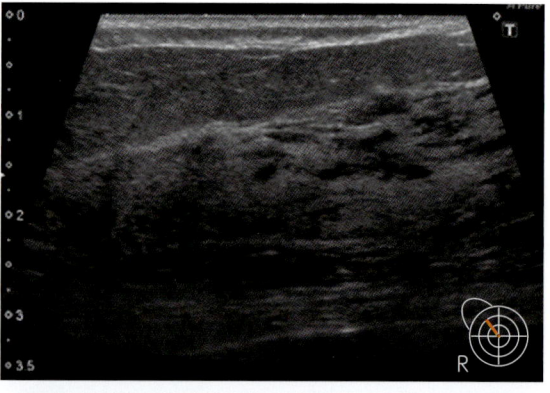

①等エコー構造が長軸に出るようにプローブを動かし，等エコー構造の「連続性」と「規則性」を観察する。

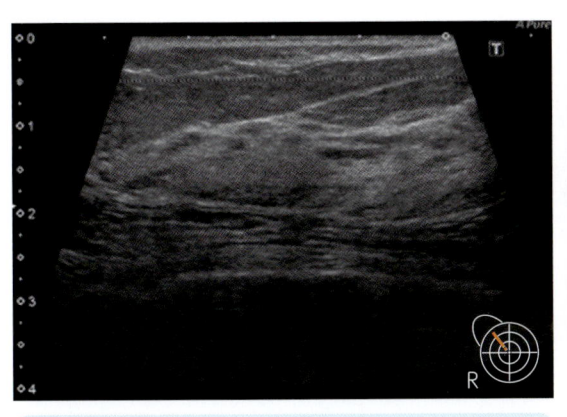

②プローブを動かしていくと，前方の等エコー構造が途絶える。この「途絶え」に注目すると，「淡い領域」が同定できる。

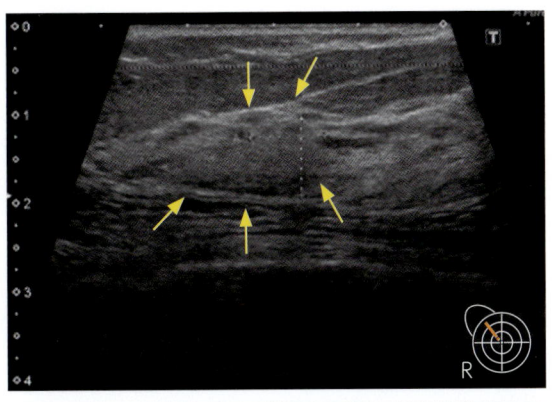

③病理組織結果は悪性度の低いDCISであった（前医の吸引式組織生検による瘢痕も加わって，このような形状になったと考えられた）。

5-2 「乱れ，広狭不整」による非腫瘤性病変などの検出

「乱れ」とは，distortion など「規則性」が保たれていない部位のことを指します。また「広狭不整」とは，非腫瘤性病変のように等エコー構造の幅が不整に広くなったり狭くなったりすることを言います。

「乱れ」

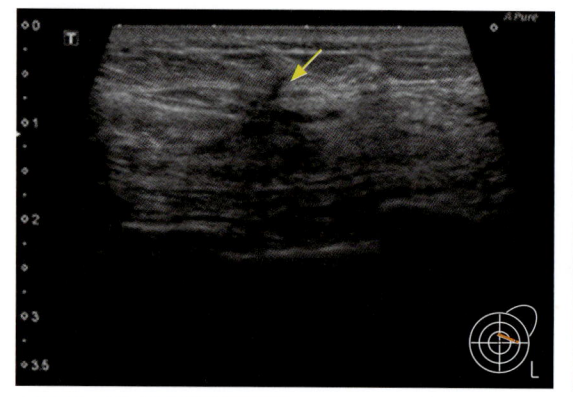

DCIS。等エコー構造の方向性が乱れ，集中している。

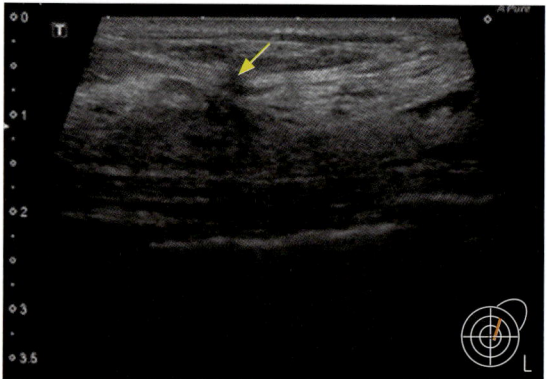

左図の部位でプローブの方向を変えても，集中が見られる(distortion)。詳しくは 10-2-1，10-3 を参照。

「広狭不整」

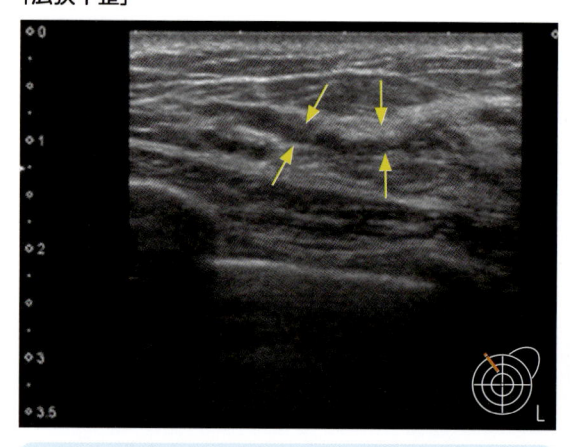

DCIS。正常部と比較して，等エコー構造が不整に広くなったり狭くなったりしていることを確認するとわかりやすい。

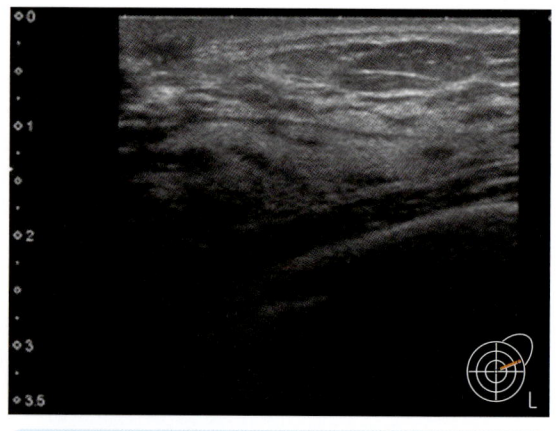

同乳房 C 領域正常部の等エコー構造。正常部の径の太さや連続性を観察し，病変部と比較する。

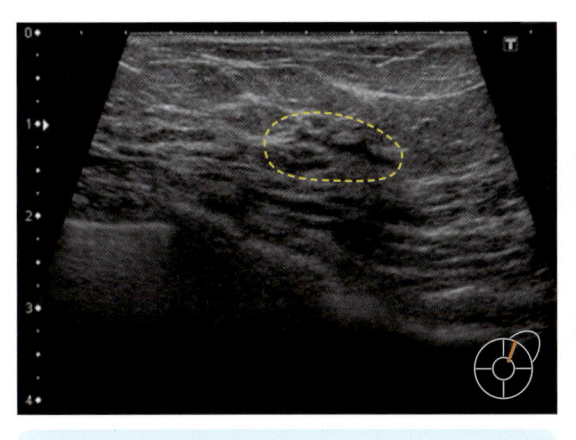

第 5 章 「正常構造からの逸脱部」を捉える

非浸潤性小葉癌。精査での検出病変である。背景の構造と比べて，広狭不整な低エコー域が見られる。

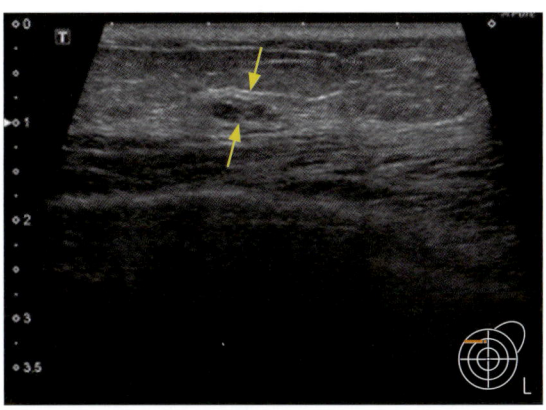

HER2 type の DCIS。核異型度 3。背景はごく細い等エコー構造しか追えない乳腺だが，突然太い部位が現れ，病変に気づく。詳細な観察では分葉不整と捉えられる部位がある。

5-3 「動画による観察」の重要性

「連続性・規則性」が崩れるところ＝「正常構造からの逸脱部」の検出は，実際の検査時では「動画による観察」によって行われます。つまり「小葉-乳管」の 3 次元的な立体構築の「正常構造からの逸脱部」を検出するためには，動画による観察によって立体的に評価することが必要になります。

この動画による観察を正確に行うには，正常構造がきれいに伸ばされ，歪みなく描出されるプローブ走査が必要となります。同時に効率の良い動画による観察は，乳房の正常構造を立体的に理解し，適切な動画をプローブ走査で作れてこそ，行うことができます（▶第 8 章参照）。

「静止画」は動画による観察を経て，その解釈を第三者に伝えるために，立体的所見の一部を切り取って示される画像です。立体的所見を第三者に伝えられる画像を得るためには，まず「動画による観察」で病変を立体的に理解する力を身につけましょう。

> **まとめ**
>
> まず，正常乳腺の等エコー構造の「連続性・規則性」を理解することが，乳房超音波の基本となります。正常乳腺の構造理解に基づき等エコー構造の方向性が追えるようになれば，その「連続性」と「規則性」が崩れたところ＝「正常構造からの逸脱部」に病変を検出することができるようになります。この「立体的腺葉構造読影法」の考え方が，病変が等エコーレベルであっても，小さい範囲であっても，まずはその存在に気づくことができ，見落としを減らすことができます。そして精査の場面でも，超音波の臨床応用の価値を高めるのです。

コラム　構造の流れから見抜け！

大胸筋と乳腺の間に低エコー像が見られます。一見，拡張乳管や区域性嚢胞，多房性嚢胞のように見えるので，ドキッとして精査したくなります。しかし，乳腺内の等エコー構造と全く関係なく現れるところに注目して下さい。4～5年前にヒアルロン酸注入による豊胸術をされたが，ボリュームもほぼ元に戻っているため本人も忘れてしまっていたり，あるいは申告しなくてもいいと思われています。20～50代まで幅広い年齢に経験します。

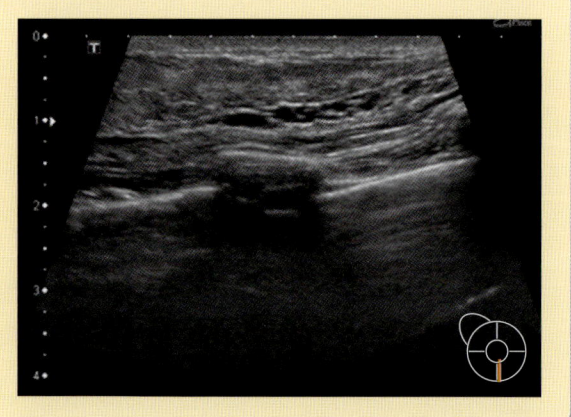

第6章 乳房内の2種類の脂肪性変化に対応した観察の注意点

　第2章では，浮腫状で膠原線維の疎な間質；「浮腫状間質」が脂肪に置き換わる乳腺の「脂肪性変化」について述べてきました。ここでは，その変化をふまえて「乳房全体」の「脂肪性変化」について見てみましょう。

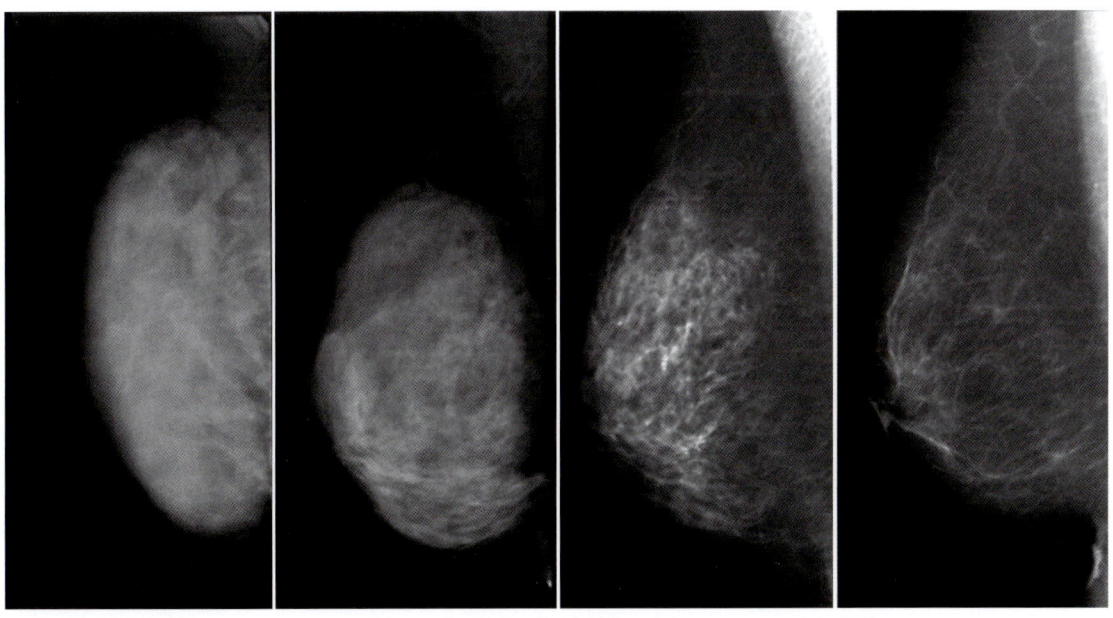

〔何森亜由美：乳腺超音波スクリーニングに関する最近の話題．香川産婦誌 14(1)：15-22, 2012 より引用〕

　乳房の「脂肪性変化」は，マンモグラフィ(MMG)では誰もが知っている変化です。MMGでは，脂肪化には以下の2つのパターンが見られます。
①乳腺の濃度は下がり黒くなっていくのですが，乳房の後方までまだ細かい乳腺構造が残っています。乳腺濃度は下がりきっていません。乳房構成は散在です。
②乳腺は乳頭近傍と前方に残存し，後方は皮下脂肪と同じような大きなパターンを示す脂肪組織になっています。乳腺濃度は下がります。乳房構成は脂肪性です。

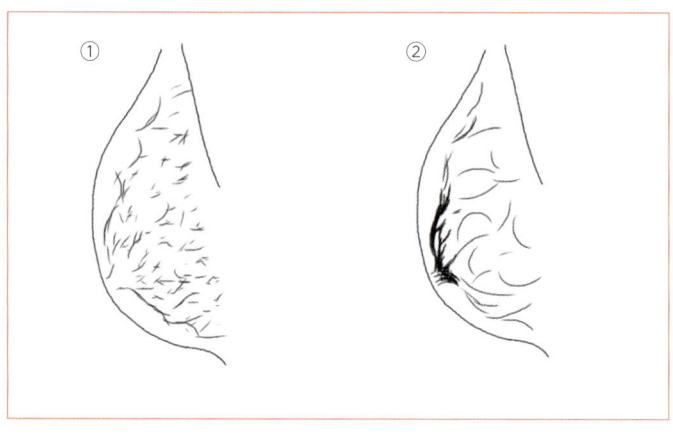

	①	②
乳腺構造	後方まで細かい乳腺が残っている	乳頭近傍と前方に乳腺が残っている
乳腺濃度	黒くなっているが，下がりきっていない	下がる
乳房構成	散在性	脂肪性

6-1 乳房の脂肪化と脂肪組織の形態

まず，乳房内の脂肪について，基本的な解剖を確認しておきましょう。

皮下脂肪組織は，脂肪小葉という構造単位を持っており，線維隔壁で包まれています。線維隔壁の厚みは様々ですが，その1つひとつは楕円の球体であるとされてます。

超音波では，ある程度の厚みのある線維隔壁が，乳腺の前方では高エコーの構造として追いやすく，乳腺の後方では超音波が減衰し分解能が保てずに一部しか確認できないことが多くなります。しかし確認できれば，脂肪性乳房の観察に有用です。

脂肪小葉の大きさは均等ではなく，特別な規則性はありませんが，皮膚に近いほど小さくなる傾向があります。

線維隔壁が乳房の超音波検査で大きな意味を持つ理由に「Cooper 靱帯」の存在があります。「Cooper 靱帯」は線維隔壁のうち，乳腺の前縁から連続している部位です。Cooper 靱帯には乳腺が入り込んでいるので，乳腺が萎縮しても残存乳腺の部位がわかるなど観察には重要な構造です（次頁の上段の図参照）。

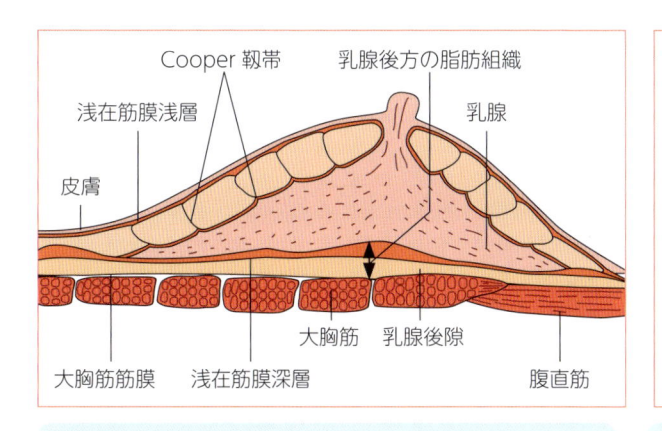

第 6 章　乳房内の 2 種類の脂肪性変化に対応した観察の注意点

図左（ラベル）：Cooper 靱帯／乳腺後方の脂肪組織／浅在筋膜浅層／乳腺／皮膚／大胸筋筋膜／浅在筋膜深層／大胸筋／乳腺後隙／腹直筋

乳腺後方の脂肪組織の中に緩やかな浅在筋膜深層があると言われている。エコーでは，同定が難しい。

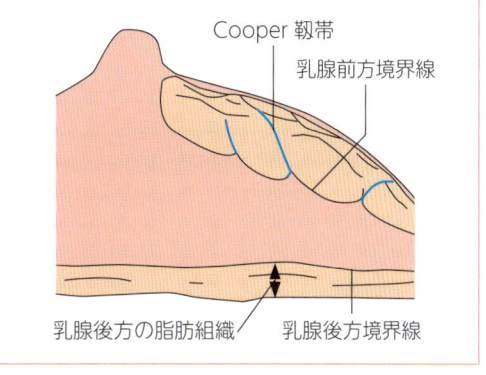

図右（ラベル）：Cooper 靱帯／乳腺前方境界線／乳腺後方の脂肪組織／乳腺後方境界線

乳腺の前縁から連続している線維隔壁を「Cooper 靱帯」（青線）という。

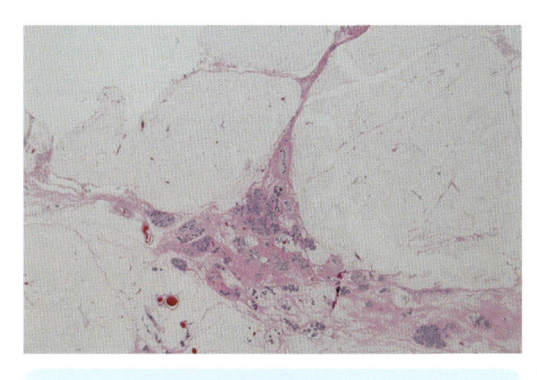

「Cooper 靱帯」の乳腺（標本写真）

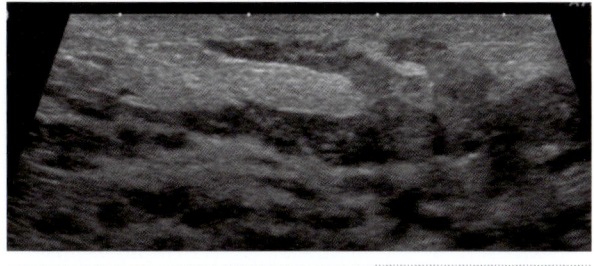

授乳中の乳腺。「Cooper 靱帯」内の乳腺の容積も増えているため，皮膚直下まで乳腺が伸びていることがわかる。

「等エコー構造」を観察することが，正常構造からの逸脱部を捉えるために必要不可欠であることを述べてきました。

乳房の脂肪化には異なる以下の 2 つのメカニズムがあると考えられます。実際には，この 2 つの脂肪化は，混在しているケースが多く見られます。

6-1-1　「浮腫状間質」が脂肪に置き換わっていく変化

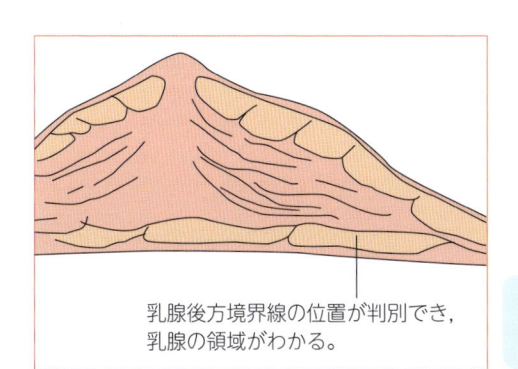

乳腺後方境界線の位置が判別でき，乳腺の領域がわかる。

「小葉-乳管」と「周囲構造」は細いが，乳腺構造が確認できる。

第2章でも述べたように、乳腺内の脂肪化は「浮腫状間質」に起こります。この脂肪化の特徴は、乳腺領域の厚みが保たれたまま「浮腫状間質」の脂肪化が起こり、「小葉-乳管」と「周囲間質構造」は細くなることです。したがって、超音波検査では、乳腺領域の境界が明瞭で、「等エコー構造」が確認できる部位には厚みがあり、残存している構造物の流れを追うことができます。MMGでは、乳房内の乳腺濃度は全体的に下がり黒くなりますが、萎縮した乳腺構造は「散在」して残っています〔●6-2-1(2)〕。

6-1-2 乳腺の萎縮と脂肪小葉の増大

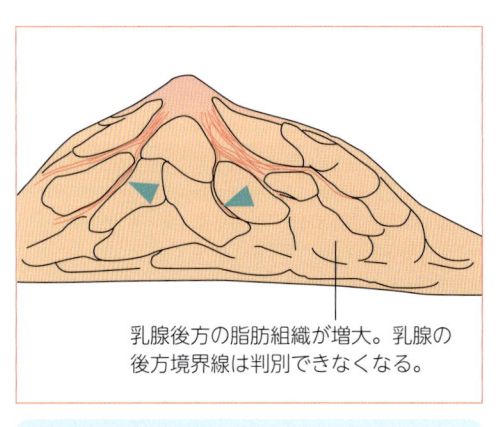

乳腺後方の脂肪組織が増大。乳腺の後方境界線は判別できなくなる。

退縮した乳腺は、脂肪小葉の間にある(矢頭、組織写真)

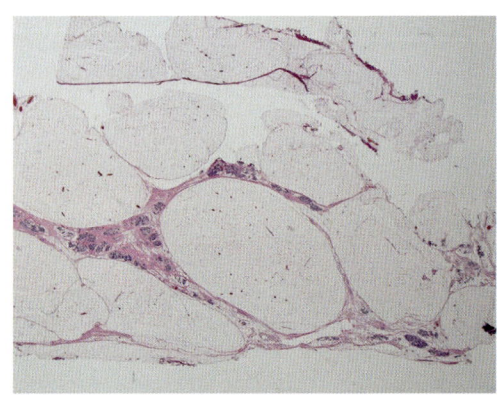

線維隔壁の間にある乳腺組織

　先程の「浮腫状間質が脂肪に置き換わっていく変化」(6-1-1)に、「乳腺の退縮による容積の減少」が加わると、「小葉-乳管」と「周囲間質構造」を確認できる範囲が狭くなり「等エコー構造」の流れを観察することが難しくなります。退縮した乳腺が脂肪小葉の薄い線維隔壁の間に残る部分がありますが、どのあたりまで残っているかは超音波ではわかりません。特に、乳腺が退縮し、乳腺後方の脂肪組織も増大している乳房では、乳腺の後方境界線は判別できなくなり、乳腺領域の境界が不明瞭になります。
　MMGは濃度が低く黒い「脂肪性」乳房となり、大きくなった脂肪小葉の線維隔壁が見られます〔●6-2-1(3)〕。

第 6 章　乳房内の 2 種類の脂肪性変化に対応した観察の注意点

6-2　2 つの乳房脂肪性変化－画像対比

6-2-1　脂肪性変化の MMG と超音波の対比

2 つの脂肪性変化を超音波と MMG で対比させてみましょう。

(1) 脂肪の少ない乳房

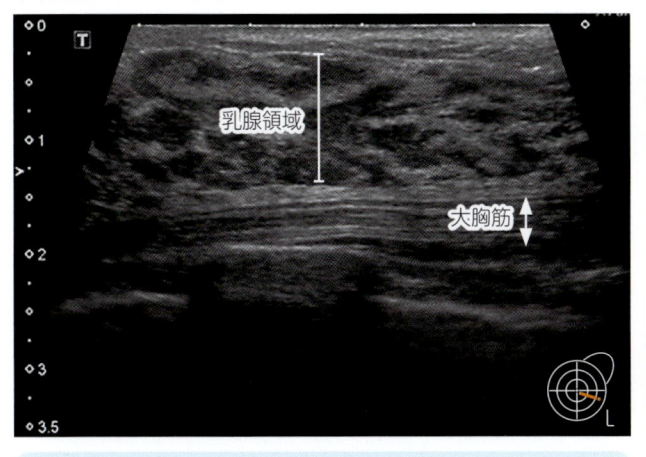

「小葉-乳管と等エコーである周囲間質」の径は太くしっかり確認できる。乳腺後方の脂肪組織も少量である。

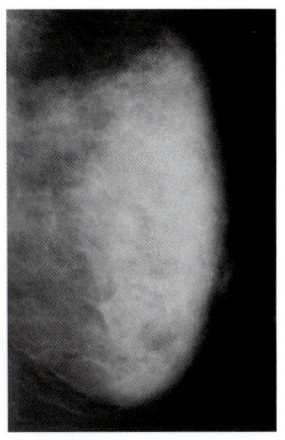

MMG では「高濃度」で浮腫状間質の脂肪は少ない。

(2)「浮腫状間質」が脂肪に置き換わった乳房（▶6-1-1）

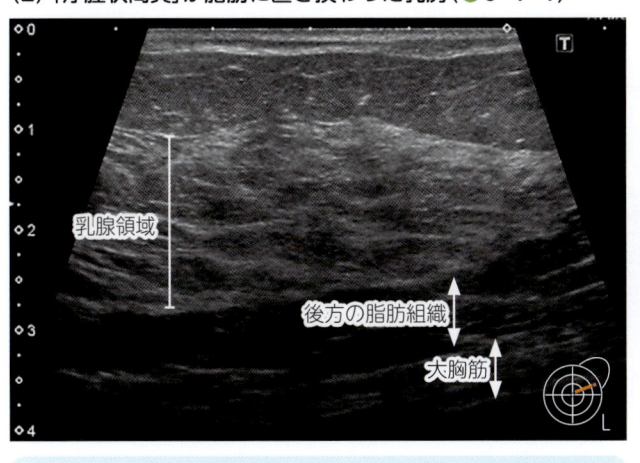

「小葉-乳管」と「周囲間質」が萎縮しているため確認できる「等エコー構造」の径は細くなる。「浮腫状間質」が脂肪に置き換わるが、もとの乳腺領域の厚みを保っているため（6-1-1 の変化）、「等エコー構造」を追うことができる。乳腺後方の脂肪組織も観察できている。

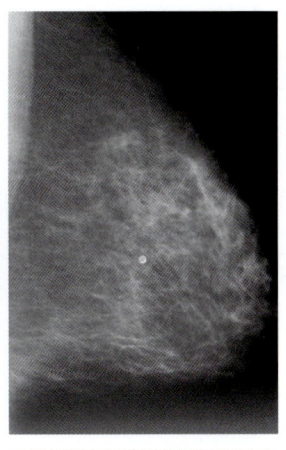

MMG では、脂肪性変化のため濃度が下がるが、萎縮した乳腺構造が細かく広い範囲で「散在」して見られる。

(3) 乳腺が萎縮し，脂肪小葉が増大した乳房① (▶6-1-2)

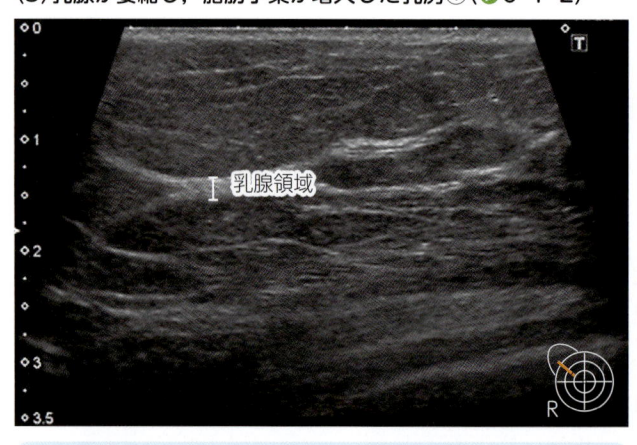

「小葉-乳管」と「周囲間質」の萎縮に加え，乳腺の退縮により厚みが薄くなっている(6-1-2の変化)。しかし，乳腺後方では，後方境界線が判別できず，乳腺領域の境界が不明瞭になっている。

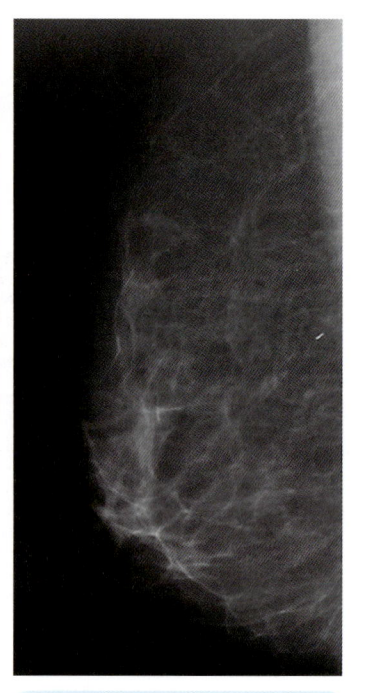

MMGは「脂肪性」で，どこまで萎縮乳腺が残存しているかわからない。

(4) 乳腺が萎縮し，脂肪小葉が増大した乳房② (▶6-1-2)

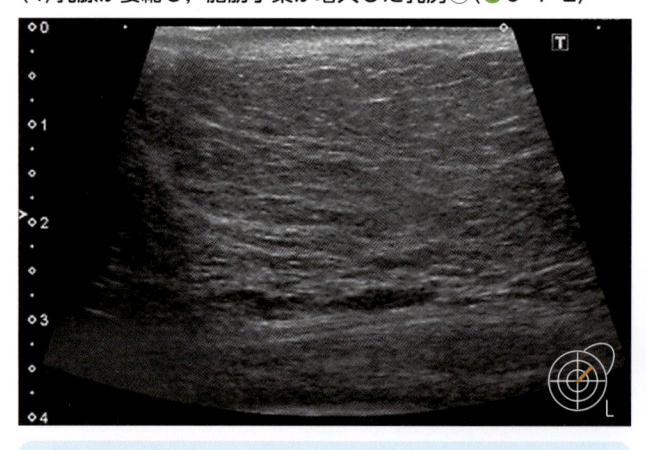

脂肪に置き換わり，超音波ではほとんど乳腺が確認できない乳房。

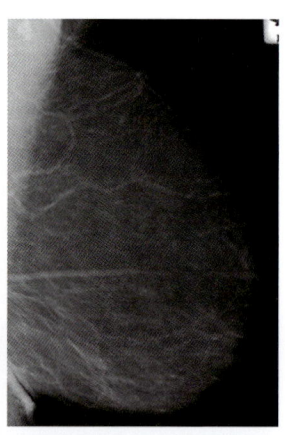

MMGの乳腺濃度は低く，「脂肪性」乳腺を示す。

コラム 乳房内の2つの脂肪の組織像

「浮腫状間質が脂肪に置き換わった脂肪化」と「乳腺が萎縮し，脂肪小葉が増大した脂肪化」の超音波，MMG，組織標本の見え方の違いを見てみましょう。超音波の条件を同一にするため，1画面で2つの脂肪化が見られる部位で比較します。

サンプルのHE染色標本と組織X線写真，超音波画像を対比させてみましょう。組織標本では，(a)浮腫状間質の膠原線維が多い乳腺と，(b)多くが脂肪に置き換わった乳腺，(c)乳腺後方の脂肪組織が見られます（▶第7章参照）。(b)の乳腺は一見(c)と同じ程度に脂肪に置き換わっているように見えますが，よく見ると，膠原線維や小さな乳管が残存しています。組織X線写真でも脂肪濃度を反映して，(a)と(b)は異なる濃度を示し，(b)と(c)は同じような濃度を示します。しかし，乳腺内のエコーレベルは(a)も(b)も高エコーを示しています。

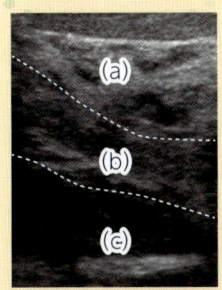

X線写真や組織標本では同じような脂肪の濃度でも，超音波では(b)に残存するわずかな膠原線維などで超音波が散乱し，超音波像は高エコーレベルを示していることに注意しましょう。

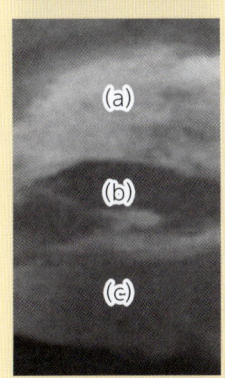

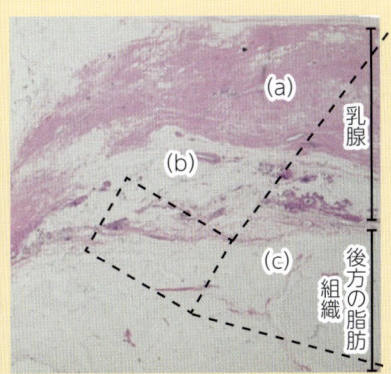

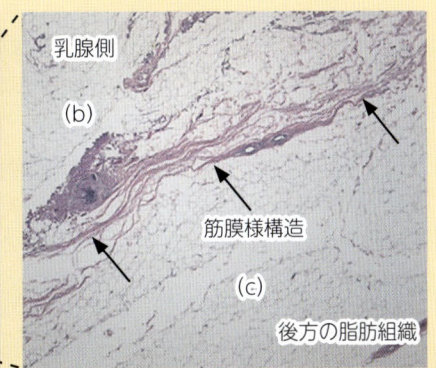

59歳。この組織写真の乳腺の領域には，(a)間質の膠原線維が多い部位と，(b)浮腫状間質のほとんどが脂肪に置き換わっている部位がある。筋膜のように見える構造を境に，さらに後方側には(c)脂肪組織が見られる。

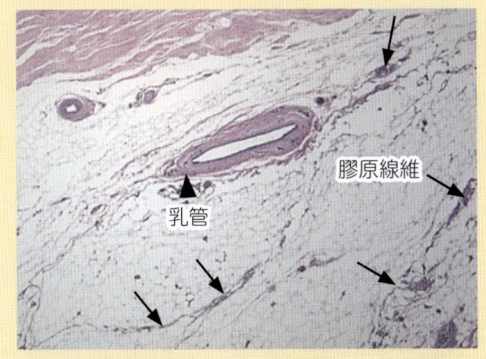

(b) 乳腺側の脂肪
浮腫状間質の多くが脂肪に置き換わり，その間には退縮した乳腺実質と膠原線維が残存している。この症例の場合，超音波では，高エコーレベル，MMGでは黒くなる。

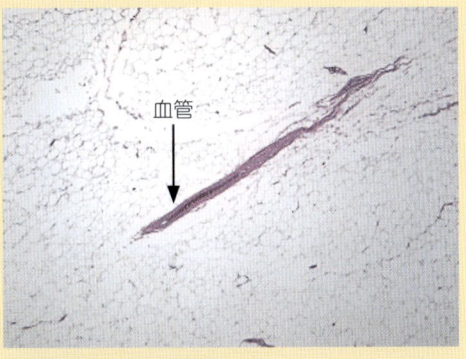

(c) 乳腺後方の脂肪組織
脂肪の線維隔壁には微細な血管やリンパ管，神経がわずかに見られる。その数は左図の乳腺内の脂肪に比べて少なく，超音波では等〜低エコーレベル，MMGでは黒くなる。

6-3 脂肪性乳房の超音波画像での観察指標

　この2つの脂肪化の違いを踏まえたうえで，脂肪化した乳腺の観察はどのように考えたらよいでしょうか？ また「脂肪化」した乳房での，観察の指標となるものはどのようなものでしょうか？

6-3-1 脂肪性乳房の正常構造

　6-1-1 の「浮腫状間質が脂肪に置き換わっていく変化」をしている部位では，「小葉-乳管」と「周囲間質」の細い構造が残存しているので，脂肪化していない乳房と同じように「等エコー構造」を追う観察が可能です。

　6-1-2 の「小葉-乳管」と「周囲間質」が確認できる範囲が狭くなっている部位では，「Cooper靱帯」や乳腺後方の脂肪の線維隔壁の形状といった高エコーの構造を正常構造の指標として観察します。残存する乳腺は，Cooper靱帯など脂肪小葉の薄い線維隔壁の間に残っており，高エコーであるこれらの形状を観察します。

①脂肪小葉接合部のアーチファクト

　楕円形の脂肪小葉が隣同士接する部位では，エコーが欠損し，アーチファクトシャドーが現れる部位があります。アーチファクトシャドーの特徴は，脂肪小葉が隣接する隔壁に出現するシャドーなので，プローブ走査ですぐに消えたりせず，左右に動いて見えます。

　スクリーニング中に左右に流れながら消えていく動きをするシャドーは，脂肪小葉という正常構造が成因なので，気にせずにどんどん進めましょう。

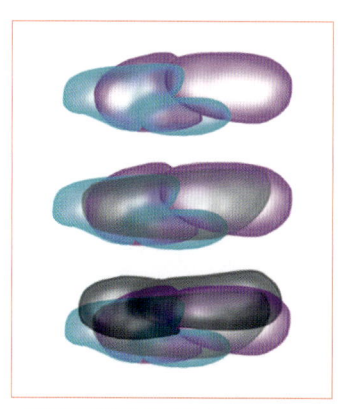

脂肪小葉の楕円の球体がピッタリと並んでいるイメージ図。

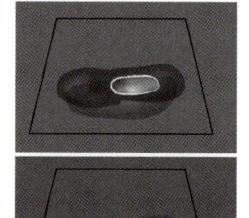

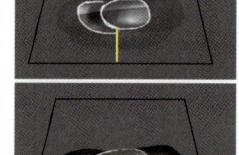

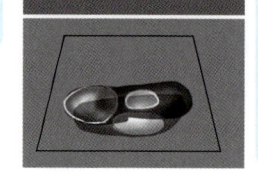

並んでいる脂肪小葉の楕円の球体の接合部は，プローブの動きに合わせて画面の左右に移動する。
　接合部のアーチファクトであるシャドーも左右に移動しながら淡く消えていく。画面上，左右に流れながら消えていくシャドーは，正常構造が成因のシャドーであるので，注目する必要はない。

6-3-2 脂肪性乳房の病変の検出

超音波で脂肪性乳房に次のような変化が現れたとき，病変の存在を示唆しています。脂肪性乳房の正常構造を理解し，病変を見落とさないようにしましょう。

脂肪性乳房の病変が検出されたときの，脂肪小葉の隔壁の変化

①腫瘤は周りの脂肪小葉を押しのけて存在する。
②浸潤癌や radial sclerosing lesion があれば，病変に収束するように方向性が出現する。
③プローブの位置を動かすと，すぐに消えるシャドーが見える。

---

(1) 腫瘤は周りの脂肪小葉を押しのけて存在する。

脂肪小葉は楕円の球体が隙間なく並んでいますから，動画による観察での接合部では，腫瘤は周りの脂肪小葉を押しのけるように存在します。それが，動画による観察では，同じように並んでいた楕円の連続性の乱れとして現れます。

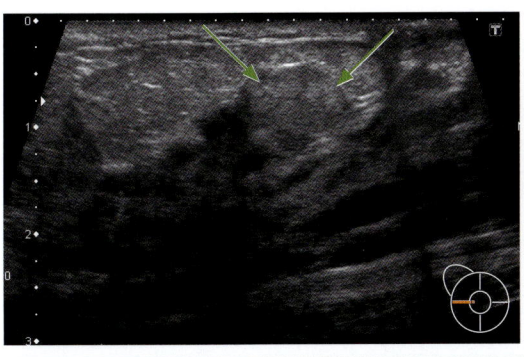

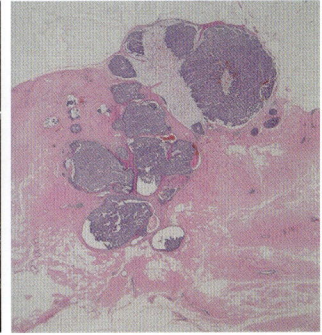

脂肪と同じ等エコーだが，Cooper 靱帯形状としては全周性に凸である。腫瘤があるとわかる。粘液癌。

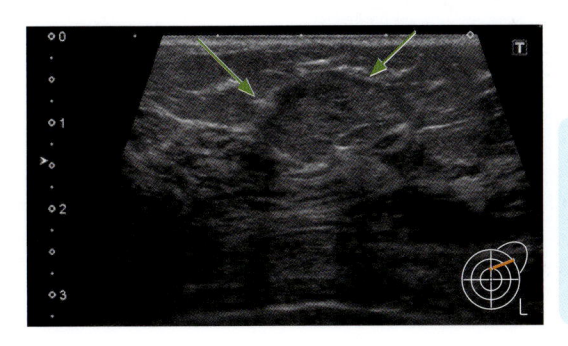

こちらも脂肪と同じ等エコーだが，Cooper 靱帯の形状がここだけ全周性に凸であり，他の Cooper 靱帯の形状と異なる。腫瘤があるとわかる。線維腺腫。

VTR 7
等エコー腫瘤：粘液癌の症例

VTR 8
等エコー腫瘤：線維腺腫の症例

(2) 浸潤癌や radial sclerosing lesion があれば，病変に収束するように方向性が出現する。

　乳腺の表面や残存する乳腺内に浸潤癌があれば，接している Cooper 靱帯を歪めます。Cooper 靱帯や脂肪小葉の隔壁を引き込み，病変のほうに収束する「方向性」が出現します。

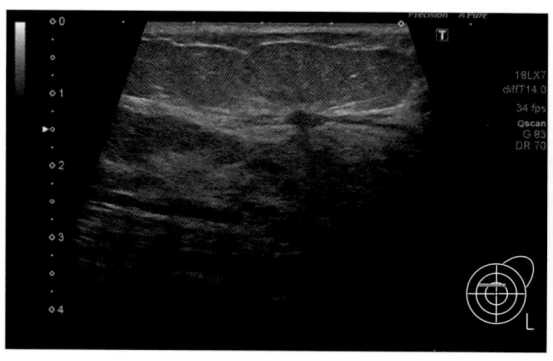

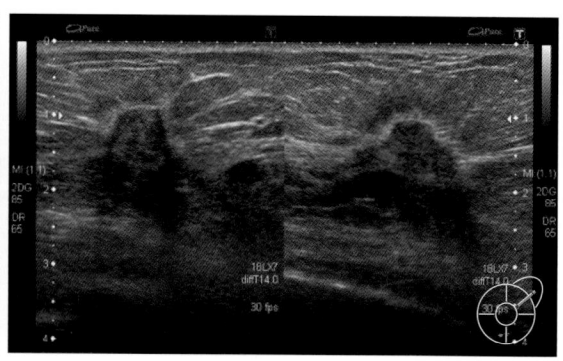

+ VTR 9
Cooper 靱帯の引き込み像—わかりやすい癌の症例

　静止画でわかりやすいように腫瘤を伴う病変を示します。
　引き込み像は，楕円の連続性の中に，それとは違った直線的で病変に向かって収束する方向性として現れます。
　病変の中心が淡く等エコーで気づきにくくても，Cooper 靱帯の「収束する」という方向性に気づくことによって，病変の存在を推測することができます。

(3) プローブの位置を動かすと，すぐに消えるシャドーがある。

　硬癌などによる後方欠損陰影の特徴は，シャドーが「腫瘤」によって作られているので，プローブの位置がずれるとすぐに消えてしまいます。腫瘤によるシャドーかどうかを，プローブの向きを変え，消えたり位置が移動したりしないことで確認しましょう。病変ではない Cooper 靱帯や脂肪小葉の線維隔壁にできるアーチファクトシャドーは，「面」によって作られるシャドーなので，プローブを動かすと，すぐに消えたりせずに左右に動いて見えます。

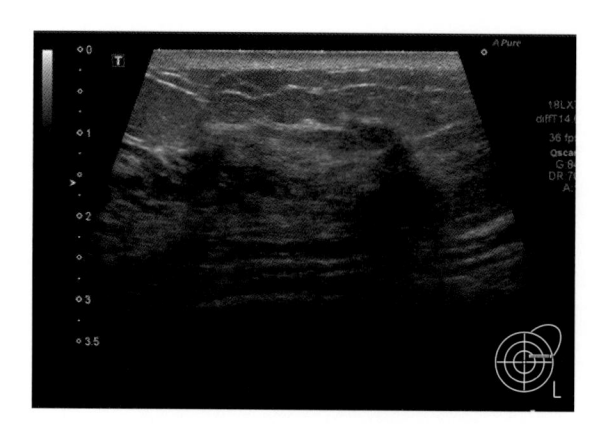

第6章　乳房内の2種類の脂肪性変化に対応した観察の注意点　55

コラム　乳腺超音波画像と病理組織像対比に挑戦してみよう

ここまで読んだら，ますます自分でも組織像との対比をしてみたくなったのではないでしょうか？

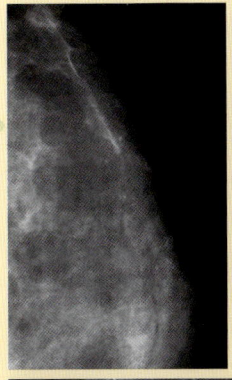

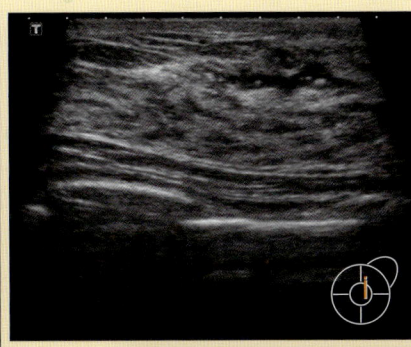

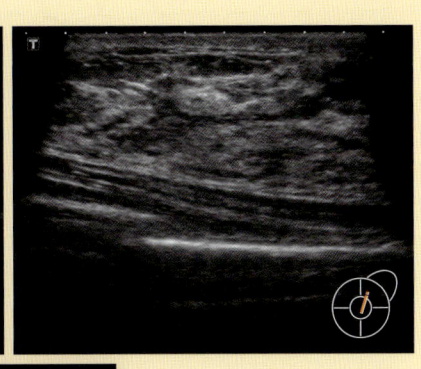

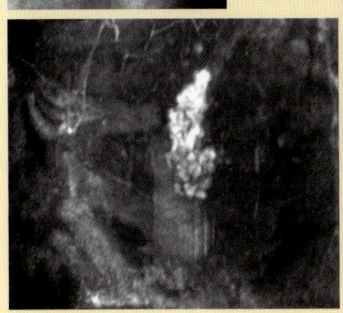

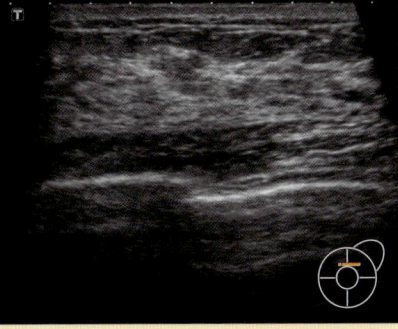

MMGで微小円形・区域性の石灰化。超音波では頭尾方向で点状高エコーを伴う低エコー域。Yの字に枝分かれするように広がっているのがわかる。横走査では，最も面積の広い部位は等エコーで見える。
MRIは，non-mass lesion。

　病理の結果は，非浸潤性乳管癌（solid-papillary）。
　そこで，超音波で観察した，枝分かれするように病変が広がる様子が知りたくて5mm間隔の切片の写真を再構築するように並べてみました。しかし，リアリティのある写真は作れませんでした。この隙間の空間を埋める想像力より，病変の複雑さのほうがはるかに上であると思い知らされました。
　超音波画像のイメージを病理組織でピッタリと一致させて確認するのは非常に難しいです。自分の勝負の1枚とは違う割面で標本が作られる確率のほうがずっと高いからです。さらに，ホルマリン固定による変性や変形も加わり，分泌液などの水分は流れ出てしまっています。
　通常の臨床現場で，病理組織像を超音波画像と対比したいのならば，超音波の画像を少しずつ角度を変えて何枚も記録し，動画も撮っておく必要があります。そして知りたい場所を病理側に伝えることができたり，話をしながら一緒に切り出しができれば，画像と一致した奇跡の1枚が撮れる確率はさらに上がります。

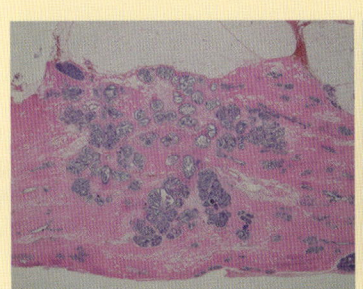

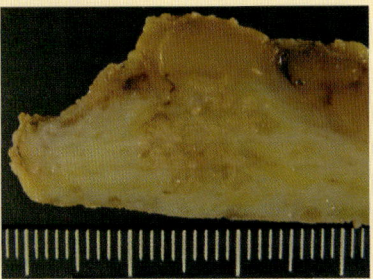

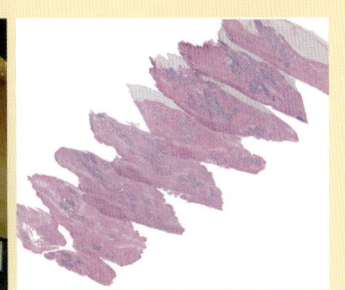

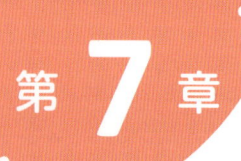

第 7 章 MMGと超音波を用いた バリエーションの理解

　乳がん検診はこれまでマンモグラフィ（MMG）が中心でしたが，これからは超音波を併用する機会が増えてきます。最近はMMGと超音波を併用し，総合判定をすることが推奨されていますが，その目的は特異度を上げること，つまり「不要な精査をしないこと」にあります。

　そのためには，MMGや超音波で見えてきたものが「正常である，バリエーションである」と判定できなければなりません。これまで「正常である」という判定は，癌症例をある程度経験したうえで「今までこういう癌は見たことなかったから正常だ」といった判断をしてきました。しかし「乳腺のこのような構造が見えているから正常だ」という観点で評価ができれば，より正確な判断ができます。そのためには，MMGと超音波の総合的な理解が不可欠です。

　この章では，間違って非腫瘤性病変とされてしまうような症例を用いて，MMGと超音波の総合的な理解から「正常」と判定する考え方を解説します。

　なお，この考え方は非腫瘤性病変やFAD（局所的非対称性陰影）を，2つの小葉外間質のMMGと超音波の見え方の違いによって理解する考え方です。上皮成分の多い腫瘤や，distortionには使いません。

7-1　乳腺濃度と，エコーレベルの違い

　MMGと超音波の見え方の違いは，線維と脂肪についての見え方の違いが大きく影響しています。ここでは，浮腫状間質が，線維と脂肪の割合の違いによってMMGと超音波でそれぞれどのように見えているのかを理解しましょう。

	超音波	MMG
浮腫状間質の脂肪の割合	×：割合にかかわらず高エコー	○：割合に応じた濃度差で表現される
周囲間質と浮腫状間質の判別	○：浮腫状間質は脂肪の割合にかかわらず超音波の散乱で高エコーに見え，周囲間質の等エコーと判別できる。	×：浮腫状間質の脂肪が少なく基質や線維が多いと，周囲間質と同じ濃度になり判別できない。

○：判別可能　　×：判別不可能

乳腺の浮腫状間質は，超音波では脂肪の割合が多くても少なくても，散乱という仕組みで高エコーレベルとなります（▶2-2-6参照）。このため，超音波では脂肪の割合は判別できません。一方，MMGでは，脂肪はX線を透過させるため，浮腫状間質の脂肪の割合が多い場合，乳腺濃度が低くなるため黒く映ります。そして線維や浮腫状の基質（水分）はX線の透過性が悪いため，これらが多い浮腫状間質の場合は高濃度になり白く映ります。そのため，MMGは脂肪の割合に応じた濃度差で表現されます。

浮腫状間質の脂肪の割合

浮腫状間質がほとんど脂肪に置き換わっている。

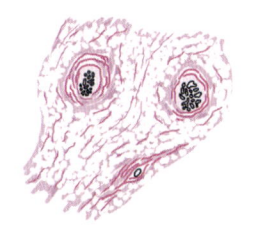

超音波
高エコー　浮腫状間質の脂肪の割合は判別できない　高エコー

MMG
低濃度　浮腫状間質の脂肪の割合を判別できる　高濃度～散在

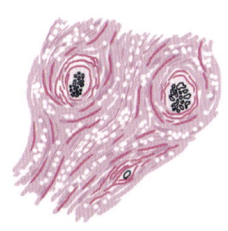

浮腫状間質は脂肪に置き換わっておらず，基質や線維が多い。

次に，周囲間質と浮腫状間質が判別できるかの違いです。超音波は，周囲間質と浮腫状間質を，線維の密度の違いで高エコーと等エコーで判別できます。しかしMMGは，浮腫状間質の脂肪の割合が少ないと乳腺濃度が高くなり，さらに基質の水分と線維に濃度差はないため，浮腫状間質と周囲間質の濃度差は判別できません。

浮腫状間質の脂肪が少ない部位の，周囲間質と浮腫状間質の判別

周囲間質の量が多く，浮腫状間質はその隙間に少しある。脂肪も少ない。

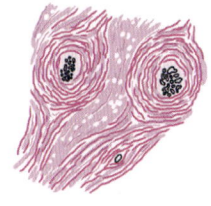

超音波
等エコーが太く高エコーが狭い　周囲間質の量が太さの違いで判別できる　等エコーが細く高エコーが広い

MMG
高濃度　周囲間質の量の違いは判別できない　高濃度

周囲間質は少なく，浮腫状間質が多い。浮腫状間質は基質が多く，脂肪は少ない。

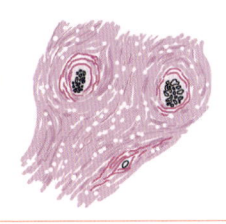

7-2　組織標本撮影との対比を使用した理解

通常のMMG画像では，乳腺が重なった画像のため，超音波や組織像との詳細な対比ができません。そこで，乳腺の重なりが少ない5mm厚の手術材料の組織標本撮影写真を使って，浮腫状間質の脂肪の割合の違いが，MMGと超音波画像でどのように見えているのかを解説します。

症例① 66歳。脂肪に置き換わっている浮腫状間質

　超音波では浮腫状間質は，脂肪の割合にかかわらず高エコーを示すので，乳腺の脂肪の割合はわかりません。一方，X線である組織標本撮影では腫瘍の右後方が低濃度で黒く映っており，この部位の浮腫状間質の脂肪が多いことがわかります。組織標本で，この部位の浮腫状間質は，脂肪が多いことが確認できます。

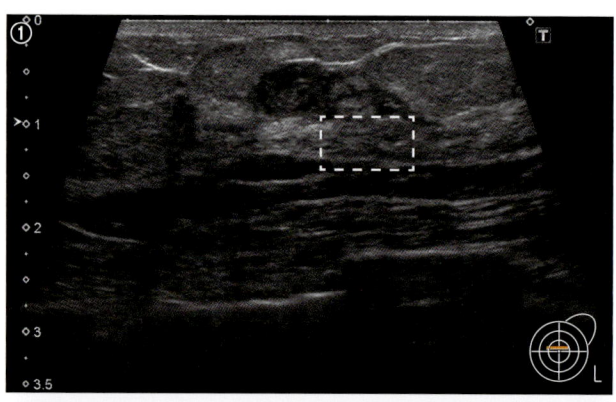

①超音波で，腫瘍の右後方の(四角囲み)高エコーが多く，等エコーの細い乳腺の領域に注目してみる。

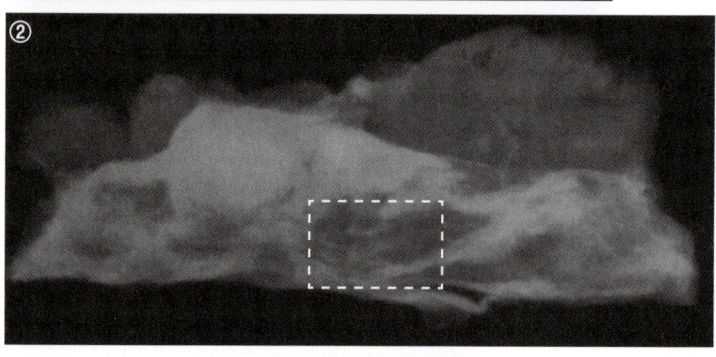

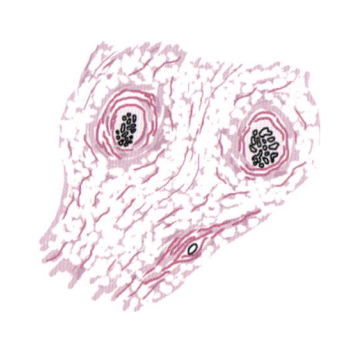

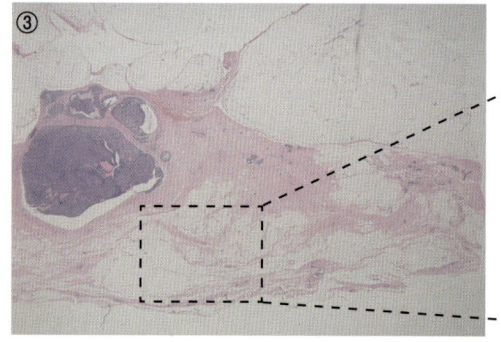

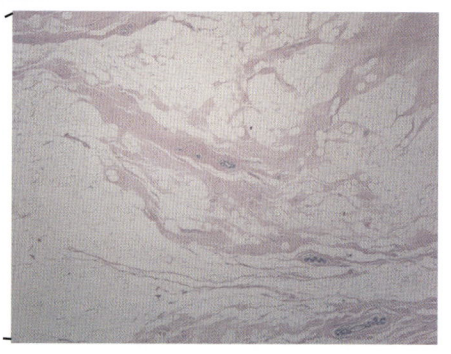

②組織標本撮影の四角囲み部は低濃度で，X線の透過性が高いことから脂肪の多い浮腫状間質ということがわかる。
③HE染色組織標本でも，同部位の浮腫状間質の多くが脂肪に置き換わっている。

症例②　56歳。脂肪が少なく線維が多い浮腫状間質

　超音波では，浮腫状間質と周囲間質がきれいに判別できますが，浮腫状間質は常に高エコーであるため，脂肪の割合はわかりません。組織標本撮影では高濃度で白く映っており，この部位の浮腫状間質の脂肪が少ないことを示しています。組織標本では，全体的に膠原線維が多く，超音波で高エコー，X線で白い部位の浮腫状間質には脂肪が少ないことが確認できます。

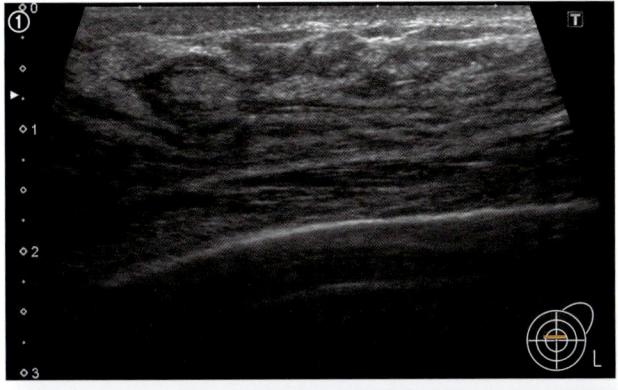

①超音波では，浮腫状間質が高エコーで見えており，周囲間質と判別できている。全体的に周囲間質と浮腫状間質とは4：6程度の割合で見られる。

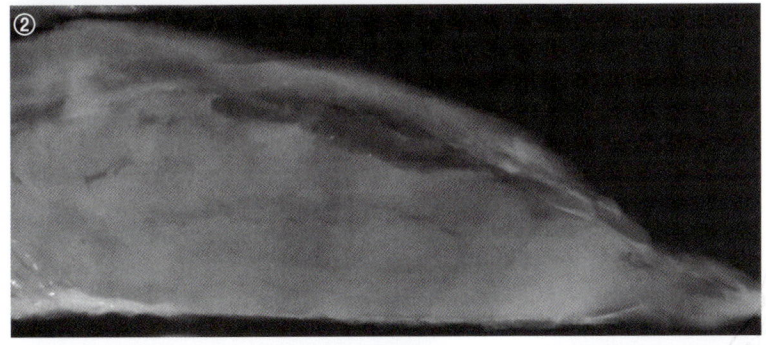

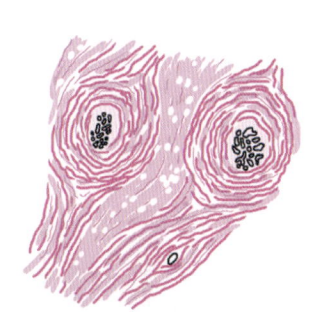

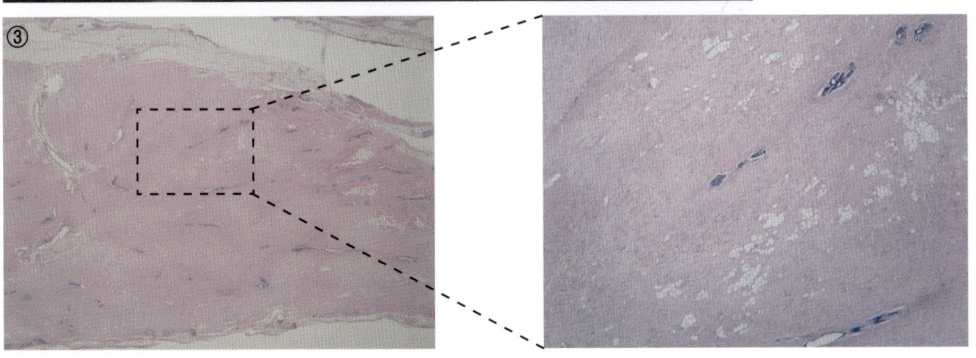

②組織標本撮影では高濃度で，浮腫状間質の脂肪が少ない乳腺ということがわかる。
③HE染色組織標本でも，浮腫状間質の脂肪の割合は少量で，基質をもつ膠原線維のほうが多い。

　このように，MMGと超音波を総合的に理解するためには，浮腫状間質の脂肪の割合は，MMGではわかるが超音波ではわからない，周囲間質と浮腫状間

質の区別は MMG ではできないが，超音波ではできる，ということを理解する必要があります。これらのことを応用すれば，MMG や超音波で見えている部位が，バリエーションであり正常であると自信を持って説明できるようになります。

7-3　MMG と超音波によるバリエーションの評価

　局所的に周囲間質や浮腫状間質の分量が増えると，MMG で局所的に濃度が上がったり，超音波で低エコー領域のように見え，非腫瘍性病変と勘違いされる場合があります。MMG や超音波で見られる局所的な変化が，間質の分量の違いによるバリエーションである場合を，症例を見ながら確認してみましょう。

7-3-1　太い周囲間質：MMG 高濃度，超音波区域性低エコー域

　MMG は不均一高濃度で重なりがあり，有用な所見を得ることはできません。超音波では，両側の外側 45°に区域性の低エコー域が見られました。この低エコー域が「周囲間質が太い小さな腺葉というバリエーションである」と言える超音波の所見としては，①内部のエコーレベルが均質，②境界は間質の移行部としての不明瞭さを残している，③低エコー域の内部では，浮腫状間質が既存の構造として残っており，立体的に途切れない高エコーラインとして見える，があります。

第7章 MMGと超音波を用いたバリエーションの理解　61

> **コラム**　「小葉-乳管」の分布と「周囲間質」の量の違いと，超音波画像

　乳腺の等エコー構造は，「小葉-乳管」の分布と「周囲間質」の量を反映しています。小葉の密度や周囲間質の量には個人差があり，同一乳房でも部位によって違います。以下の2つの症例を使って，その違いを見てみましょう。

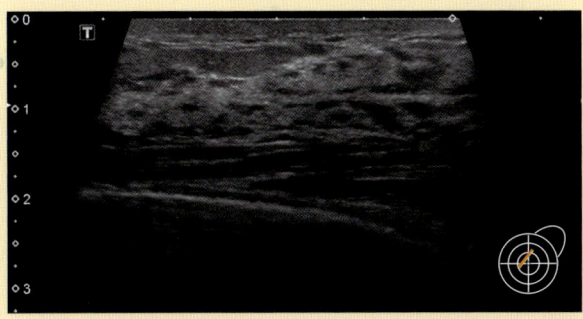

> 35歳，未産。乳房全摘標本の正常部位。
> 超音波では等エコー構造の径が太めで5：5〜4：6程度であり，乳管の走行を追うことが容易な乳腺。組織標本では，「小葉-乳管」の分布は均等で，周囲間質と浮腫状間質も等間隔で並んでいる。

> 35歳，未産。石灰化を伴うDCIS（非浸潤性乳管癌）の部分切除標本。周囲の正常部位を比較する。
> 超音波では等エコー構造の径が細くて数も少なく，全体的に高エコーの乳腺となる。
> 組織標本では，「小葉-乳管」の分布はまばらで周囲間質が少ない。

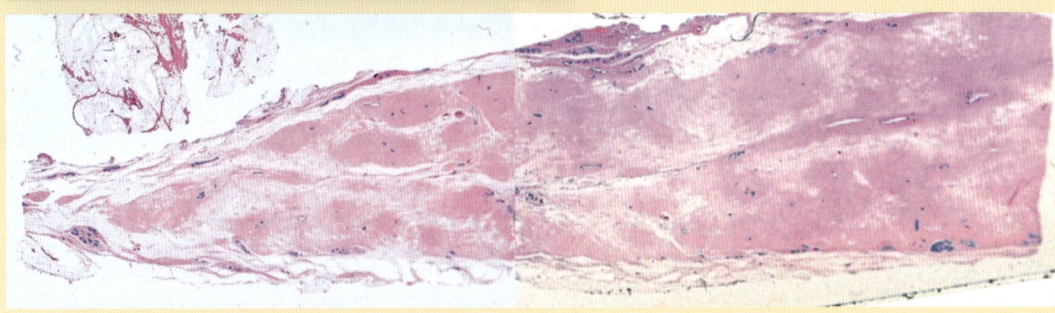

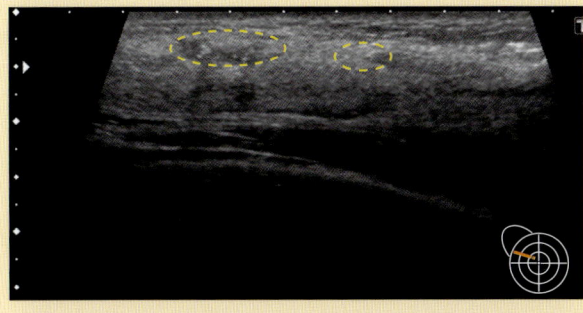

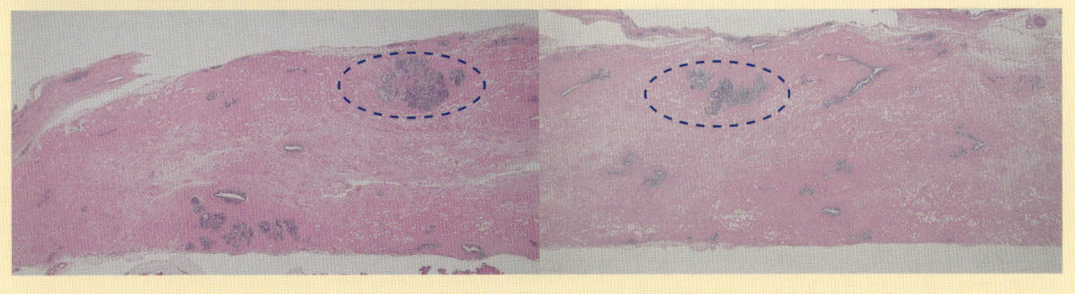

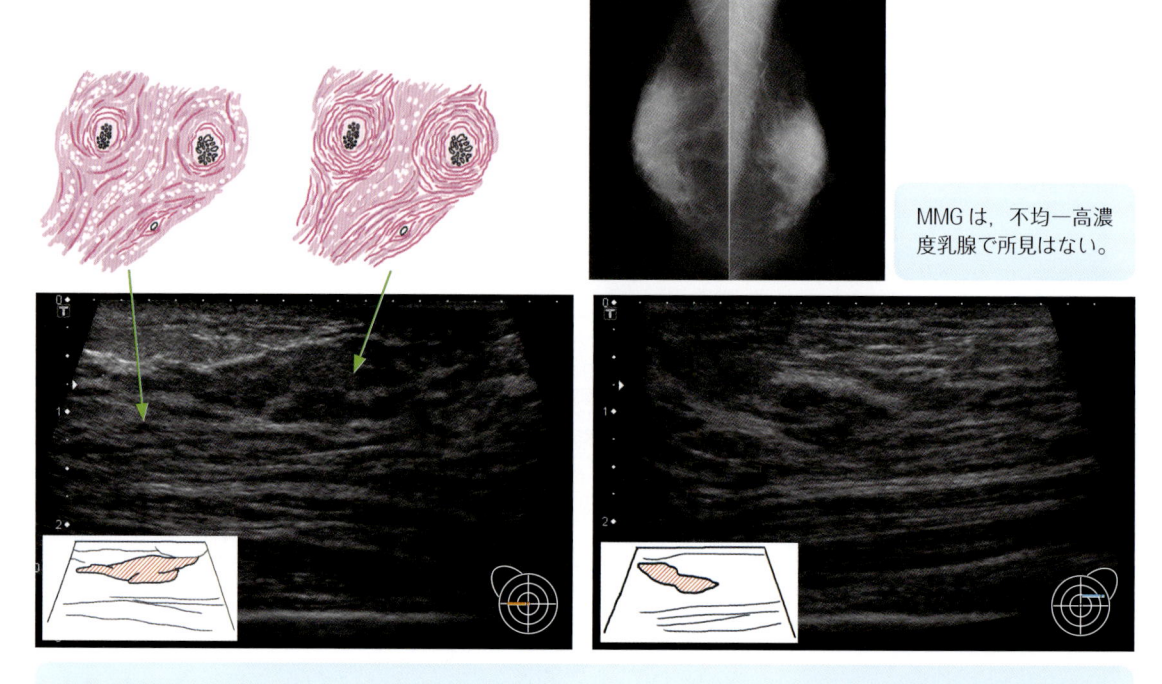

MMGは，不均一高濃度乳腺で所見はない。

両側の外側45〜90°に，低エコー域が区域性に見られる。エコーレベルは均質であり，境界も間質の移行部(2-2-6)の不明瞭さを示す。内部の高エコーラインは既存の構造である浮腫状間質を示しており，立体的に途切れない。太い周囲間質の小さな腺葉として理解できる。

　もし，この画像が非浸潤性乳管癌(DCIS)であれば，①内部に低エコー部が出現し，②乳管内病変の増生によって境界が明瞭となり，高エコーな境界部が一部に出現し，③内部に薄いライン状で残っている高エコー間質が消失し癒合している所見が見られます（▶後述の10-3を参照）。

　超音波による立体的な観察でこの小さな腺葉を観察することにより，この症例は正常のバリエーションであると判断できます。

7-3-2　太い周囲間質：MMG不均一高濃度〜脂肪性乳房，超音波区域性低エコー域

　MMGと超音波を併用して観察する場合，MMGで乳腺濃度が高い部位を超音波で念入りに観察するように言われています。このとき，よく見られるバリエーションの正体も，周囲間質の太い小さな腺葉です。

　周囲間質が太い小さな腺葉は，まわりの他の腺葉の浮腫状間質が脂肪化したり，乳腺全体が萎縮してもそのまま残っていることがしばしばあります。

　MMGが不均一高濃度で，乳頭近くの乳腺濃度が少し高い人には，超音波でこの周囲間質の太い小さな腺葉がよく見られます。MMGが脂肪性で，乳頭近傍に残った乳腺が見られる場合も，超音波で周囲間質の太い小さな腺葉が

第 7 章　MMG と超音波を用いたバリエーションの理解

よく見られます。超音波で見られる区域性の低エコー域を病変と見間違えないようにしましょう。

(1) MMG　乳房構成：不均一高濃度の症例

MMG の乳房構成が不均一高濃度の症例です。乳頭近傍は少し乳腺濃度が高いですが，それ以外の所見はありません。乳頭近傍に病変が隠れていないか超音波で確認すると，区域性の低エコー域が見られました。非腫瘤性病変と間違えやすいのですが，周囲間質が太い小さな腺葉とわかれば，正常と判断できます。

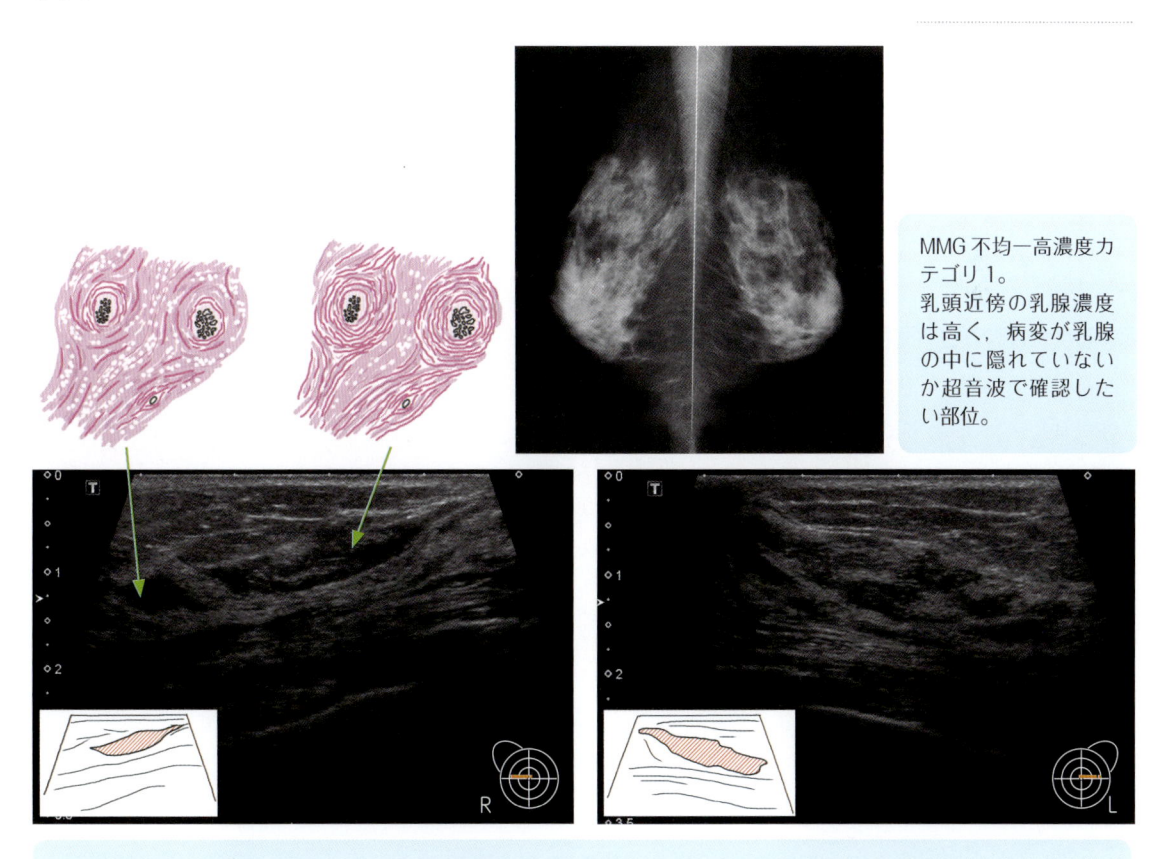

MMG 不均一高濃度カテゴリ1。乳頭近傍の乳腺濃度は高く，病変が乳腺の中に隠れていないか超音波で確認したい部位。

両側の外側 45〜90°に，左右ともに太い周囲間質の小さな腺葉が見られる。病変内部の浮腫状間質の高エコーラインは立体的な観察では通り抜けて見られる。境界も間質移行部の不明瞭さを残している。

(2) MMG　乳房構成：脂肪性乳腺

　　MMGの乳房構成が脂肪性乳腺の症例です。(1)の症例と違い，乳房は脂肪化・萎縮していますが，乳頭近傍に残った乳腺が見られます。超音波では，(1)の症例と同じように，区域性低エコー域が見られますが，周囲間質の太い小さな腺葉なので正常と判断できます。

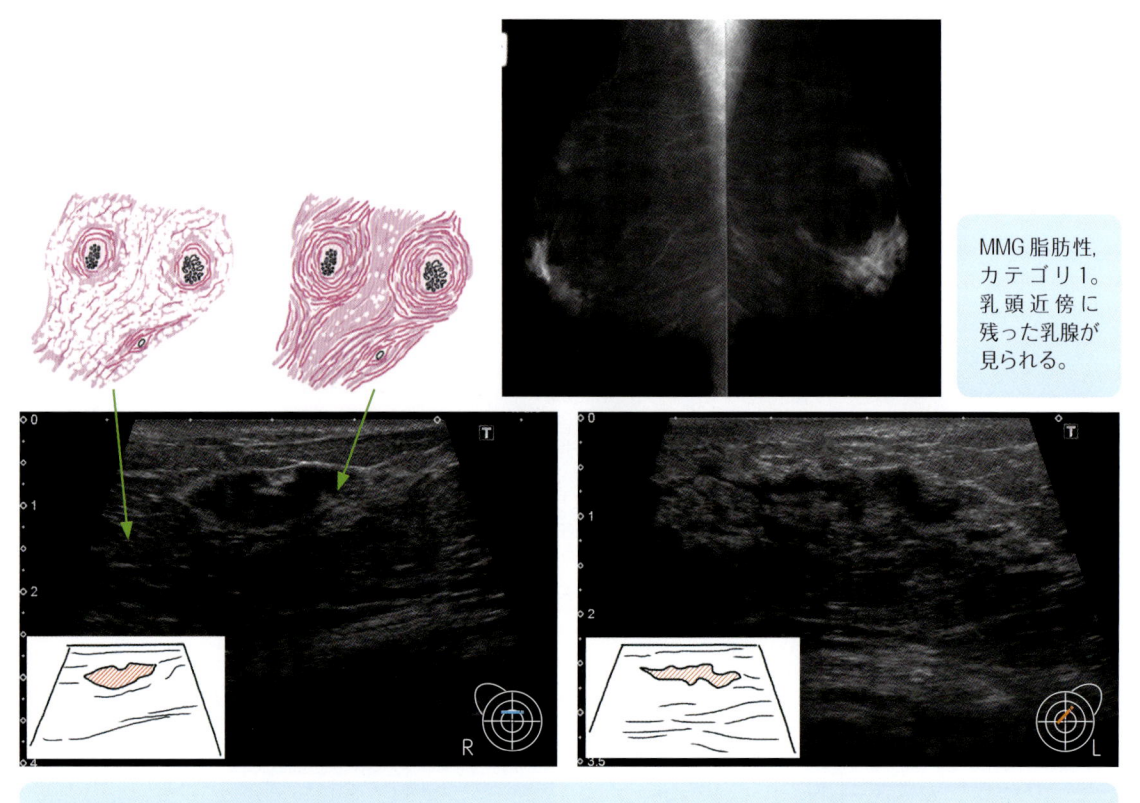

MMG脂肪性，カテゴリ1。乳頭近傍に残った乳腺が見られる。

乳房の脂肪性変化は進んでいるが，両側の外上の周囲間質の太い小さな腺葉はまだ残っている。
内部のエコーレベルが均質で，境界は間質の移行部の不明瞭さがある。悪性を思わせる低エコー部の出現はなく，バリエーションであることがわかる。

　　区域性の低エコー領域に，既存の構造が確認できる所見が見えれば正常と判断します。
　　MMGでは，高濃度乳腺の場合には乳頭近傍に見られる乳腺濃度の高い領域が，脂肪化した乳房の場合には乳頭近傍に残った乳腺がよく見られます。超音波でそれに一致して，外上に周囲間質の太い小さな腺葉がよく見られますが，正常のバリエーションであり，非腫瘤性病変と見間違わないようにしましょう。

7-3-3 太い周囲・浮腫状間質：MMG 残存乳腺

　7-3-1 と 7-3-2 は，MMG の所見は異なりますが，超音波の所見は「周囲間質の太い小さな腺葉」が同じように見える症例でした。次の症例は，太い周囲間質に加え，浮腫状間質も量が増えている領域についてです。混乱しそうになるときは，7-1 の表を参考にして読み進めていきましょう。

　この症例では，MMG の右に濃度の高い領域が見られます。中心まで乳腺構造が乱れることなく追えるので，病変とは捉えず，カテゴリ 1 にすることがほとんどです。しかし，時にはこのような MMG が超音波精査にまわってくる場合があります。また MMG を確認しながら超音波併用でスクリーニングを行う場合，この乳腺濃度の高い部位に注意を払う必要があります。

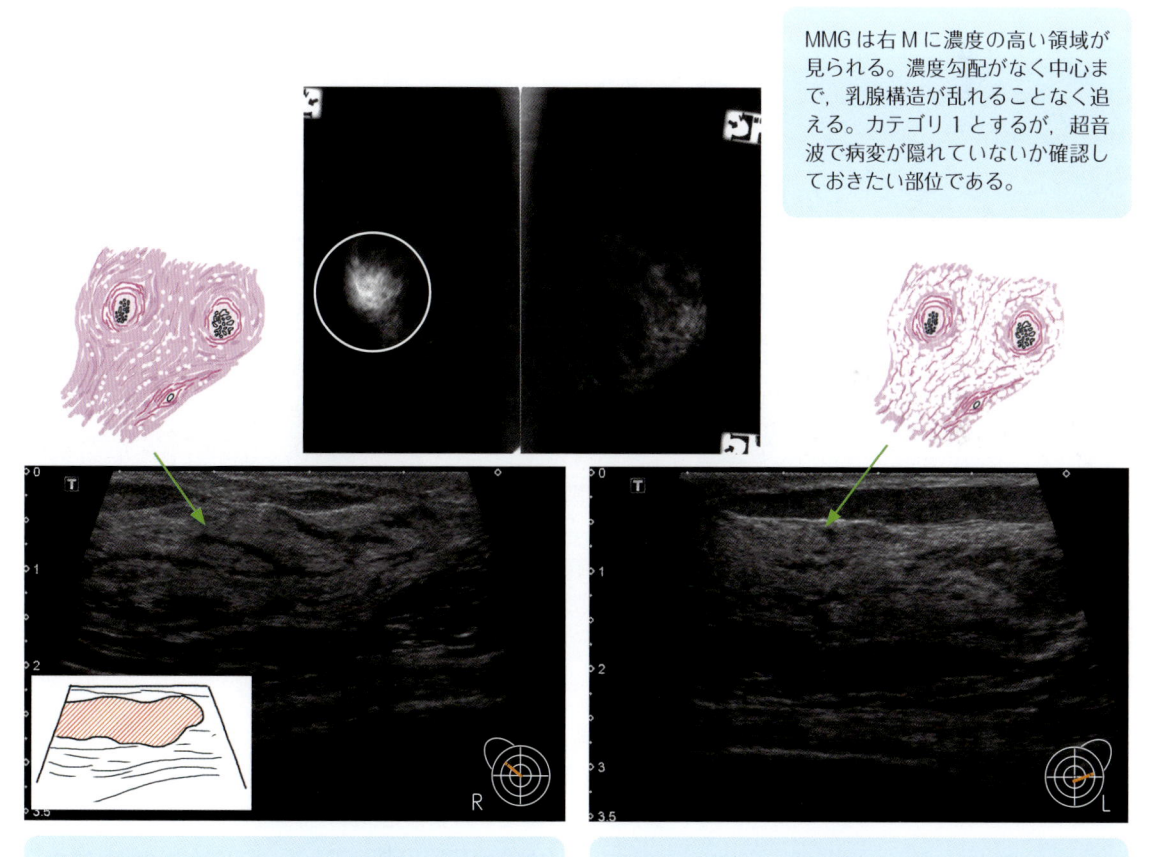

> MMG は右 M に濃度の高い領域が見られる。濃度勾配がなく中心まで，乳腺構造が乱れることなく追える。カテゴリ 1 とするが，超音波で病変が隠れていないか確認しておきたい部位である。

> MMG で濃度が高くなっている乳腺部位には，「浮腫状間質」の量が多く，「周囲間質」はわずかに太くなって連続して見え，間隔が広くなっている領域がある。

> 同部位の対側左側の乳腺構造。細い乳腺構造が乳腺全体に見られ，MMG の乳腺散在と一致する。

7-3-1，7-3-2 の症例とは違い，周囲間質よりも浮腫状間質が多い腺葉です。超音波の所見としては，まず等エコー構造の間隔が広くなっている領域として描出されます。浮腫状間質は高エコーですから，浮腫状間質が多い腺葉であることがわかります。頻度は低いですが，バリエーションの1つです。

7-3-4 太い周囲・浮腫状間質：MMG　FAD

7-3-3 では，比較的中心部に近い部位でのバリエーションについて説明しましたが，こんどは乳腺の末梢側で，周囲間質と浮腫状間質が多い症例です。

MMG では末梢側に FAD（局所的非対称性陰影）が見られます。そのような部位に超音波では，周囲間質と浮腫状間質の両方が増えている領域が見られます。超音波でも注目部位の境界は追えないため，7-3-3 と同じように，周囲間質と浮腫状間質の間隔の違いによって気づかなければなりません。このことを知っておくと，MMG で FAD が見られた部位の評価に役立ちます。

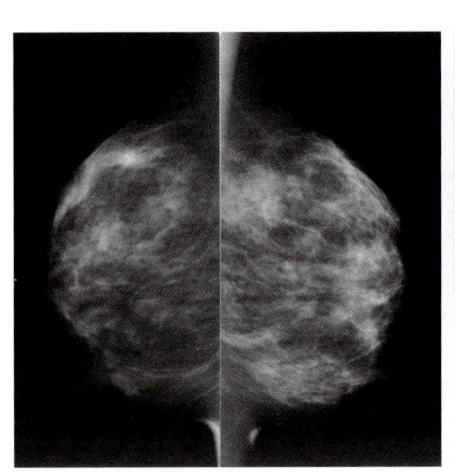

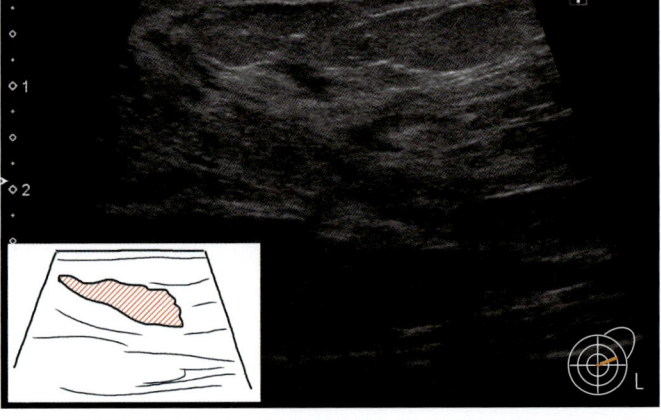

M領域に FAD が見られる。

MMG の濃度が上がっている場所と一致して，周囲より周囲間質と浮腫状間質が太くなっている領域が見られる。境界はわからないため，周囲間質の違いを読まないと気づくことが難しい。

以上の症例で，間質の量が増えることによるバリエーションが，超音波でカテゴリ3とされてしまいそうな非腫瘤性の低エコー領域に見えたり，MMG で FAD とされそうな領域に見えてしまう仕組みを解説しました。「病変とは言いきれない。では何であるか？　間質のバリエーションだ」と自信を持って言えるように，超音波画像上での間質の理解を深めていきましょう。

第8章 プローブ走査

　最近のプローブは重量も軽く，女性の手でも把持しやすい大きさのものが多くなってきています．乳房の形状や，等エコー構造の流れに沿って自由に角度を変えられるような回転走査と，安定したスピードで走査ができるような把持をしましょう．ここでは普段，筆者が施行している方法をご紹介します．

8-1　プローブの構え

　プローブの構えは，「細かい動きを可能にする負担のない構え」を心がけましょう．

　プローブのコードは結構重たいものです．この重さは走査の邪魔になるので，負荷がフリーになるよう，腕に一巻きするか，肩に掛けるという方法をとっています．筆者は主に「肩掛け」を使用しています．

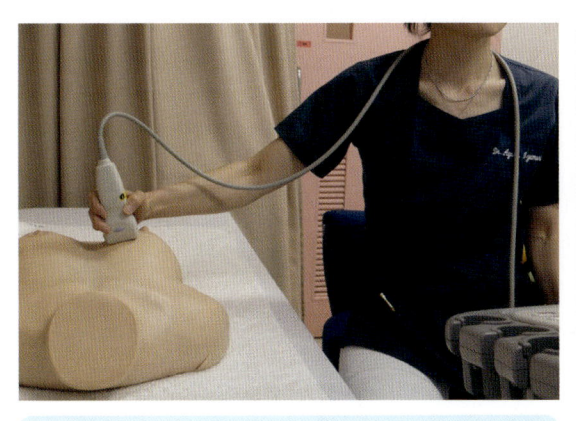

肩掛け

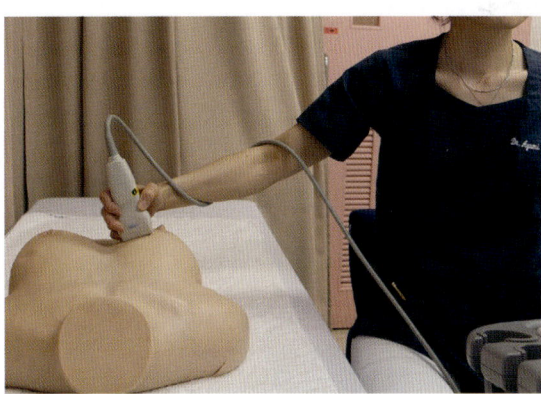

腕まわし

8-2 基本のプローブの持ち方

　次にプローブの細かい動きをどう可能とするかですが，いわゆる「ペンホルダースタイル」とは少し異なる「ヴァルカンスタイル」をとっています。これは，プローブを「第1・2・3指で掴み，第4・5指で支える」というものです。軽く把持できるので，走査のスピードも安定し，細かい動きとスムーズな回転走査を可能にしています。

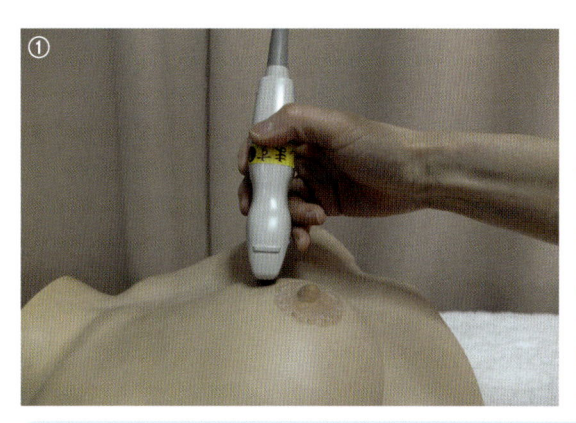

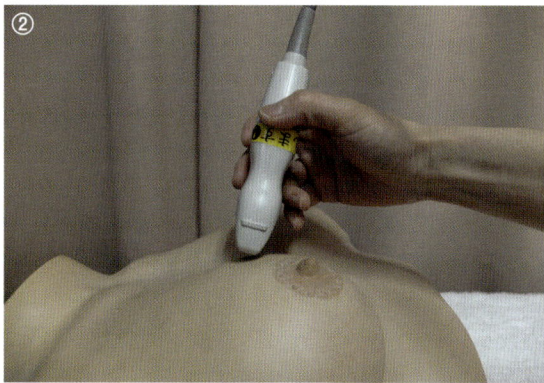

①プローブは軽く把持する。第1・2・3指で掴み，第4・5指で支える（3指と4指の間にプローブが入る）。
②指の軽い力で，角度が自由に変えられるくらいの力でよい。

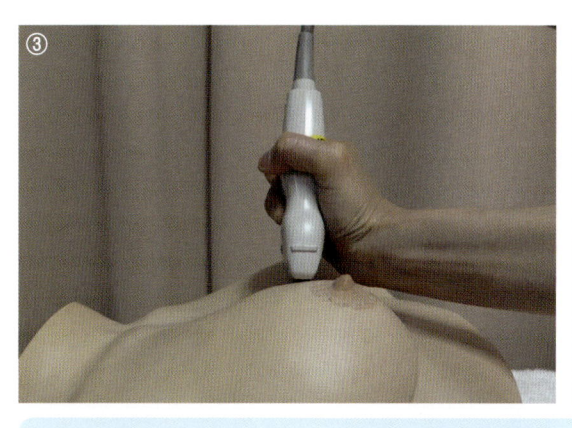

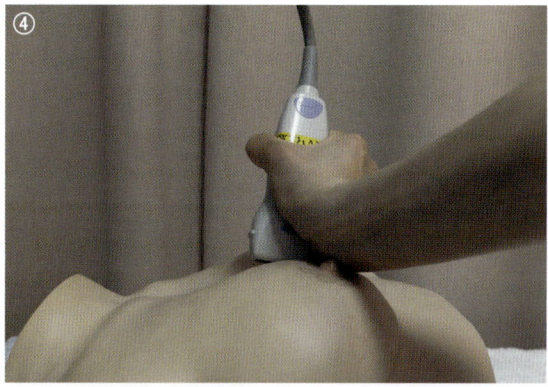

持ち方の悪い例。
③プローブを握りしめるように強く把持しすぎている。
④角度調整や回転を上肢ごと行わなければならず，安定しないうえ，疲れる。

第 8 章　プローブ走査

8-3　プローブの回転法

　乳腺の構造に合わせて，プローブの角度が素早く変えられるように，あらゆるポイントを軸にした回転が自由にできるようにしましょう。プローブが乳房にふんわり当たっている状態で，回転と戻しが，片手でできるようにしましょう。

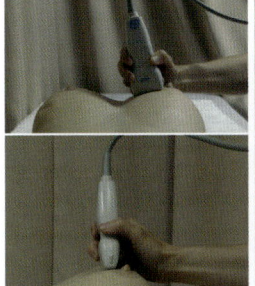

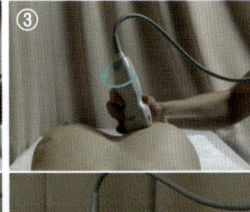

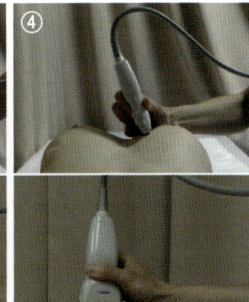

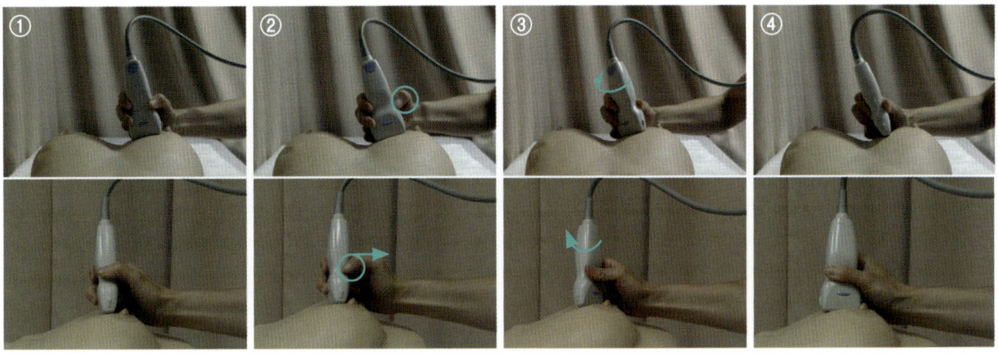

①
基本の構え

②
右回りを示す。まずプローブをそのままで第1指のにぎりを後ろへずらす。

③
第2・3指を曲げて第1指を押し出し回転させる。

④
90°の回転終了。このとき，プローブの細かい動きができる把持になっていること。

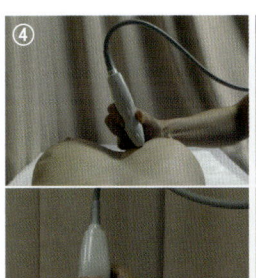

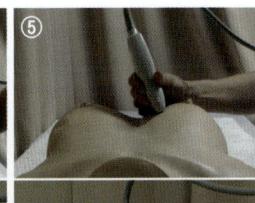

④
回転を戻す。

⑤
まずプローブはそのままで，第1指のにぎりを前へずらす。

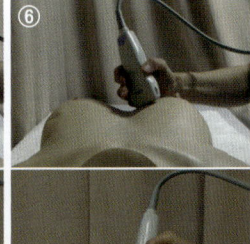

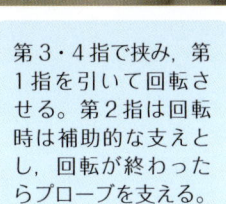

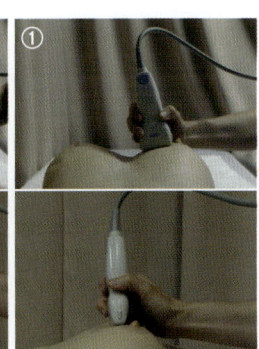

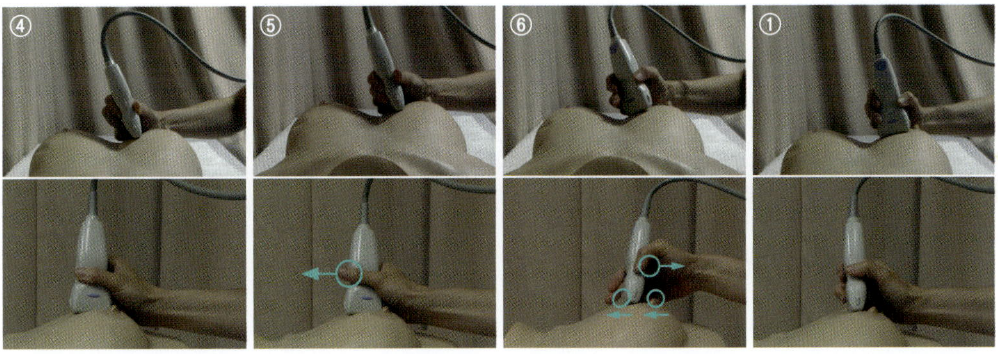

⑥
第3・4指で挟み，第1指を引いて回転させる。第2指は回転時は補助的な支えとし，回転が終わったらプローブを支える。

①
基本の構えに戻る。

回転方向と指の使い方

1. 右回りに回転させるときは第2・3指で，戻すときは第3・4指で挟んで操作する。
2. 左回りは第1指で回転させ，第2・3指で戻す。

8-4　プローブ回転の軸

　プローブ回転の軸は，プローブの中心とは限りません！　病変の形態に応じて，立体的な観察が可能な動きができるようにしましょう。

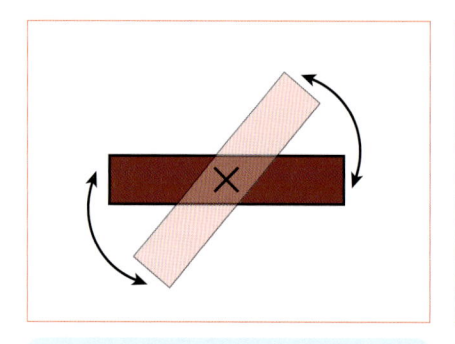

プローブの中心で常に病変を捉えながら回転させる。腫瘤性の病変の観察に多用する。

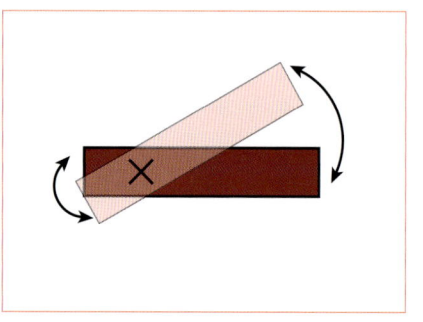

プローブの端で常に病変を捉えながら回転させる場合もある。非腫瘤性病変の観察，乳管構造を長軸に捉える観察，石灰化の検出などに多用する。扇状走査である。

8-5　スクリーニング時の走査法

　スクリーニング時の第一の目的は，「正常構造からの逸脱部」がないかを見つけることですので，乳房全体を素早く見渡し，効率よく等エコー構造が追える走査を心がけます。

8-5-1　基本走査法

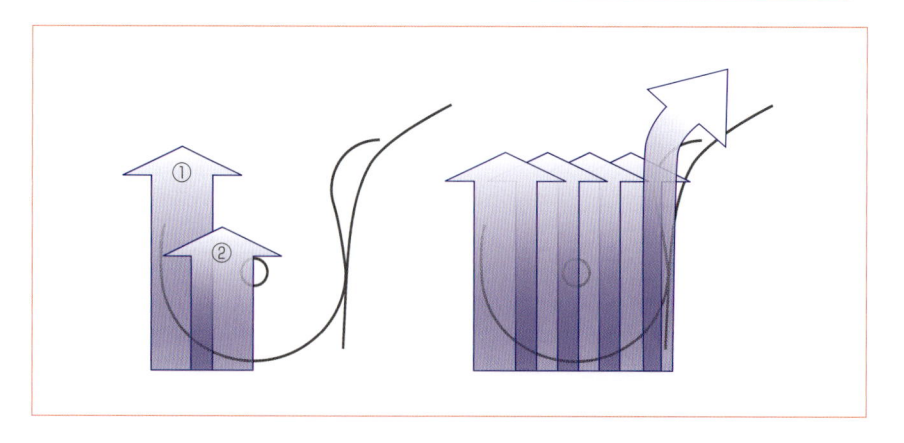

まず頭の中のイメージで，腺葉の立体構築が再構成できる最小限の走査を行います。

①初めは尾頭方向の1方向で観察する。頭尾方向だと乳腺が下端でたわむことが多いので，尾頭方向が，乳腺が均等に伸びやすい方向である。存在診断のための立体観察は，正常から逸脱したところがわかればよいので，等エコー構造がわかりやすく追える乳腺の場合は一方向のイメージで十分である。

②同じく尾頭方向でプローブを少しずらし，描出部位を1/3程度重ねてスキャン。

③等エコー構造の方向性を捉えるためには，スキャンのスピードは一定を保つのがよい。構造がきれいに見える乳房はスキャンスピードも速く観察できるが，わかりにくい乳房はゆっくりと観察する。

④正常な等エコー構造が追うことができれば，その部位の観察は終わりである。うまく描出できなかった場合や異常があった場合は，次の追加走査を加える。

8-5-2 追加走査法

基本走査法だけでは不十分な場合は，以下のような追加走査を加えるとよいでしょう。

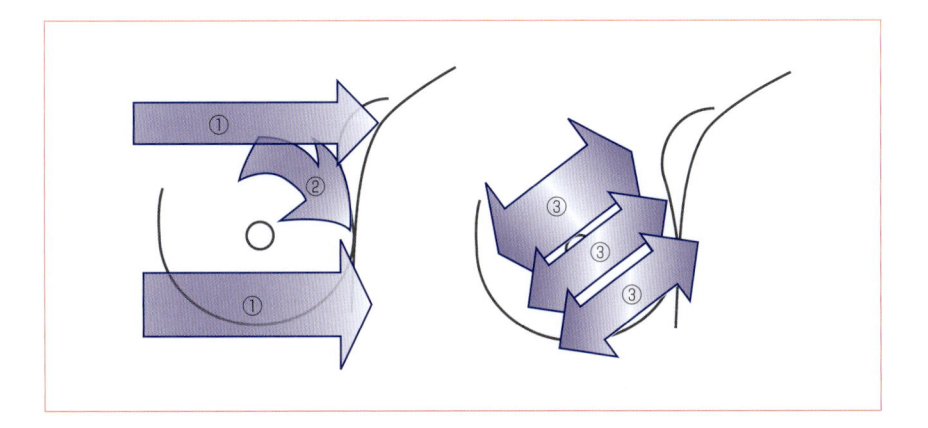

①厚みのある乳房，下垂している乳房は，プローブの動かし始めと終わりの等エコー構造が見えにくいことがある。横方向の走査をワンストローク加えると，確実になる。

②乳腺のバリエーション変化をくわしく観察したいとき，石灰化病変を探し出したいときは，プローブの長軸を腺葉の長軸方向に合わせた扇状走査による観察を加える。

③〔マンモグラフィ(MMG)〕MLOで描出される病変を確認したい場合は，MLOの像と同じで画面に合わせて斜位の方向でもスキャンする。

8-6 観察範囲

MMG の死角もカバーできるように観察します。解剖学的に乳腺の存在する部位を観察しましょう。

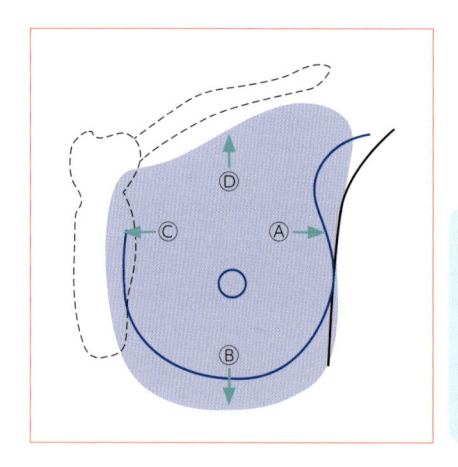

Ⓐ外側：広背筋外縁が確認できる部位まで。
Ⓑ尾側：乳房下溝より3〜4 cm 尾側から始める。
Ⓒ内側：胸骨まで。大胸筋を貫く血管まで乳腺は分布する。
Ⓓ頭側：鎖骨の1横指下まで。

8-6-1 外側　広背筋の確認（左）平均的な大きさの乳房の場合

日本人の平均的な大きさの乳房では，背臥位になったとき，乳腺は広背筋の外縁は越えないので，まずは広背筋の外縁の確認が目安になります。例は左側乳房です。

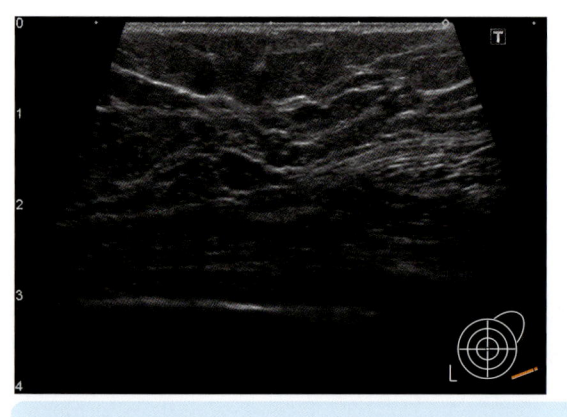

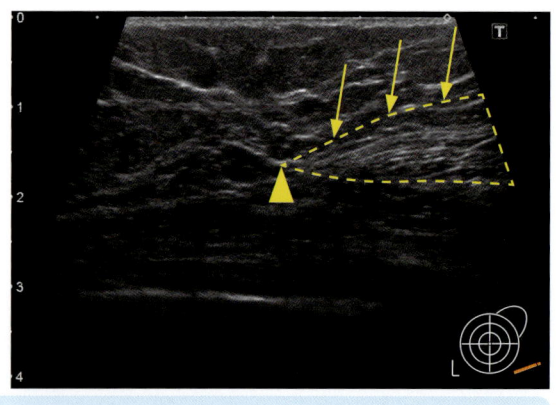

背側より斜めに走行する広背筋（点線囲み）の付着部（矢頭）が確認できる。このようにプローブを約30°回転させると，広背筋の筋線維が見えやすく，確認しやすい。

第8章　プローブ走査

広背筋の確認(左)（観察は ① → ② → ③ → ④ の順で行う）

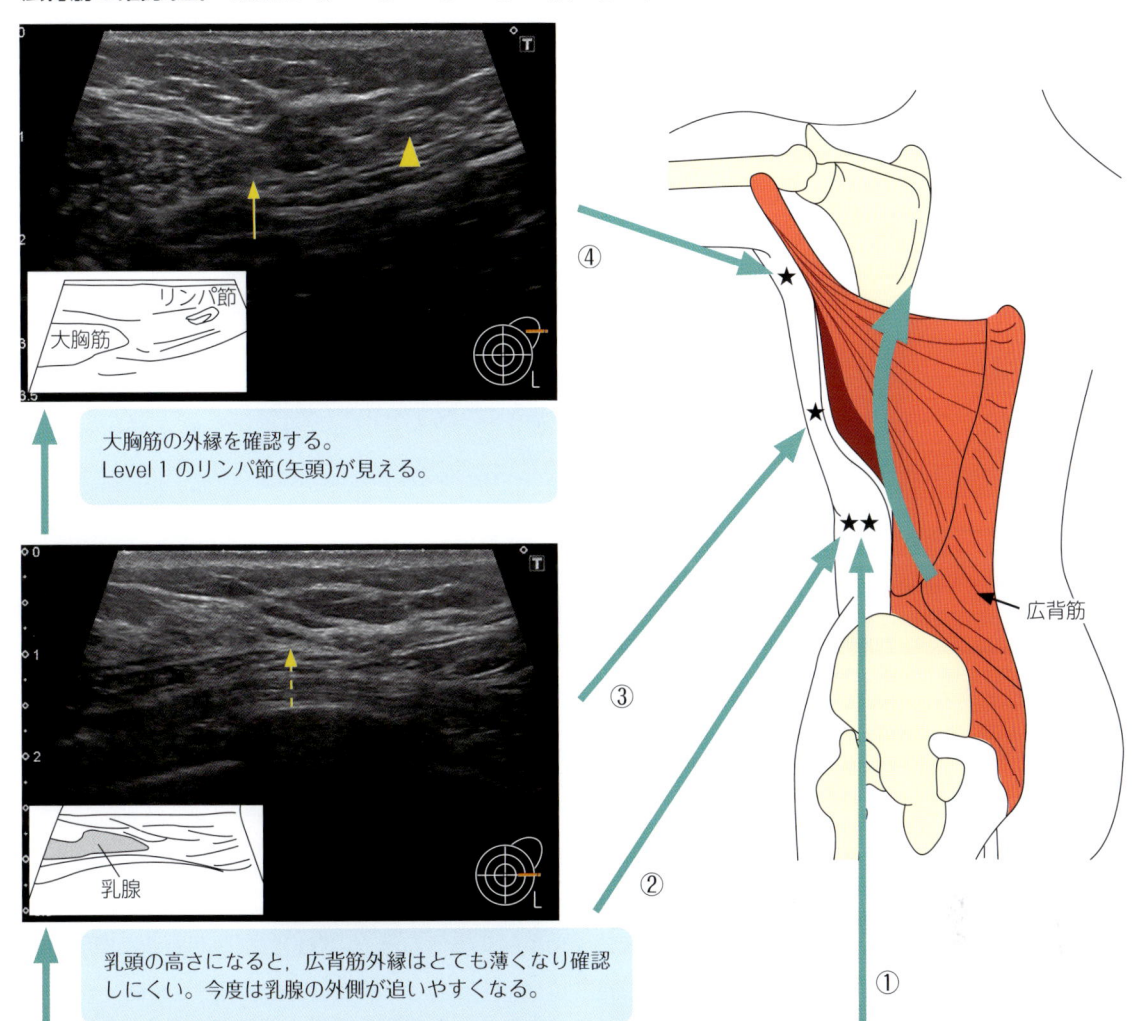

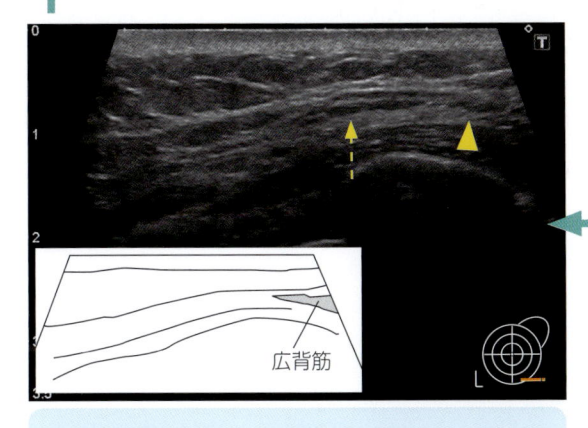

大胸筋の外縁を確認する。
Level 1のリンパ節(矢頭)が見える。

乳頭の高さになると，広背筋外縁はとても薄くなり確認しにくい。今度は乳腺の外側が追いやすくなる。

広背筋付着部より1cm程度内側(点線矢印)を画面の中心に持ってくる。

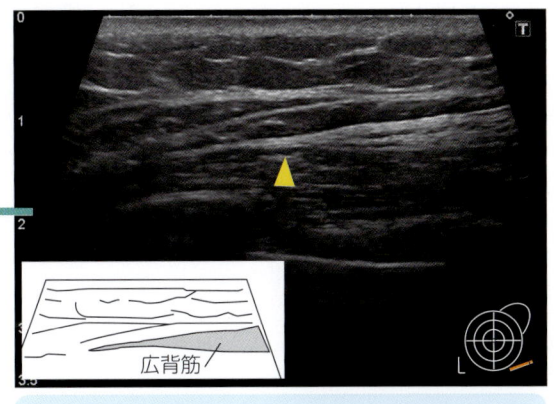

広背筋が薄い人は，これくらいの斜めの付着部(矢頭)が確認できる。これより外側には乳腺はない。

8-6-2　広背筋の確認　大きな乳房の場合

　大きな乳房では，背臥位によって乳房が大きく外側へ移動するケースがあります。背臥位のままでは，プローブの圧迫だけで位置を戻して観察することが難しい場合が多いので，無理をせずに肩枕を使用して体を斜めにし，乳腺の位置を戻して観察しましょう。

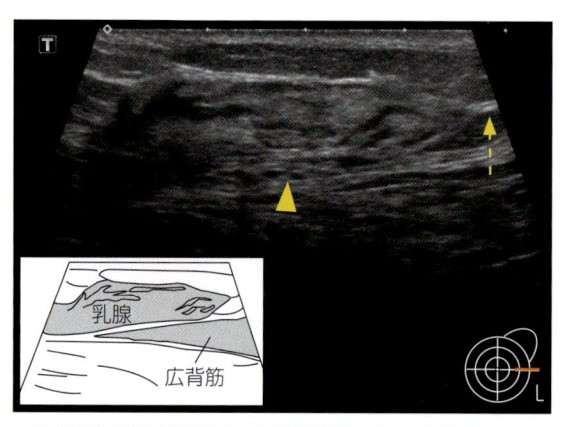

> ボリュームのある乳房は大きく外側に偏位する。臥位では，広背筋付着部のライン（矢頭）よりも背側に乳腺が移動（矢印）している。

> プローブをさらに傾け，下から押し上げるように圧迫することによって，広背筋のラインに戻り，末梢外端も鋭角に伸ばされる。

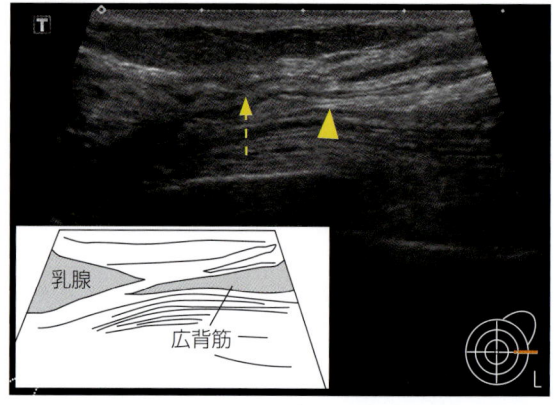

　乳腺の外側端は，乳腺の萎縮や脂肪化が進むとわかりにくくなります。しかし，このように，広背筋の端を目安にプローブを走査すれば，乳腺が残存している可能性のある部位も，くまなく構造の歪みのない観察をすることができます。

　超音波の画面では脂肪が多く，乳腺が萎縮して残っていないように見える部位でも，広背筋を確認し，解剖学的に乳腺が残存している可能性を意識して，プローブを走査する必要があります。なぜなら，乳腺外側端を確認しないままプローブの圧迫をかけていると，p.82〜83 の症例のように，病変を見逃すことがあるからです。

8-6-3 下側　乳房下溝尾側

背臥位では乳房下溝よりも尾側から観察を始めましょう。

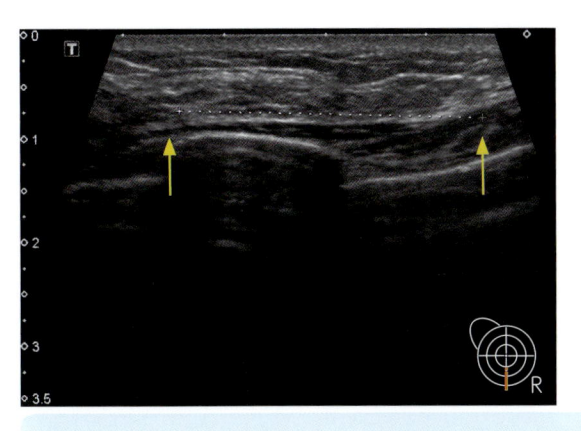

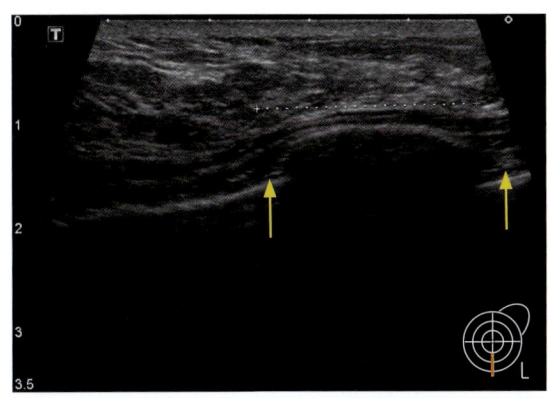

乳房下溝よりもさらに尾側3cmから始める。ここには上腹部に伸びている乳腺がある(2つの矢印の間)。ここに病変がある確率は非常に少ないが，構造を追い始める目安とする。

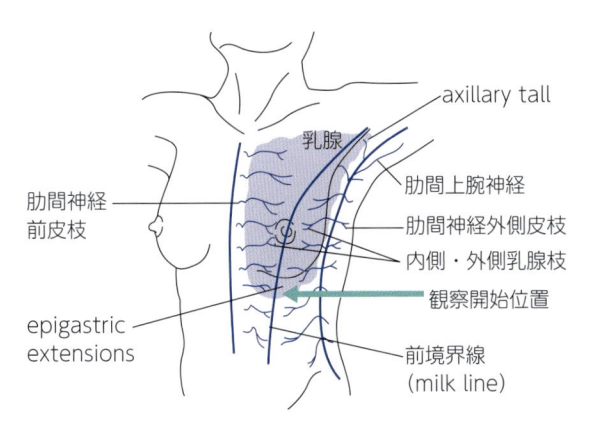

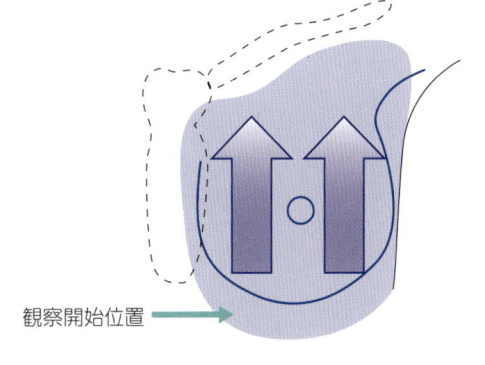

〔南雲吉則：乳房手術に必要な解剖学と病理学．矢形　寛，芳賀駿介，中村清吾(編)：整容性からみた乳房温存治療ハンドブック．p.29，メディカル・サイエンス・インターナショナル，2010より引用〕

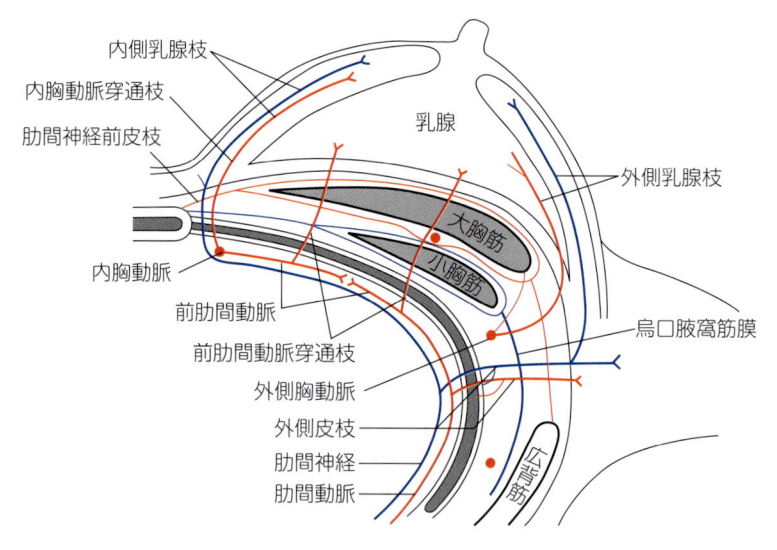

〔南雲吉則：乳房手術に必要な解剖学と病理学．矢形　寛，芳賀駿介，中村清吾（編）：整容性からみた乳房温存治療ハンドブック．p.33，メディカル・サイエンス・インターナショナル，2010より引用〕

8-6-4　内側　胸骨確認

　胸骨が画面の端に確認できる位置で観察していると，画面の中心には内胸動脈から大胸筋を貫いて乳房を栄養する貫通枝が確認できます．

　解剖学的にはこの血管より内側には乳腺組織はなく，メルクマールにできます．

　この血管を毎回確認する必要はありませんが，よく見える人で確認しておくと，血管と胸骨との位置関係がわかり，他の人でも応用ができます．

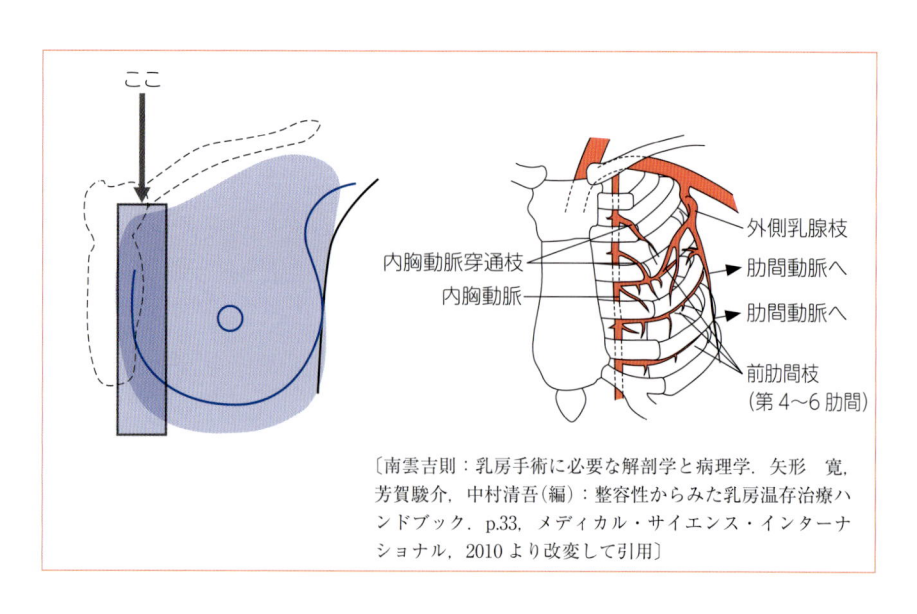

〔南雲吉則：乳房手術に必要な解剖学と病理学．矢形　寛，芳賀駿介，中村清吾（編）：整容性からみた乳房温存治療ハンドブック．p.33，メディカル・サイエンス・インターナショナル，2010より改変して引用〕

第8章　プローブ走査

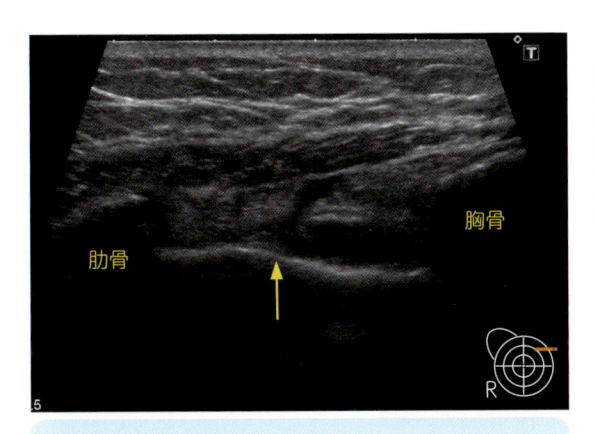

大胸筋を貫く血管（Bモード）

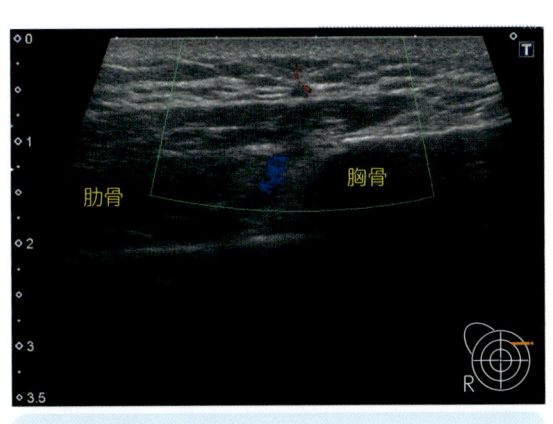

大胸筋を貫く血管（カラードプラ）

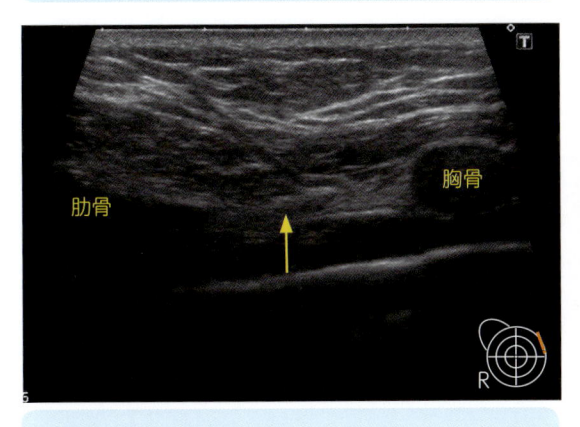

大胸筋を貫く血管（Bモード）

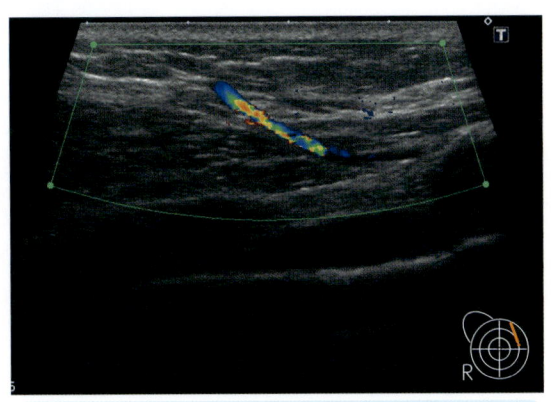

プローブを少し回転させて，乳房内まで確認

8-6-5　乳房の変形と移動

　乳房は体位によってその形を変えます。ここでは乳房の体位変換による変形と，スライド移動の仕組みを解剖学的に見てみましょう。

①変形

　乳房は脂肪に富んだ臓器なので，乳房そのものが変形します。

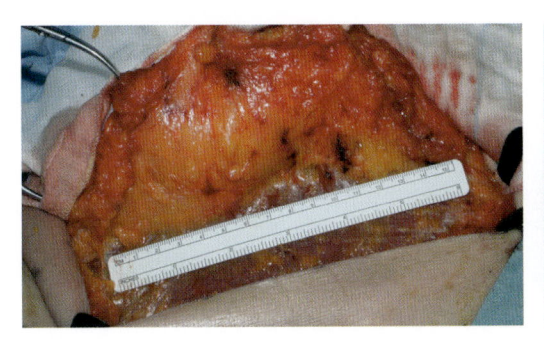

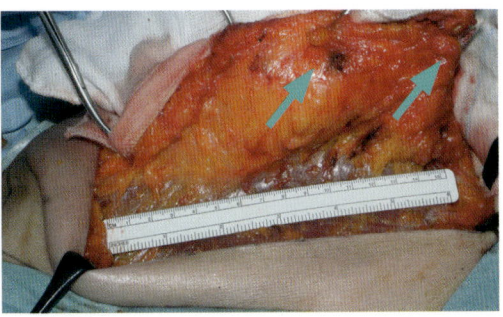

（撮影：笹　三徳先生・本田純子先生）

②スライド移動

　乳房と大胸筋の間には後方脂肪層と緩い筋膜があります。この筋膜はルーズな組織なので，乳腺が胸壁に沿って滑らかに横滑りしやすくなっています。そのため背臥位によって，乳腺の位置は容易にスライド移動します。

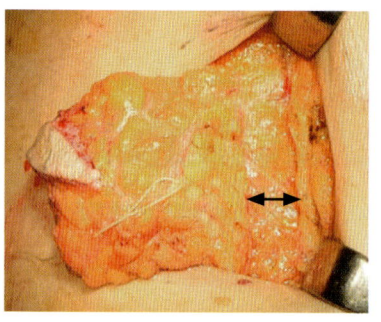

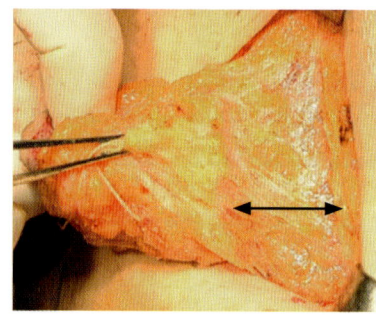

乳腺後方と大胸筋の間の筋膜。見た目もフワフワした結合組織で，とてもルーズ。
左写真；切離した乳腺断端に糸をつけている。筋膜はまだ緩くたわんだ状態で乳腺と大胸筋の間にある。
右写真；乳腺を引っ張ると筋膜が伸び，乳腺底部の動きやすさがわかる。

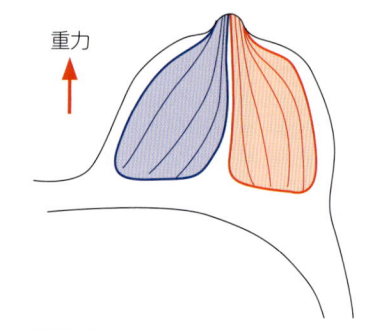

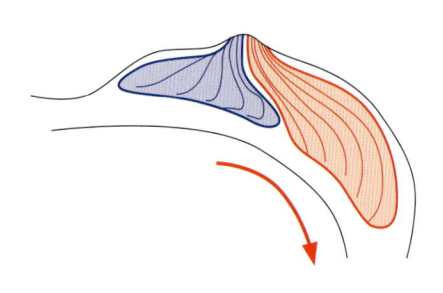

重力

腹臥位
(MRI 撮影時)重力によって乳房は乳頭を中心に伸びた状態になっている。読影のときは，この方向で表示されることが多い。

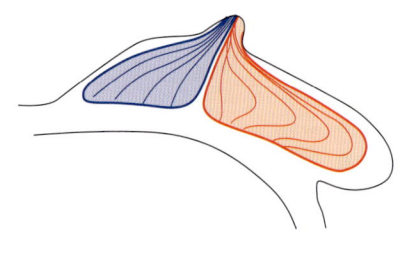

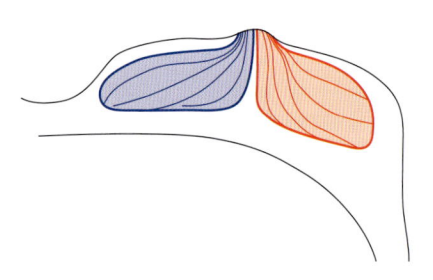

背臥位
後方の筋膜部でスライド移動している。

背臥位の誤った理解
後方筋膜部のスライド移動を考慮していない考え方。このようにはならない。

8-7 プローブ角度や押す力

乳房超音波検査は背臥位で行われるので，その体位をとるだけですでに乳房構造に歪みが生じています。その歪みの仕組みは前項で説明しましたが，乳房の部位によって歪み方が異なっています。したがって乳房構造の歪みを修整しながら観察するには，乳房の部位に応じて，プローブの角度や圧迫する力を変える必要があります。

8-7-1 胸部に合わせたプローブの角度

乳腺構造を歪みなく見るには，モニター画面の大胸筋が水平になるように，胸郭のカーブに合わせてプローブを左右に傾けるのが原則です。

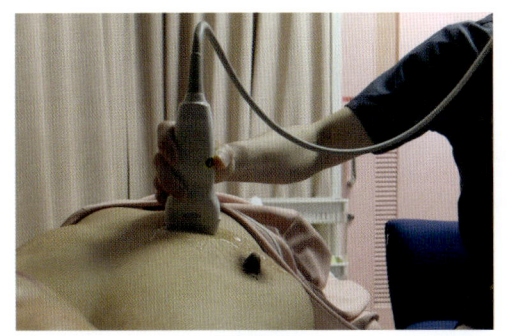

内側角度

内側は胸郭が水平なので，プローブ面も，ほぼ水平。

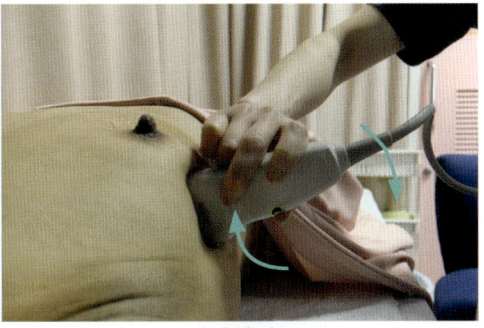

外側角度

外側の胸郭は垂直になってくる。プローブもこれくらい傾かせる。

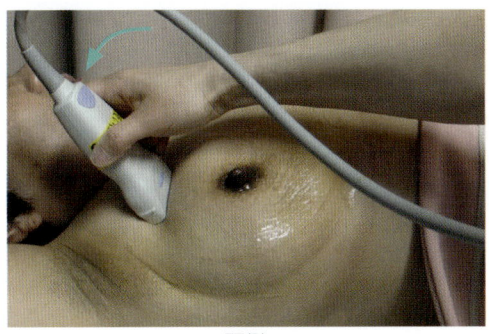

頭側

乳房に厚みがあると，鎖骨近くでは頭側に傾ける必要がある。

8-7-2 スクリーニング時のプローブの適切な圧迫

　乳房の正常構造が均一に伸びており，かつプローブの動きがスムーズにできる程度の圧迫をかけましょう。

①基本は「軽く当てる」ことです。

②皮膚にも乳腺にも張りがある乳房や容量が小さい乳房は，外側への変形・移動が少ないので軽く当てただけできれいに乳腺構造が見えます。このような乳腺は，圧迫しすぎると被検者が痛みを感じます。

③座位では下垂傾向が見られ，背臥位で大きく外側へ移動する乳房の場合，乳房の構造を歪みなく観察するためには，プローブで強めに圧迫し，構造を均一に伸ばしながら観察していく必要があります。特に乳腺外側端の観察では，乳腺が鋭角になって終わっているように伸ばしましょう。乳腺を大胸筋とプローブで挟むように圧迫し，押し広げるようにして乳腺を伸ばすので，見た目はプローブで皮膚が相当凹みますが，被検者はほとんど痛みを感じません。

　初めのうちは，1〜2回プローブを滑らせた後に「痛くないですか？」と聞くとよいでしょう。

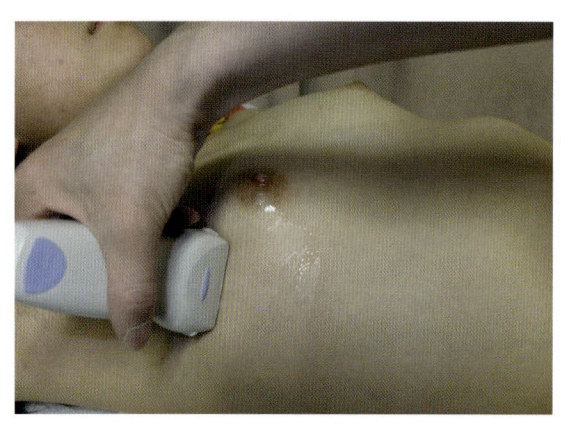

胸壁に対して平行に当てている。乳房に張りがあり，弱い圧迫でも構造がきれいに伸びている。

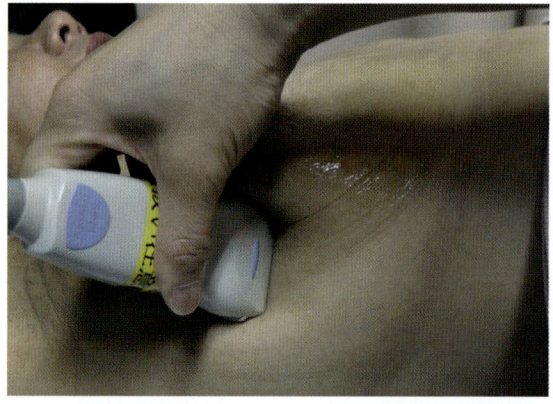

胸壁に対して平行に当てている。この乳房の場合，外側乳腺を伸ばすためには，プローブの乳頭側が凹む程度傾けて圧迫する必要がある。被検者は痛みは感じていない。

第8章　プローブ走査

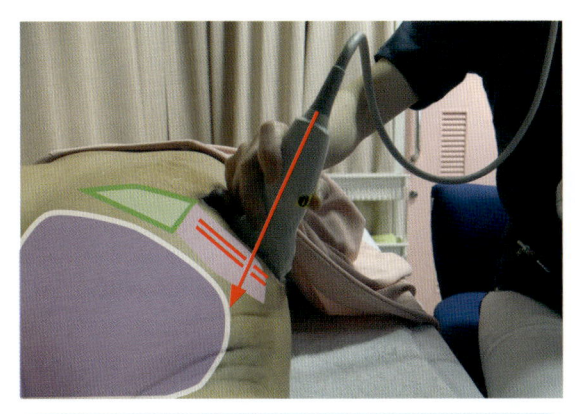

乳腺のスライド移動を考慮に入れていない当て方。構造は平たくなっているだけと考えているため，乳管構造に垂直に当たっていない。実際は下図が正しい。

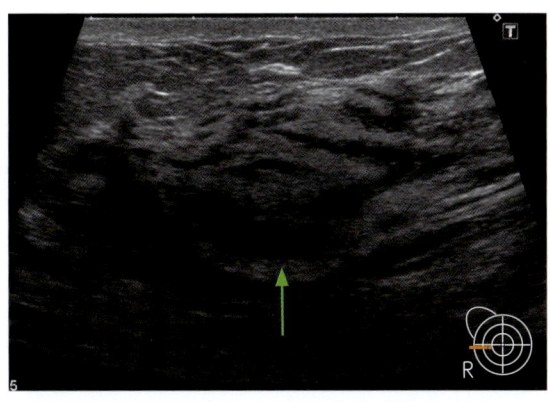

左の写真の超音波画像。外側に乳腺が落ちて溜まった状態になっており，末梢底部に低エコーが見られる。

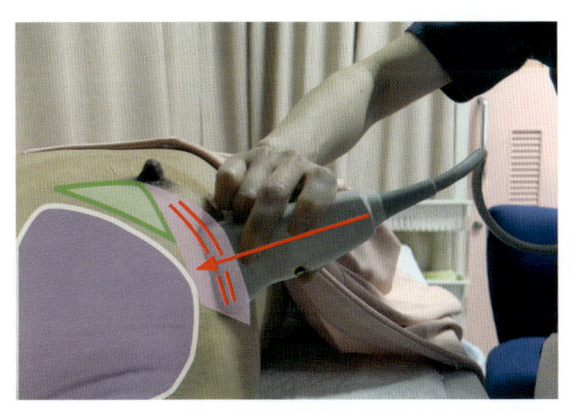

乳腺のスライド移動を考慮に入れてプローブを外側にしっかり傾けており，乳管構造に垂直に当てることができている。

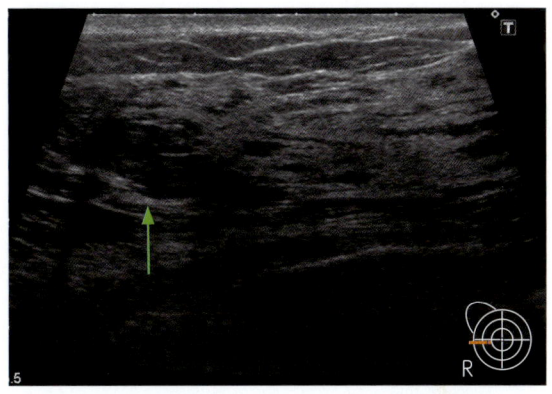

左の写真の超音波画像。大胸筋が水平に見える角度までプローブが外側に傾き，末梢の乳腺構造が歪みなく伸ばされている状態。正常構造が確認でき，低エコーは脂肪であるとわかる。

+ VTR 10
左乳腺末梢：圧迫不足による低エコー出現画像

乳腺末梢構造の歪み

　乳腺末梢構造を描出するときに歪みがあると，病変があるように見えることが多くなります。

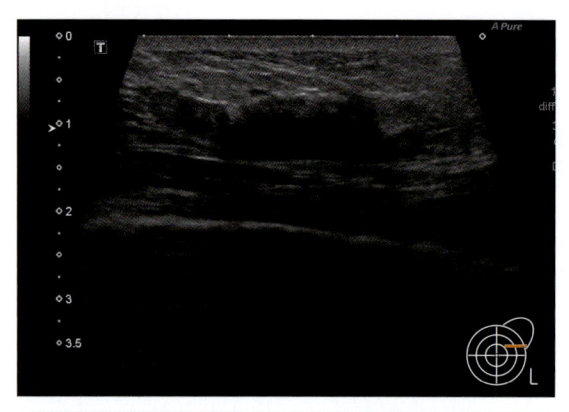

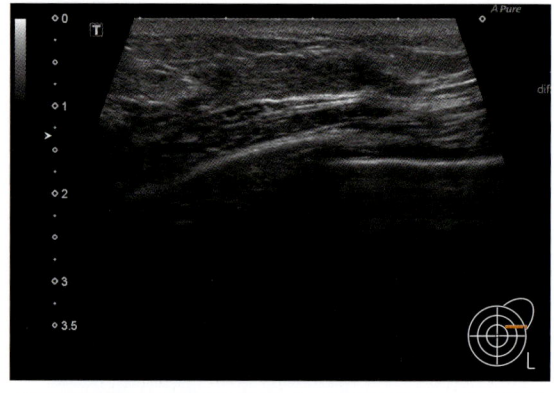

大胸筋は水平になっているが，乳腺が外側に偏位しているため，末梢が伸ばされていない。アーチファクトの低エコー部が出現する。

プローブをさらに外側に傾け，乳腺の末梢外端が鋭角になるように伸ばす。乳腺内には何もないことがわかる。

+ VTR 11
右外側末梢：構造のたわみによるアーチファクトの出現

乳腺末梢の病変の描出

　写真はすべて同じ乳房の末梢側です。左側の写真は傾きと圧迫が不足しており，不明瞭な低エコー域が見られ，病変や乳腺構造をきちんと描出できていません。右側の写真は正しい傾きと圧迫ができており，正確な画像が得られています。

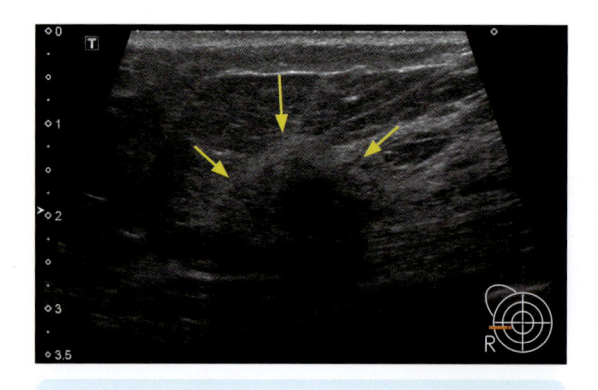

圧迫と傾きが足りず，アーチファクトが出現している。この状態で観察すると，次頁上段のような病変に気づきにくい。

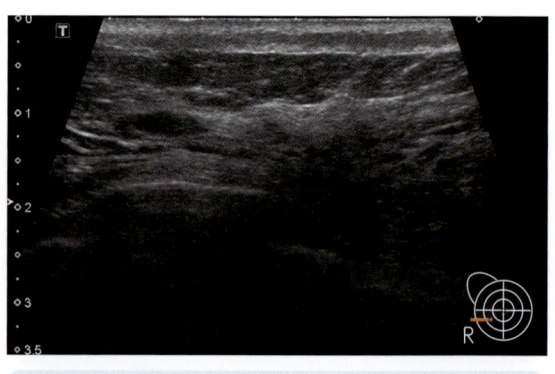

圧迫と傾きを正しくすると，乳腺構造が伸び，アーチファクトは消える。この状態でプローブを頭側へ動かすのがよい。

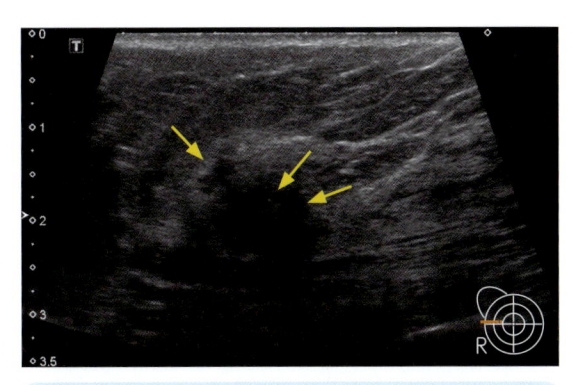

前頁下段と同じ乳房。アーチファクトが出現している状態では，このようにほんの一瞬低エコーが見られるが，境界もわかりにくく病変の出現に気づきにくい。

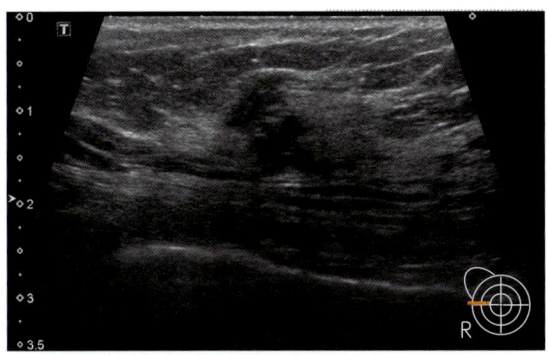

正しい圧迫と角度では，病変の形状，境界，内部構造もよく見える。組織型は乳頭腺管癌である。

+ VTR 12
右外側末梢：正しい圧迫による病変の検出

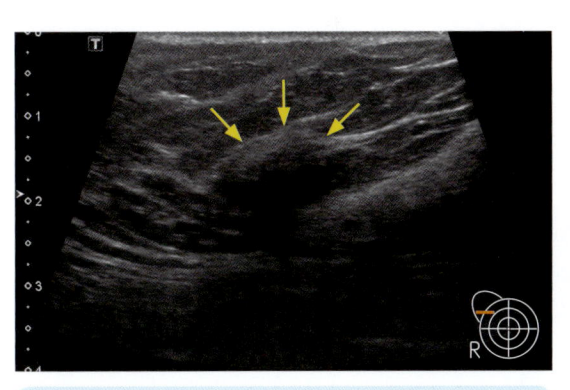

上と同じ乳房。進展部を探そうと，外側45°末梢に軟らかくプローブを当てている。アーチファクトの中に，進展部は隠れているが，病変は指摘できない。

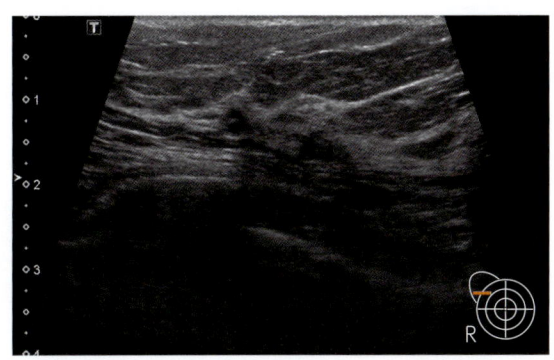

構造が伸びるように圧迫を加えると，進展部の病変が認識された。

+ VTR 13
右外側上末梢：圧迫の違いによる微小病変の見え方

　外側は，正しいプローブ走査ができていないと，アーチファクトが多い部位です。アーチファクトが多いと見落としが多くなるので，正しいプローブ走査で乳腺構造を伸ばしながら観察することを心がけましょう。

8-7-3 詳細な観察時の圧迫

　スクリーニング時の圧迫は，プローブの動きがスムーズにできる程度の強さですので，乳房によってはやや弱めになっている場合もあります。詳細に観察するときは，少し強めに圧迫を加えて観察しましょう。

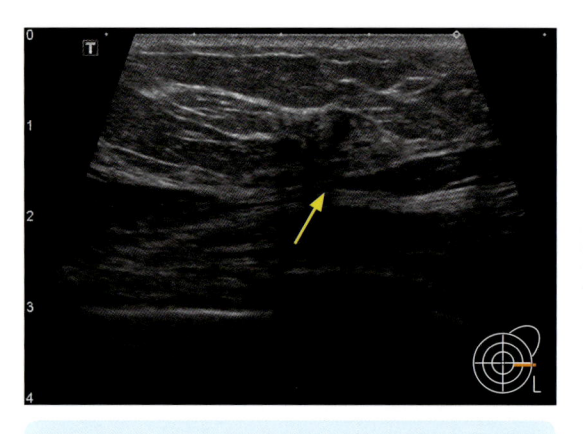

スクリーニング時の弱い圧迫でのスキャンでは，周囲より不整な低エコー域が！　これは悪性病変だろうか？

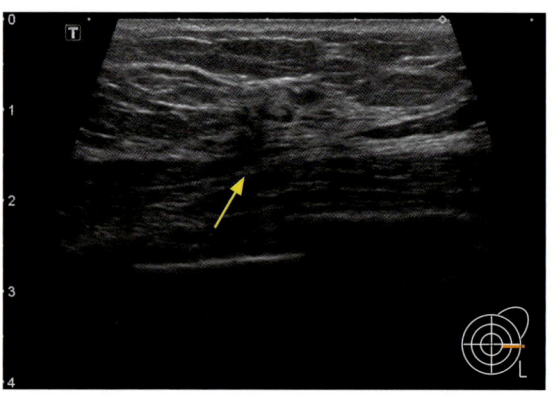

圧迫を強くしてもう一度乳腺構造をしっかり伸ばすと，エコーレベルは等エコーとなり，厚みも一緒に変化したことから，良性変化と判断できる。悪性では多くの場合，圧迫しても低エコーの形状を保っていることが多い。

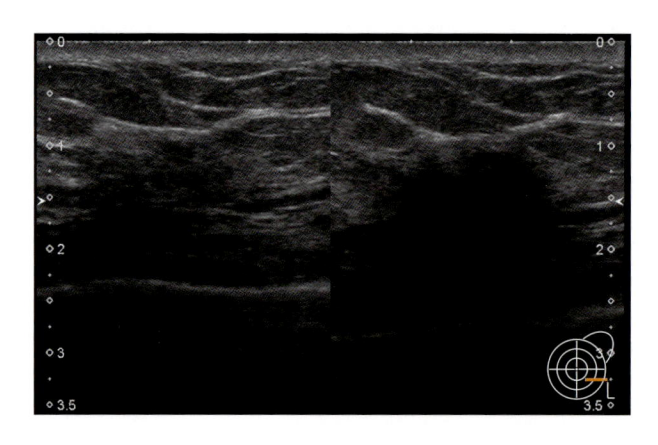

圧迫不足による低エコー域の出現は，乳腺の末梢だけではない。
この症例は，外下，乳頭末梢中間部。軽い圧迫では右側図のような低エコー域が見られ，病変であるか迷う。左側図では乳腺構造が伸ばされる程度の適切な圧迫をかけている。低エコー域は消え，精査対象にならない。
この像の正体は，おそらく部分的に膠原線維が増えている硬化性変化の領域で，バリエーションである。

まとめ

　適切な圧迫と角度で，乳腺構造が歪みなくきれいに伸びた状態になるようなプローブ走査を心がけましょう。スクリーニングで低エコー域が見えても，適切な伸展と圧迫をかけ直して，もう一度病変であるか確認しよう。

8-7-4 等エコー構造に変化が見られるときの観察法

等エコー構造に変化が見られたときに，バリエーションであるか確認するためや，MMG での微少な石灰化を探すとき，プローブの角度を微調整して，乳管すなわち等エコー構造に沿った観察をします。バリエーションの確認の場合のプローブの動かし方の例を示します。

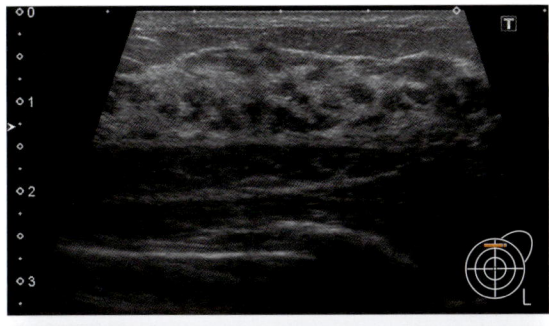

43 歳。内側で鎖骨近傍までプローブを進めると，末梢部で再び厚みのある部位があった。結節や一部の腫大した乳管内病変様に見える。

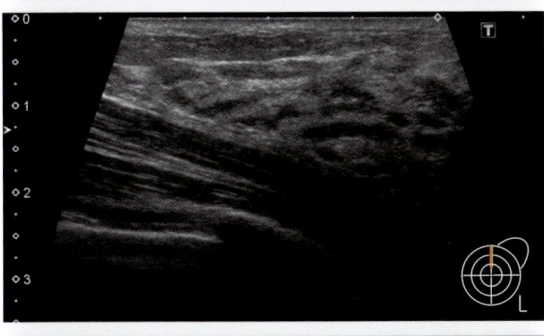

プローブを 90°回転。
腺葉の長軸に一致するように微調整する。

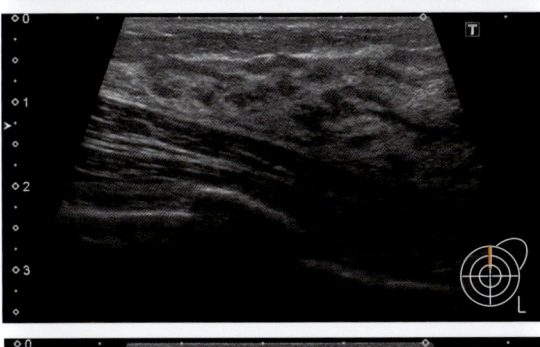

ほんの少しずつ扇状にずらしながら，等エコー構造に沿った形状を保っていることを確認する。

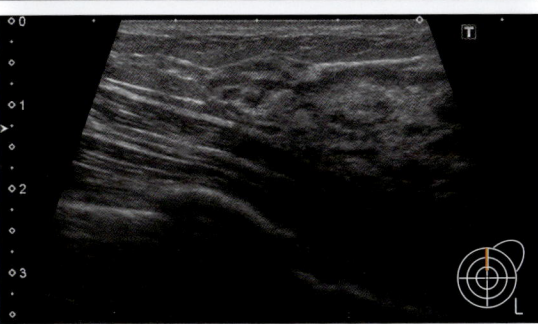

このように低エコーの混在がなく，浮腫状間質である高エコーが間を通り抜けていれば，正常である。(▶ 10-3 参照)

第9章 画質の設定

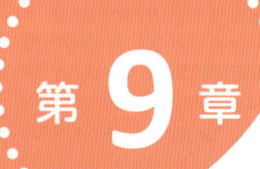

　最近の高分解能超音波は，空間分解能やコントラスト分解能が向上し，より微細な構造を表現できるようになってきました。病変によっては，要精査か経過観察かなどの質的診断に必要な情報をより詳細に観察することが可能になってきました。しかしそのためには，その超音波が持っている能力を最大に引き出し，診断に活かせるような適切な画質の設定が必要となります。

　ここでの設定とは，フォーカスの位置やゲインの調整ではなく，超音波装置が音波信号情報を収集したり，処理するときの各種パラメーターの設定についてです。最近の装置はこれらの設定がユーザーにも可能となってきました。では，どのような設定が適切といえるでしょうか。

9-1　画質設定の目的

　超音波の性能が上がり階調性がよくなるほど，エコーレベルが上がってきます。これは微細な構造を識別できるようになったため，画面表示する情報量が多くなったためです。したがって，階調性を重視した設定では，これまで黒に近い低エコーに見えた病変も，内部構造がくわしく描出されるため等エコーレベルに近づいてきます。この設定はこれまでの「黒い低エコー部を探す」という観察方法に比べて，病変と正常構造とのエコーレベルの差が少なくなり，「メリハリのない画像でわかりにくい」という印象を持つ人もいるでしょう。

　また逆に，視認性(+1)を重視し，病変の輪郭やコントラストを強調する設定にすると，一部の腫瘤の存在は指摘しやすくなりますが，質的な診断は難しくなってしまいます。その結果，カテゴリ2か3かの判断や，腫瘤を形成しない病変と乳腺症との違いが評価できなくなります。

　このように超音波による観察は「階調性」と「視認性」のバランスが重要となります。

　考え方は様々ですが，画像処理で視認性を上げる設定よりも，正常構造解剖を素直に表している，階調性を重視した設定をお勧めします。

　なぜなら，本書で述べてきた「正常構造を立体的に観察し，正常構造からの逸脱部を探す方法」では，太い線で書いたようなはっきりしたコントラストよりも，観察に必要な正常解剖構造が詳細に見えることのほうが重要だからです。

+1 視認性とは
　色やコントラストや解像度などの要因で支配される，可視画像の見やすさを総合的に表したもの(日本画像学会「画像技術用語集」)

なお，装置によっては，スクリーニングのときには少し視認性を上げた設定で観察し，質的診断を行う場合には階調性を重視した設定に切り替えるなど，目的に応じた設定が可能な場合もあります。装置についているプリセットボタンにそれぞれの条件を設定し，ワンボタンで切り替えができるようにしておきましょう。プリセットボタンの設定の方法は，同じメーカーでもボタンの位置や名称が装置によって異なるため，ここには記載しませんが，メーカーのアプリケーション担当に問い合せるとよいでしょう。

9-2 画質設定の目安

乳房内の微細な正常構造の見え方を目安に，画質設定をします。具体的には，以下のような点を基に調整するとよいでしょう。

階調性；①拡張していない乳管壁・線状の高エコーが認識できる。
　　　　②腺葉が上下に重なっている境界面が認識できる。
視認性；等エコー構造の境界(2つの間質の移行部)を明瞭にしすぎない。
時間分解能；フレームレート 25 f/s 以上を確保する。

9-2-1 階調性の目安① 静止画「拡張していない乳管壁・線状の高エコーが認識できる」

拡張していない乳管壁が線状の高エコーで確認できるように設定しましょう。C領域の乳腺の厚い部位で，等エコー構造が太い部位の乳管を利用します。

分泌を貯めた乳管(矢頭)。拡張していない乳管壁(矢印)。これを分解能の目安にする。

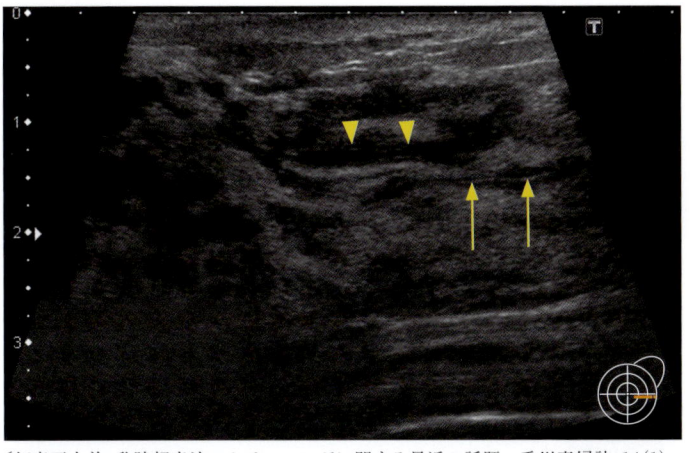

〔何森亜由美：乳腺超音波スクリーニングに関する最近の話題．香川産婦誌 14(1)：15-22, 2012 より引用〕

9-2-2 階調性の目安② 動画
「腺葉が上下に重なっている境界面が認識できる」

前に述べたとおり，腺葉境界面は薄い面状高エコーで描出されます。プローブを動かしてもぼやけないように，パラメーターを設定しましょう。

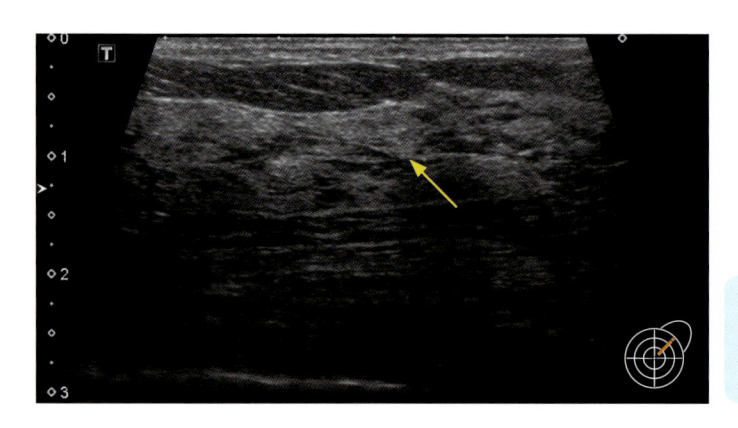

腺葉境界面の薄い高エコーが動的観察でもぼやけないように，パラメーターを設定する。

9-2-3 視認性の目安 「等エコー構造の境界（2つの間質の移行部）を明瞭にしすぎない」

コントラストを上げると視認性が良くなりますが，内部構造や境界部にアーチファクトが出現しやすくなります。視認性の設定は，周囲間質と浮腫状間質の移行部にはっきりとした境界面があるような設定にはしないことです。2つの間質の移行部は本来，境界明瞭ではありません（▶2-2-6）。

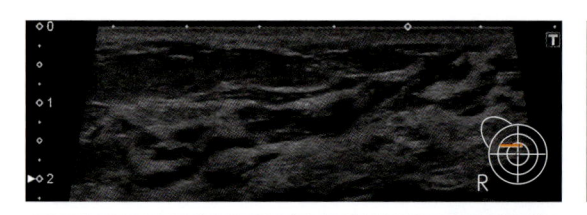

コントラストがついて，視認性が上がっている。しかし周囲間質の中心部に，病変はないのに低エコーが出現する。

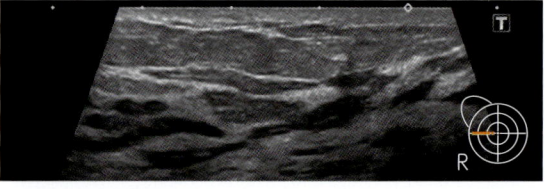

スクリーニングに適切な設定。境界を際立たせる処理を1段階だけかけている。

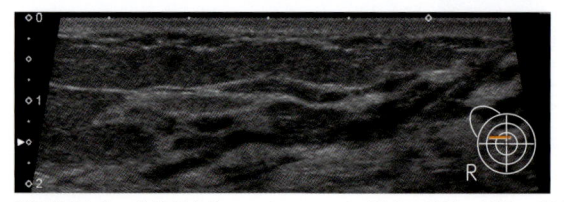

質的観察に適した設定
境界を際立たせる処理はかけていない。
いちばん素直な表現であるが，最初はぼやけた印象に感じるかもしれない。慣れるとスクリーニング時からこの設定で観察することもできる。

〔何森亜由美：乳腺超音波スクリーニングに関する最近の話題．香川産婦誌 14(1)：15-22, 2012 より引用，改変〕

スクリーニングに適した設定と，質的観察に適した設定を，ワンタッチで使い分けられるようにしておきましょう。

ここまでは，正常構造を用いて質的診断に適した設定を解説しましたが，この設定は微細な構造を立体的に読影できるので，病変の質的診断もこの設定で行いましょう。質的診断に適した画質の設定は，超音波検査の陽性反応的中率や特異度に影響します。精査の必要性を指摘し，精査が必要ない症例を的確に判別できる画質設定を目指しましょう。

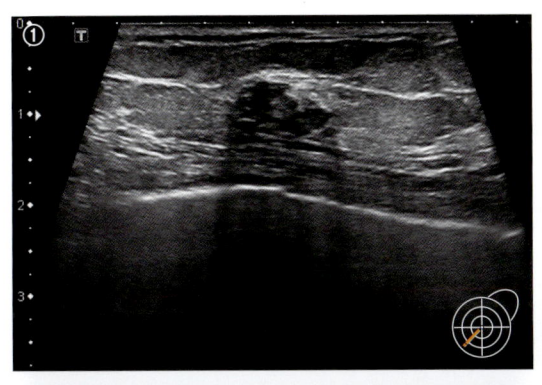

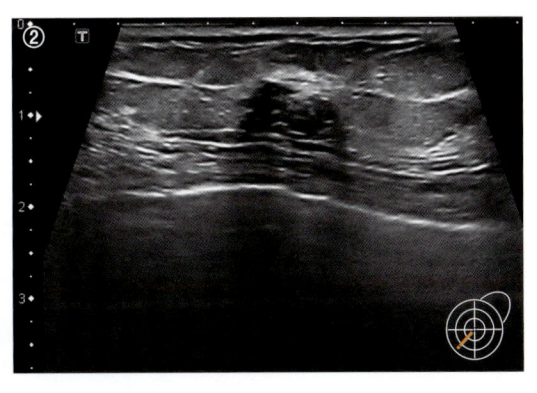

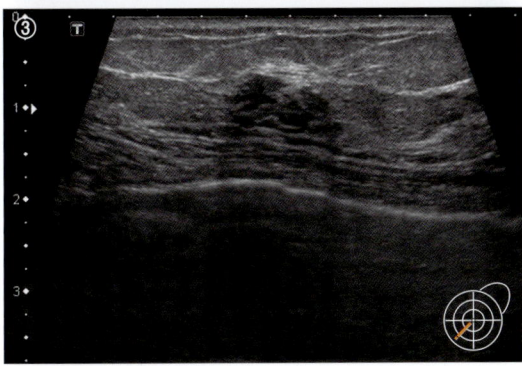

質的診断に適した設定条件
①境界・コントラストが強調されすぎている悪い例。内部構造に低エコー部が出現している。
②スペックルシグナルを軽減する処理をしている例。腫瘤の存在は認識しやすいが，内部構造が潰れて質的評価できない。
①②は視認性はよいが，病変内部の低エコーが強調され，精査対象とされてしまうことが多くなる。
③階調性を重視した適切な例。内部構造が観察でき，質的診断ができる。この症例は正常構造を保っており良性と判断できる。

〔何森亜由美：乳腺超音波スクリーニングに関する最近の話題．香川産婦誌 14(1)：15-22, 2012 より引用，改変〕

コラム 「シャッターはこころで切れ」

学生時代，マニュアル一眼レフを片手に白黒フィルムで写真を撮っていました。コントラストだけで表現する写真は，カラーよりもゴマカシがきかず，でもうまく撮れれば訴える力があると感じていました。うまく撮るには，被写体の状況や感じていることを理解し，一瞬のシャッターチャンスを逃さないことと，それをコントラストを調整して表現することが大切です。

その当時，写真家である小松健一さんの写真入門書『シャッターはこころで切れ：小松健一の写真教室』(日本機関紙協会，1988)という本と出会いました。被写体の内面を理解して写真を撮ることの大切さを繰り返し読み返すたびに痛感していきました。

超音波の写真も，解剖や病理を理解してこそ，第三者に伝えられる勝負の1枚を撮れるということに通じるのではないでしょうか。

第10章 腺葉構造読影による乳房観察の実践例

　さて,「乳房超音波観察の実践を支える2×3のポイント」は理解していただけたでしょうか。このそれぞれ2つの項目を持つ3つのポイントは,新しい乳房超音波の検査法である「立体的腺葉構造読影法」の根幹をなすものです。では「これまで見えなかった」「検出されなかった」病変を検出する,新しい読影法を使った実践例を見てみましょう。

10-1 乳管–周囲間質の走行から読影する腺葉分布と境界面の推測

　乳房超音波観察の実践を支える2×3のポイント(Ⅱ–④)の「規則性」の観察についての実践例として腺葉の重なりに注目してみましょう。ここでは,<u>Ⅱ–④:「規則性」等エコー構造は,乳頭方向と腺葉境界面方向の2つの方向性を持つ</u>とある中で,腺葉境界面の方向性について注目します。

　腺葉の重なりを観察することは,この後述べる症例のようなバリエーションの鑑別に重要な役割を果たします。しかし,腺葉の境界面が薄い面状構造としてきれいに見えるのは,外上の狭い範囲のことが多く,それ以外の部位では,明瞭には見えない場合があります。境界面が見えない部位では,乳管–周囲間質の腺葉境界面への「方向性」の違いによって,腺葉の分布と境界面の部位を推測することができます。

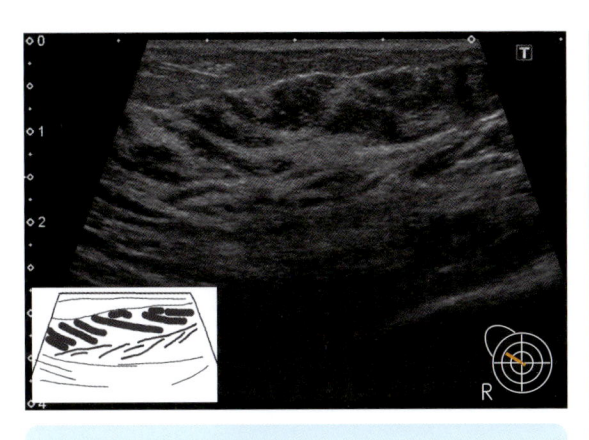

第10章 腺葉構造読影による乳房観察の実践例

すべて同じ乳腺の右外上部。
静止画で伝わりやすいように，前方の腺葉のほうが「周囲間質」が太い部位を提示している。

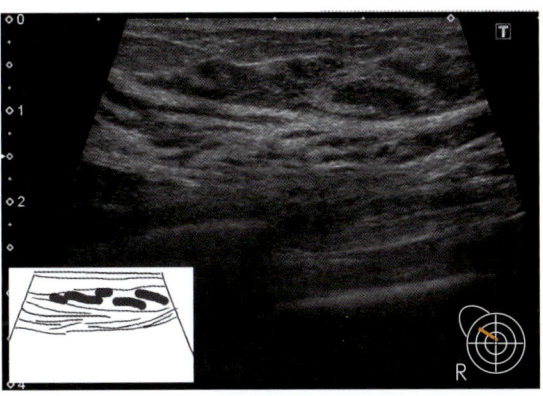

後方の腺葉の方向性にプローブ角度を合わせる。周囲間質構造の方向性が，前後で違うことがわかる。
この部位では前方に小さい，後方に大きな腺葉が見える。後方の腺葉は末梢側では1枚だけとなって，より大きく広がっている。

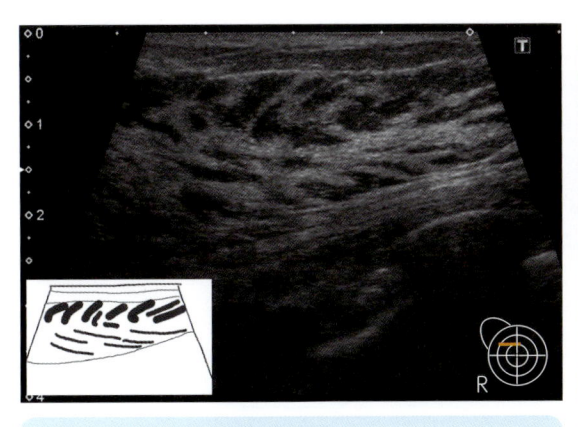

プローブの角度を90°回転させた。
この角度では腺葉境界面のラインは見えないが，周囲間質構造の方向性が前後で違うので，2つの腺葉が重なっている境界面を推測できる。

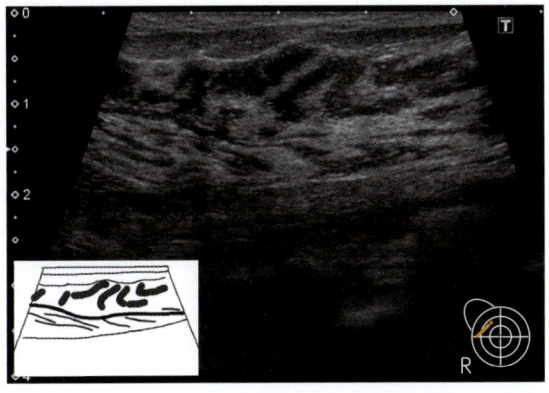

少し乳頭側を見ると，この部位では境界面が確認できる。境界面は部位によって見えやすさが変わる。

10-2 腺葉境界部が作り出すdistortion様像

　正常構造を追う観察を始めると，ちょっとした構造の歪みに敏感になり，「あちこちにdistortionが見えてくる！」と感じるでしょう。でもご安心下さい。乳腺の正常構造の仕組みを理解して観察すれば，それらは病変ではないと簡単にわかります。
　ここで述べる，腺葉境界部が作り出すdistortion様像の場合は，先程述べた腺葉の重なりの推測ができていれば，正常構造と判断できます。

+ VTR 14
腺葉境界面へ向かう方向性：
distortion との鑑別

10-2-1 distortion 様像が見える理由と詳しい観察法

①腺葉が2枚重なっている部位で，双方の周囲間質構造の方向性の角度が急である部位を短軸方向に捉えると，放射状に集中する distortion に見えます。乳管に対して長軸方向にし，前後の腺葉の方向性を観察すると，腺葉の重なり部であることがわかります。

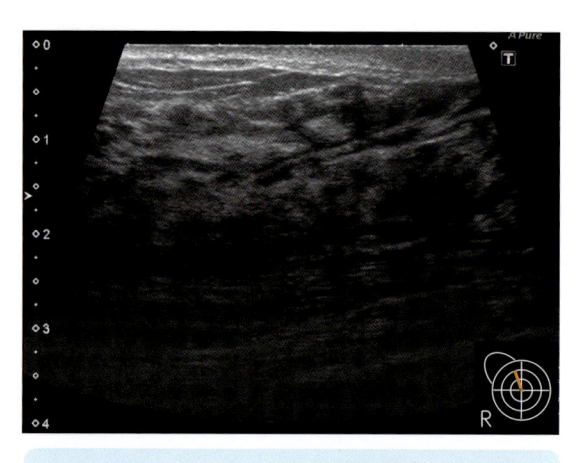

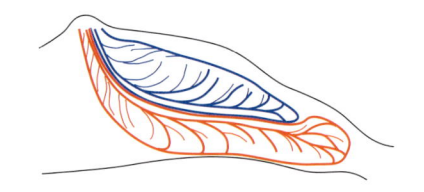

腺葉が前後に重なっている部位（長軸方向）

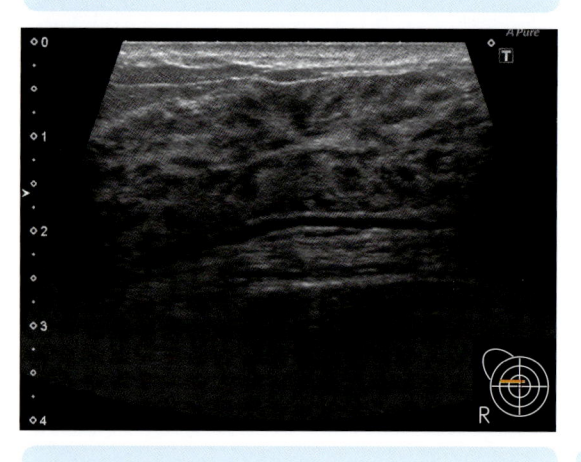

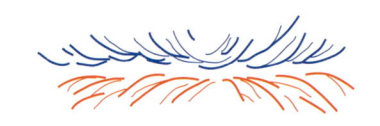

同部位の短軸方向

短軸方向に見ると，中心に集中しているように見える

②末梢側で重なりの厚みが違う部位では，乳腺末端で周囲間質構造に急角度がつきます。この急角度は一方向で強く，プローブの圧迫を強めにすると目立たなくなり，病変でないとわかります。

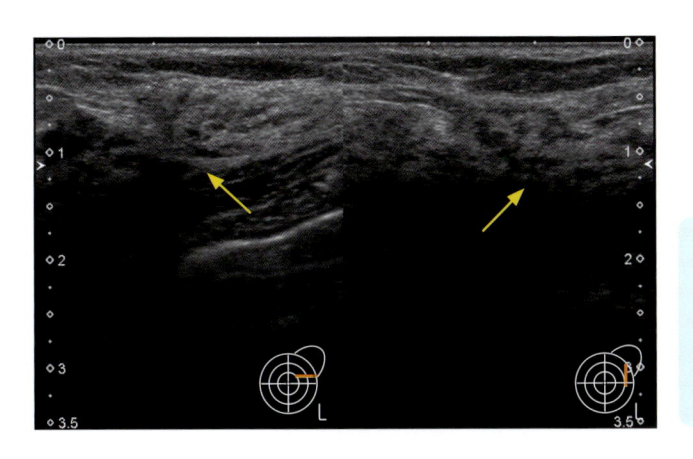

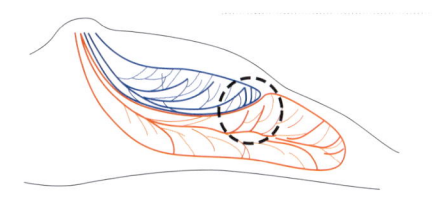

第10章 腺葉構造読影による乳房観察の実践例

等エコーの流れに急な角度を持つ部位が現れた。淡い病変？ distortion？
しかし，<u>腺葉の重なりを観察すると</u>，末梢に厚みのある腺葉と小さな腺葉の重なり部位に見られた周囲間質構造の急角度であり，正常な構造部位だと判断できた。

③腺葉境界部などで血管が乳腺を貫いている部位が，distortion様に見えることがありますが，プローブを90°回転させるとわからなくなります。ドプラをかけると，中心に沿って血管が走行しているのが確認できます。細い血管ですのでdistortion様の中心を描出しドプラをかけ，プローブの圧迫をだんだん解除して確認します。

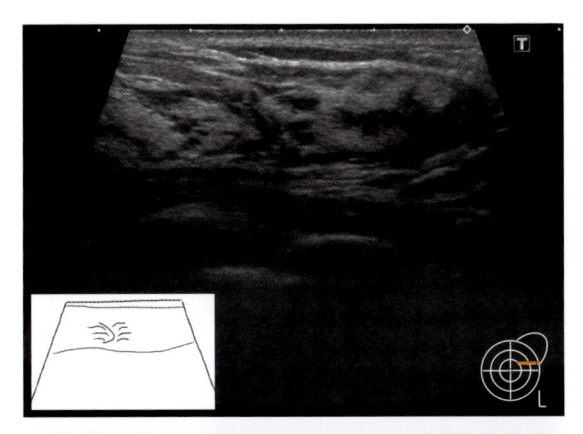

✚ VTR 15
血管が作る distortion 像

distortion のように構造が歪む部位がある。一方向でより明瞭に見えるのが特徴である。中心をよく見ると管状の低エコーが走行し，ドプラをかけると血管が貫いている部位であるとわかる。

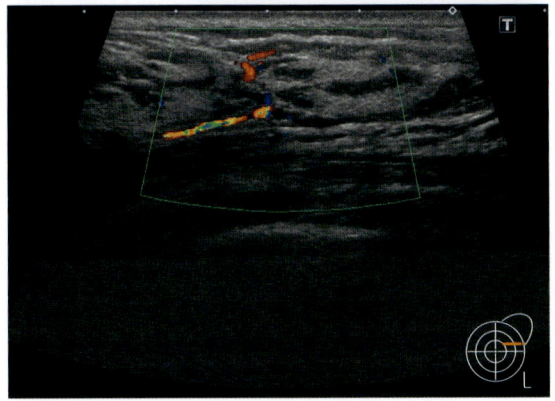

✚ VTR 16
血管が作る distortion 像：
カラードプラ

④外下乳頭近傍には，乳腺底部の外側偏位によって乳頭下乳腺が外側移動したために歪みが見えます。用手的に乳房を外側から押したとき，乳頭を中心とする構造に戻れば，正常と確認できます。

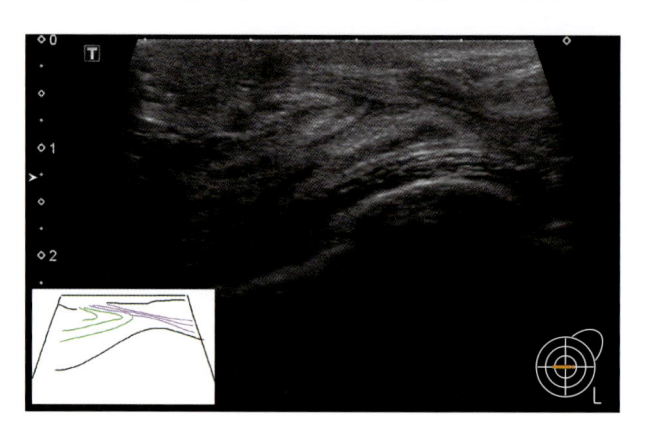

　これらのようなdistortion様像だから正常であると解釈できなければ，radial sclerosing lesionによる良性distortionもしくはDCISを合併しているdistortionと思われるので，評価が必要です。

10-2-2　乳頭下の腺葉境界面

　乳頭下の乳腺の境界面は，エコーが通りにくいこともあり，慎重に観察したい場所です。

　また，臥位になると，乳房は重みで胸郭に沿って外側に横滑りします。そのとき，乳頭内側の皮膚が伸びる長さより，乳房後方の筋膜〜脂肪層の移動距離が長いことがほとんどなので，乳腺の後方側が大きく外側に移動して変形します（▶8-6-5参照）。その結果，乳頭下の乳腺は外側に引っ張られ，外側領域の乳管は直線化します。B領域の乳腺も一緒に外側に引っ張られて乳頭を越え，乳頭下では折れ曲がったようになります。

　このため，肩枕などを使わずに腕を挙上しただけの背臥位の場合では，乳頭下の乳管の観察は，乳頭を外側より内側へ倒してプローブを当てたほうが，構造を観察しやすくなります。

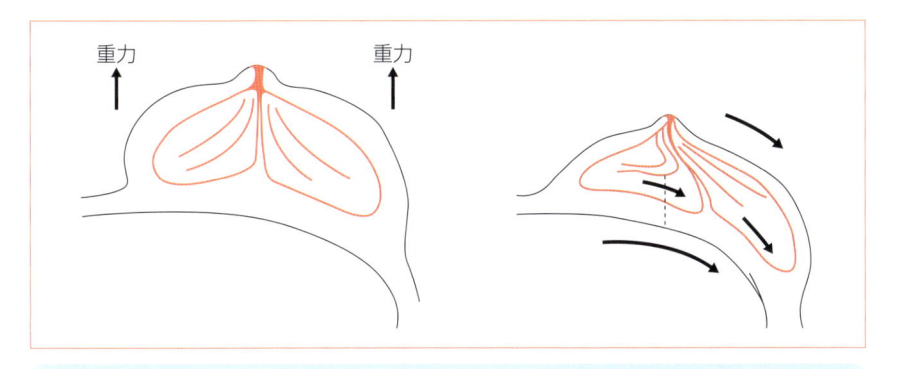

第10章 腺葉構造読影による乳房観察の実践例

腹臥位のMRIでは，乳頭を中心に下垂させるので乳腺は放射状に撮影される（左図）。
背臥位の超音波では，乳腺底部の筋膜～脂肪層の移動によって，外側に歪む（右図）。

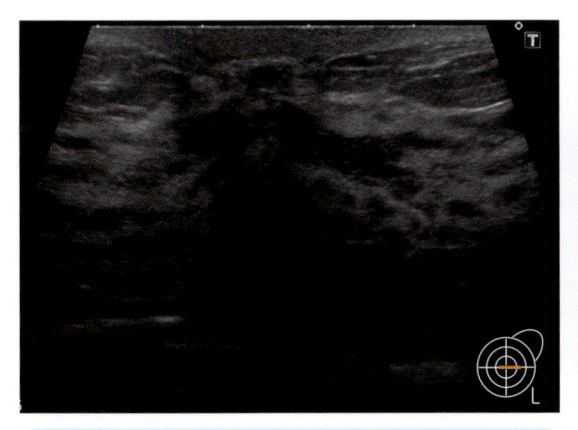

用手的に外側から乳房を押して乳腺を内側に戻すようにすると，乳頭下の乳管が放射状になっている。
（腹臥位のMRIと同じような状態）

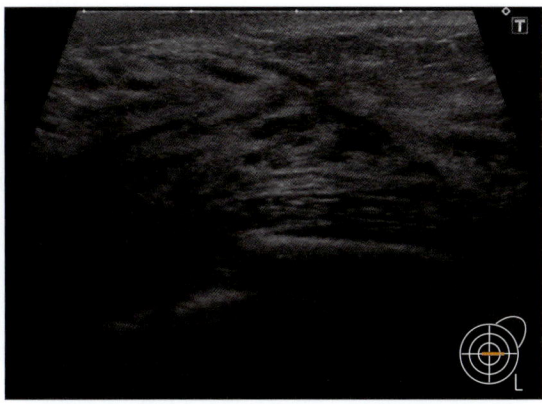

手を離すと乳腺は外側に偏位する。普段の背臥位の体位ではこのように移動していることに注意。外側の乳管構造は，乳頭部で直線化し乳頭内まで追える場合もある。内側の乳腺は乳頭よりも外側へ移動し，乳頭下では構造は「つ」の字に曲がっている。

＋VTR 17
乳頭直下の領域の移動

わかりやすい症例を1例提示します。内側外側の違いを見てみましょう。

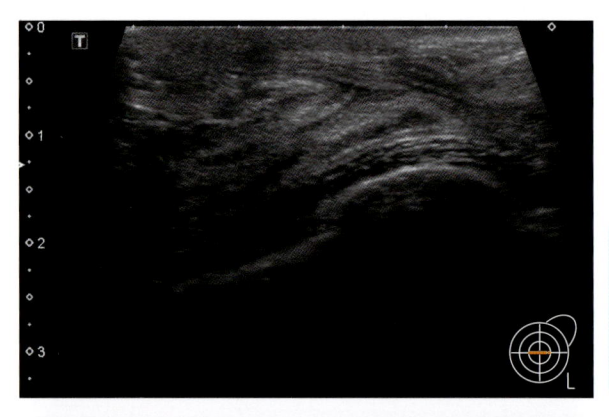

乳頭下。
内側の腺葉は乳頭下より外側に偏位している。構造が「つ」の字に曲がっている。乳頭を内側に倒して観察すると，外側の腺葉の乳管は直線化し，乳頭内まで構造が観察される。

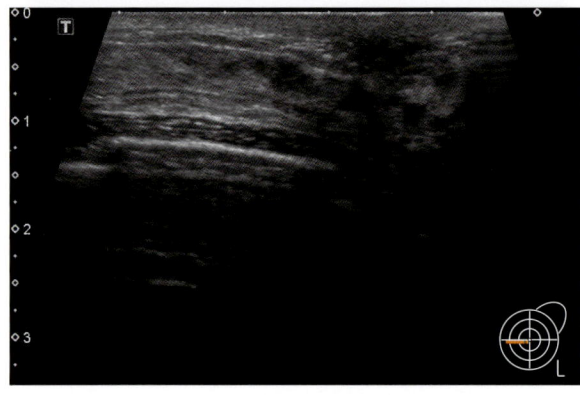

多くの場合，乳頭を外側に倒し，内側から乳頭下を観察しようとしても，乳頭側に向かう乳管の構造は直線化しない。

乳管は多少の生理的な拡張があっても，「つ」の字に曲がっていることが多い。ただし，乳管内病変があると，内側の乳管でも直線化して見えることがある。

　乳腺の外側偏位と乳頭との関係は，MRI で検出された病変を超音波で検出する際にも，ぜひ知っておく必要があります。MRI では内側病変ですが，超音波では乳頭より外側へ移動している症例を提示します。

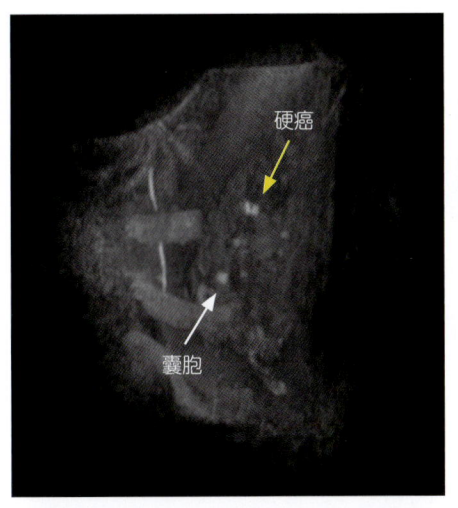

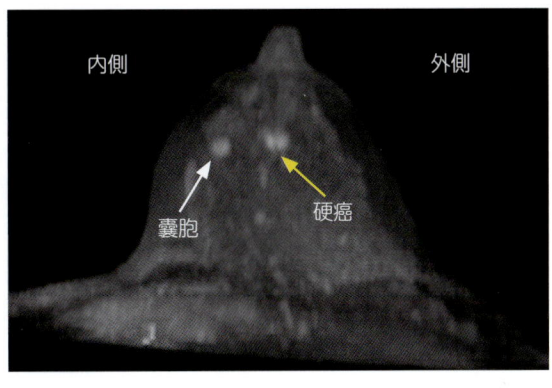

第10章 腺葉構造読影による乳房観察の実践例

> 左側乳房のMRI。0°に硬癌がある。160°に嚢胞が写っている。

> 左側乳房
> この症例では，腹臥位で撮影されたMRIでは嚢胞は内側に見られる。その嚢胞が，背臥位の超音波では乳頭直下やや外側に見られる。超音波では，内側の乳管が折れ曲がり，外側の乳管が伸展し，乳頭下の境界部が外側に移動しているのがわかる。

> 乳頭下にあった境界部が外側に移動しており，乳腺の外側偏位の程度がわかる。

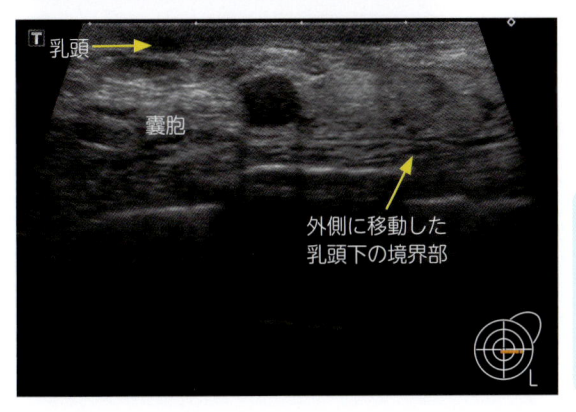

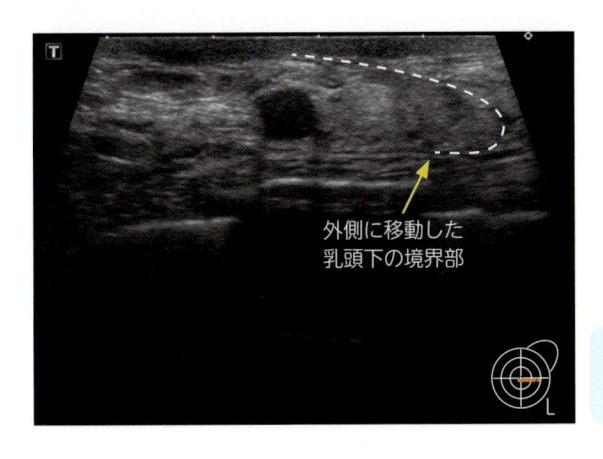

　同じようなことは，MMGのCC撮影での内側→外側移動にも当てはまります。
　腹臥位から背臥位になると，乳房は平らになるだけではなく，外側偏位が加わり，特に底部での外側移動が大きいことを考慮する必要があります。

このように，腺葉の境界面がわかっていると，正常構造であるという判断ができたり，体位の違いで乳腺が移動しても領域を間違えることはありません。腺葉の境界面と腺葉の重なりを意識した観察を心がけましょう。

10-3　境界病変の立体所見による鑑別

　「立体的腺葉構造読影法2×3のポイント」を実践すると，たくさんの良性病変やバリエーションが検出されるようになります。これらを「経過観察でよい」か「精査が必要」か，短時間で効率よく振り分けることができれば，拾い過ぎを防ぐことができます。これらの画像的境界病変をどう評価すればよいのか，見ていきましょう。

　経験を積んだ人たちは「どちらかといえば」「経験的には」という印象で正確な判断ができますが，それは，これまでの静止画所見用語にはないけれども，病変を観察したときにわかる立体的な所見を読み取っているのではないか，と考えました。そこで，それらの立体所見を経験的に学ぶのではなく，客観性のある立体判定基準を設定することによって，みんなが効率よく共通の所見を学ぶことができると考え，がん研有明病院の超音波室の技師さんたちと検討しました。その立体判定基準をここで紹介しましょう。

　この立体判断基準の項目は，乳房の正常構造を基にした観察を基本としています。バリエーションや良性病変の像も動画に基づいて「立体的に正常構造からどう変化したのか，どの程度の逸脱から精査するべきか」，という観点で観察をするという考えです。

　ではまず，立体判定基準を見ていきましょう。

乳腺超音波所見の立体判定基準

1. 腫瘤

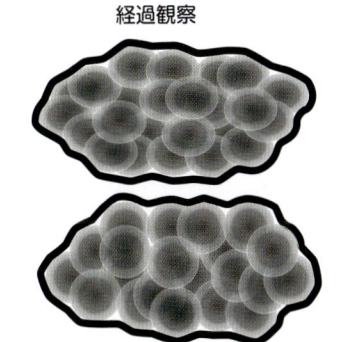

経過観察

内部構造パターンが
(A) 均一
(B) 不均一・規則的

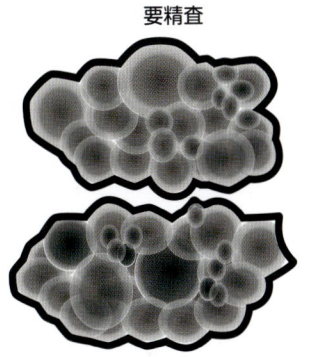

要精査

内部構造パターンが
(C) 不均一・不規則的

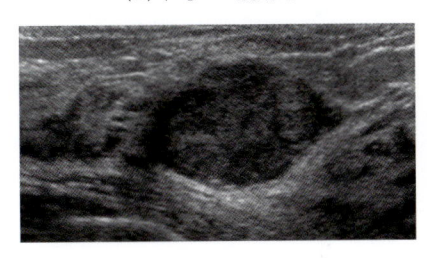

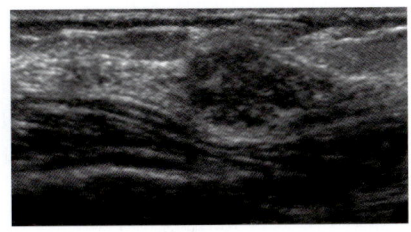

2. 非腫瘤性病変

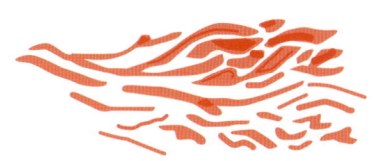

経過観察

太いが癒合しない
高エコー間質部を残す

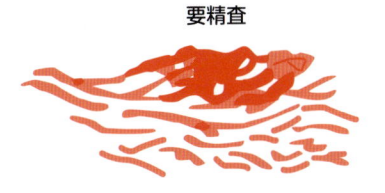

要精査

パターンが乱れ癒合する
高エコー間質部が途絶する

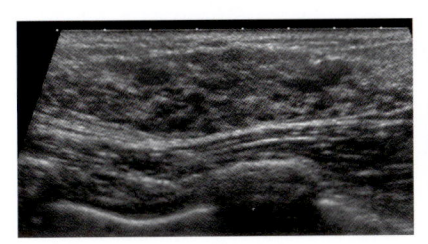

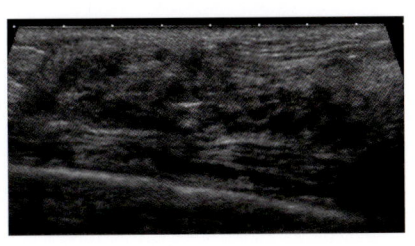

＋ VTR 18
立体判定基準：腫瘤　経過観察の例

＋ VTR 19
立体判定基準：腫瘤　要精査の例

＋ VTR 20
立体判定基準：非腫瘤性病変　経過観察

＋ VTR 21
立体判定基準：非腫瘤性病変　要精査

3. 構築の乱れ（引き込み像）

＋ VTR 22
立体判定基準：distortion
経過観察

＋ VTR 23
立体判定基準：distortion
要精査

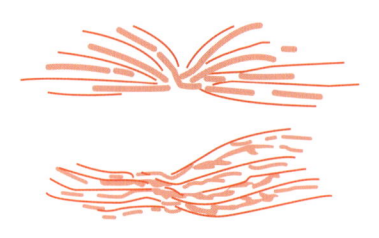

経過観察
直線的
長さが揃っている
一定の方向
方向性の中心は一点 / 面
中心部は周囲の構造と同じ（低エコーがあっても，高エコー間質が通り抜けている）

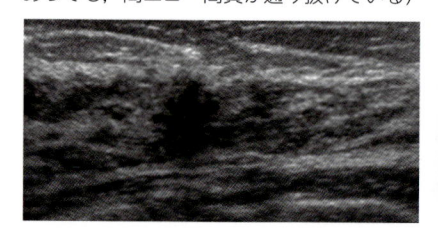

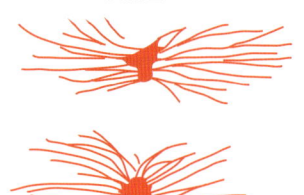

要精査
太い細いがある
長さが不揃い
方向にばらつき
方向性の中心は低不整像
中心部低エコーは大小不同

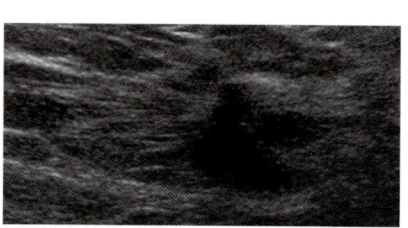

　これらの立体判定基準を用いた観察には，第9章で述べたような空間分解能とコントラスト分解能を優先した画質設定が必要になります。正しい設定を行ったうえで，動画による観察を心がければ，より正確に「経過観察」と「要精査」を判定できるようになります。

コラム　立体判定基準はみんなが使える？　どれくらい正確に判定できる？

　これらの立体判定基準は客観性があるのか，がん研超音波室の技師さんたち14人と検討しました。対象は，現在のカテゴリ判定では3b〜4aとなる症例。細胞診をして診断がつかなかった症例も含まれます。方法は，動画記録を1人ひとりが判定した後，針生検・吸引式組織生検・手術の結果と照合しました。結果，現段階では，「経過観察」と判定できた病変のほとんどが組織の結果と一致しました。また，「要精査」とした病変の中には2〜5割の良性が含まれました。これは，病変内部の微小な囊胞や乳管乳頭腫などの低エコーと，癌細胞の充実性低エコーとの区別が現在の超音波の分解能では不可能であるためと思われます。しかし，注目した部位に，「経過観察」と読める立体所見があれば，針生検をしても「鑑別困難」となるようなもの，また摘出生検をしても境界病変であるものも含めて現段階ですぐに治療を必要とするような悪性病変はなく，「今回は経過観察とし，針生検を省略してもかまわない」ということがわかります。

　内部の構造についてどちらか判断しにくく，迷う，もしくは判定が同数であった病変は，非腫瘤やdistortionで半数以上が悪性でした。「迷ったら精査」でよし，ということになります。この立体所見の有用性について，現在も検討を続けています。
（第21回日本乳癌学会総会一般演題で発表）

10-3-1 立体判定基準を用いて判定した distortion の症例

実際に，立体判定基準を用いて判定した症例を紹介しましょう。

MMG は高濃度乳腺で所見は見られませんでした。超音波で distortion を伴う悪性病変が診断されました。術前の MRI ではたくさんの結節が乳房全体に見られ，MP と区別がつきませんでした。超音波では下図のように淡い distortion が多発性に見られ，MRI の結節とほぼ一致しました。超音波の診断では，メイン（赤印）以外の多発する distortion は，立体判定基準で「経過観察」の項目に当てはまり，良性（黄緑）と判定しました。乳房全摘術を施行し，組織結果は超音波の判定と一致しました。

MMG 高濃度乳腺に対する超音波検査では，MMG に検出されない淡い distortion を検出してしまいます。これらの判定に立体判定基準を用いた観察は重要と考えています。

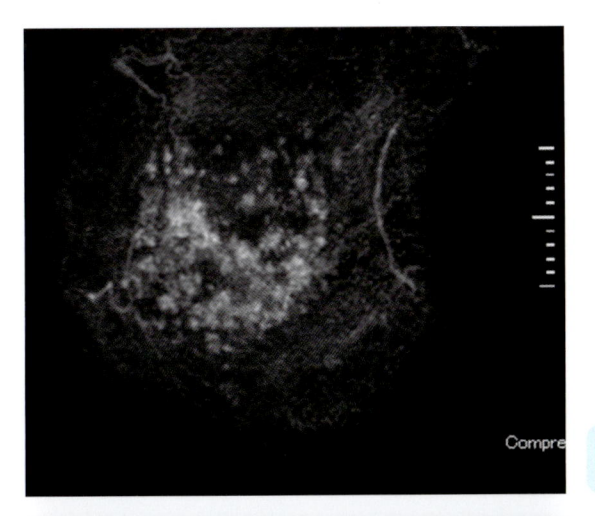

MRI：乳房全体にびまん性の造影効果が見られる。

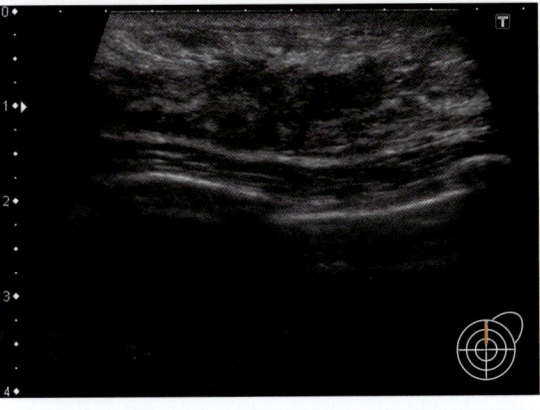

中心部に大小不同の低エコーあり。distortion の方向と長さが不揃い。

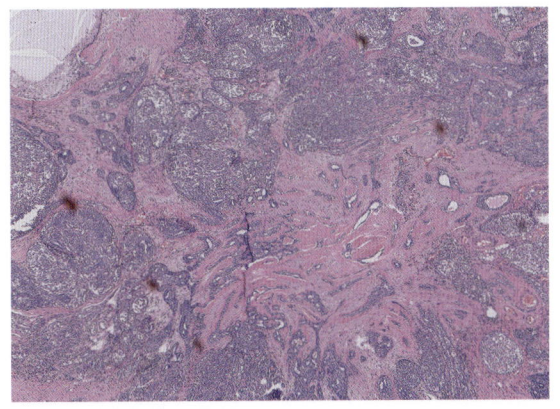

中心部に癌巣がある。このため超音波でも，distortion の中心部に低エコー所見が見られることがわかる。

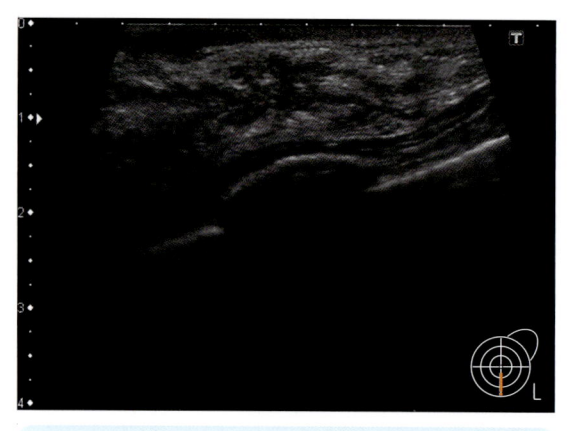

中心部は周囲と同じ。distortion は直線的で長さが揃っている。方向性の中心が点である。

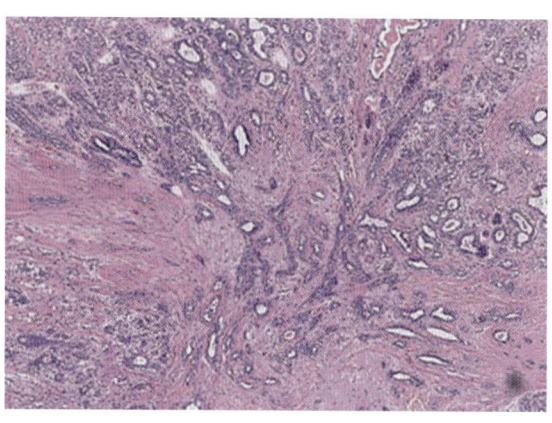

乳腺構造が集中しているが，上皮は周囲の乳腺と同じである。このため超音波でも，distortion 中心部に周囲正常構造と同じ構造が見られることがわかる。

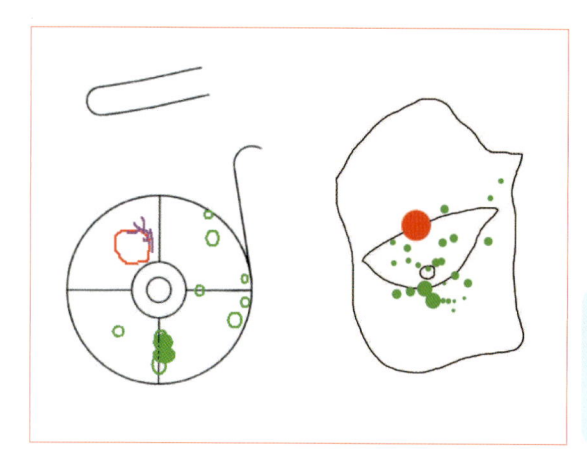

術前に超音波でメイン以外の distortion 病変を多数検出したが，立体判定基準により良性と判断した。この症例では術後の組織結果でも，メイン以外はすべて良性で立体判定基準を用いた判定と一致した。

10-4 石灰化病変の評価

次は石灰化病変についてです。MMG 検診が導入されてから，超音波でも石灰化病変を検出し，評価する機会が増えてきました。超音波の性能が上がり，粗大な石灰化や，MMG でカテゴリ 4～5 の多型性・樹枝状の石灰化が集簇している部位だけでなく，カテゴリ 3 の淡く不明瞭な石灰化なども検出できるようになってきています。しかし，超音波には見えやすい石灰化と見えにくい石灰化があります。ここでは，これらを比較しながら見ていきましょう。

10-4-1 背景が乳腺の石灰化病変

石灰化病変の背景に乳腺がある部位では，石灰化は超音波で検出しやすくなります。周囲間質構造の等エコー模様が背景になるため，高エコーの石灰化を判別できるからです。

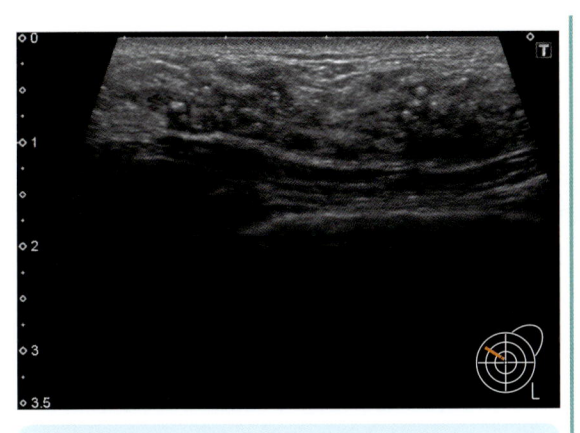

第 10 章 腺葉構造読影による乳房観察の実践例

MMG 高濃度。多型性区域性 1/4 の広さ。C5
超音波でもわかりやすい石灰化の例。多数の点状高エコーが見られる。

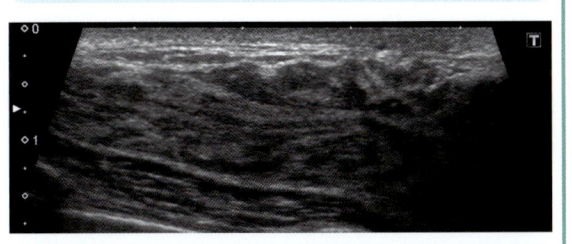

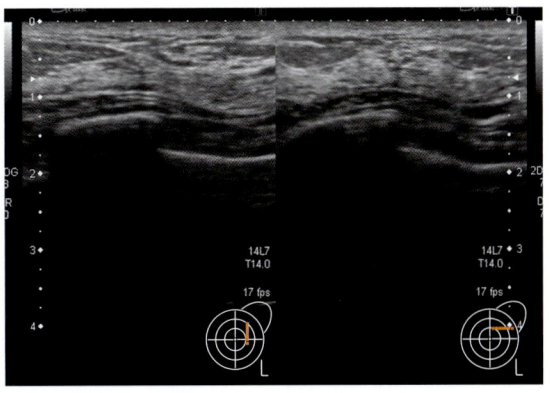

MMG 不均一高濃度。淡く不明瞭な石灰化。C2
超音波スクリーニングでは特に気にならなかったが，MMG を見て石灰化を探してみた。

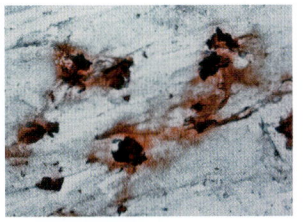

正常部と比較してみても，背景の低エコー域が不整に広がっていることがわかる。点状高エコーは，低エコー域の中心にある。

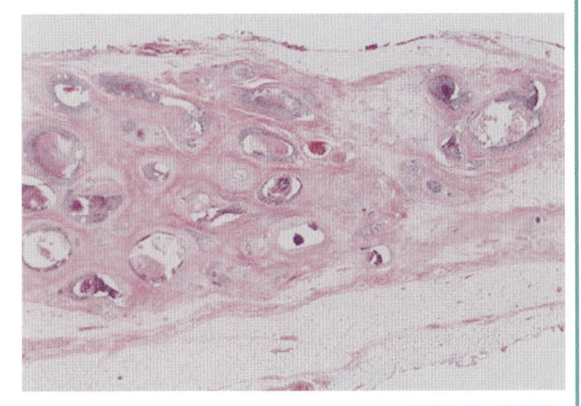

超音波で点状高エコーを伴う微小な病変が見られた。周囲の正常乳腺と比較すると，微小な病変の存在が認識できる。穿刺吸引細胞診で悪性。

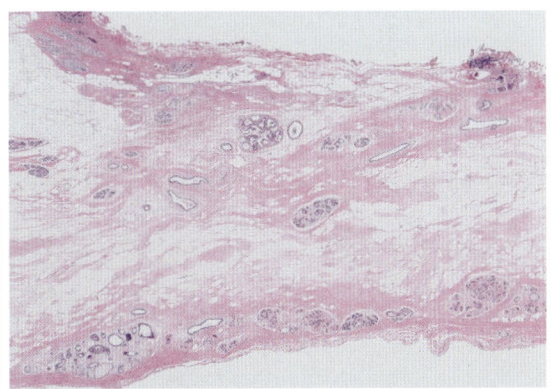

悪性度の高い DCIS。周囲の間質が増生している。この部位は，超音波では低エコー域の増大として捉えられ，実際の癌の上皮増生部よりも広い範囲で認識できる。中心部に病変による石灰化が見られる。

悪性度の低い DCIS。割面にはこの大きさで 2 腺管だけ見られた。病変は乳腺の中にあり，間質は増生していない。腺管の大きさと形状がわずかに周囲と違うため，気がつくことができた。

10-4-2 背景が脂肪性の石灰化病変

　背景が脂肪性の乳腺は，超音波では背景が高エコーとなります。しかし，悪性度の高い石灰化病変は，周囲の間質が増生したり，リンパ球が集まってくるため，周囲が等エコーになります。このため，石灰化の高エコーは背景の脂肪性の高エコーと判別しやすくなるのです。しかし，間質の増生がほとんどない悪性度の低い癌は，等エコー部がないため，脂肪性乳腺の中に見つけることは困難です。

　ここでは，背景乳腺が脂肪性で石灰化を伴う乳癌の悪性度の高いものと低いものを比較してみましょう。

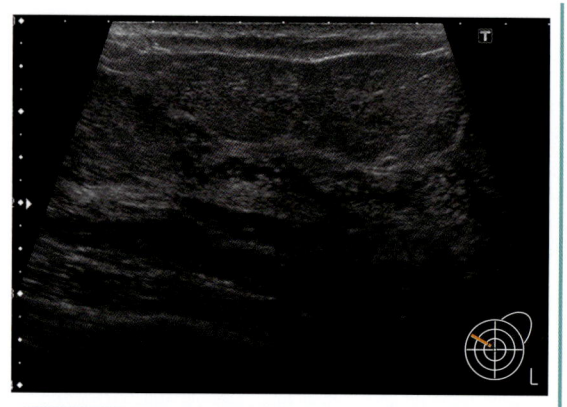

MMG 散在。多型性区域性石灰化。C5。
超音波では低エコー域が認識できるため，高エコースポットも描出できる。
不整な低エコー域の中心に，点状高エコーが見られる。低エコー域の形状は周囲の正常部位と比較しても，不整であり，石灰化を伴う乳癌とし診断した。

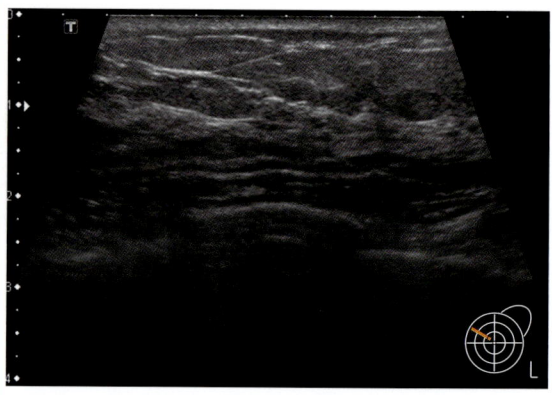

MMG は散在〜脂肪性。淡く不明瞭な区域性石灰化。C4
わずかな点状高エコーが見られるが，低エコー域がほとんどなく，周囲の構造と区別がつかない。乳管の拡張ともとれる低エコーが見られるが，病変とは言いにくく診断に至らなかった。MRIで淡く染まっていたため，乳癌があると診断した。周囲が脂肪の多い部位であり，さらに検出を難しくしている。

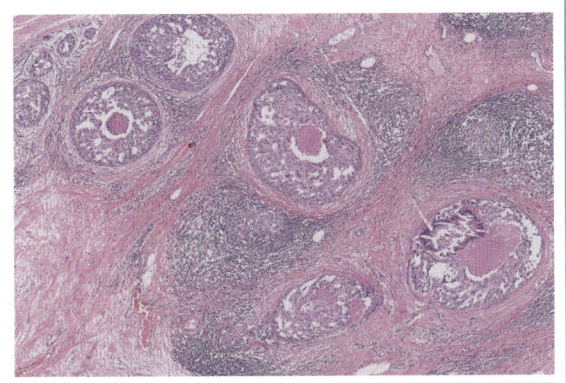

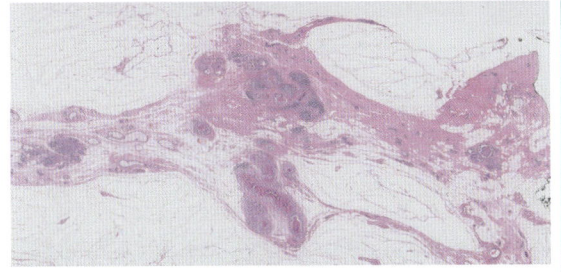

悪性度の高いDCIS。壊死性石灰化を伴う。周囲の間質が増生しリンパ球が集まってきている。

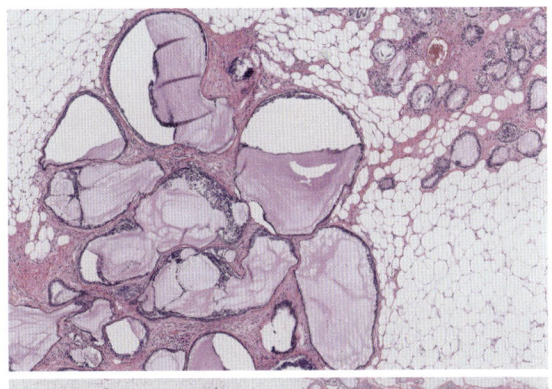

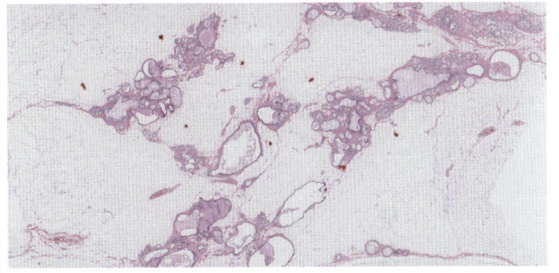

悪性度の低いDCIS。分泌形石灰化を伴う。周囲間質はほとんど変化していない。

> **まとめ**
>
> 見つけやすい石灰化；悪性度の高い病変 or 周囲に正常乳腺構造が見える乳腺
> 見つけにくい石灰化；悪性度の低い病変 & 脂肪性萎縮性乳腺

10-5 石灰化ではない高エコー像

乳房内で高エコーとなるものは，石灰化以外に，血管腫や皮下脂肪内の脂肪壊死などがあります。それ以外にも高エコー像として見えるものがあり，微小な場合は石灰化と間違えやすいので注意しましょう。

10-5-1 周囲間質に取り囲まれた浮腫状間質

乳頭の近くの周囲間質が豊富な部位に，頻度は高くないのですが，高エコーの腫瘤像が見られることがあります。これは周囲間質に取り囲まれた浮腫状間質です。

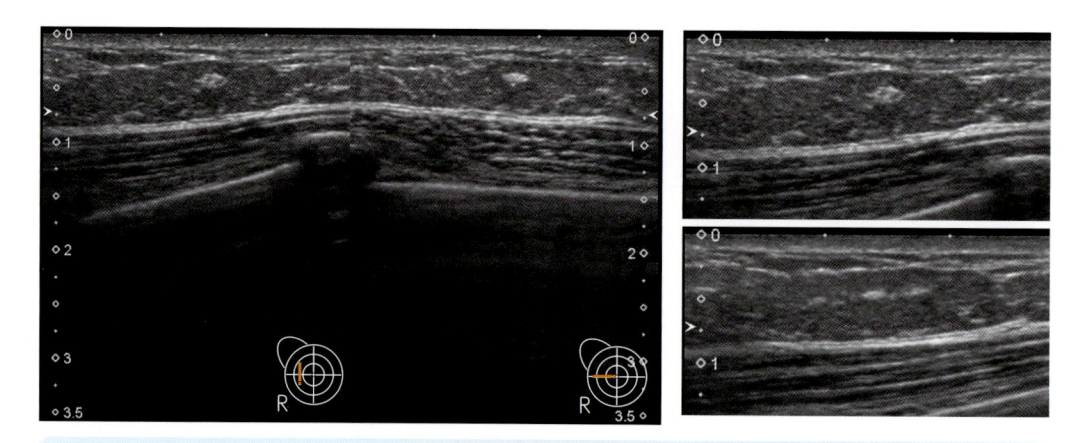

乳頭下には周囲間質が太く，背景である浮腫状間質の高エコーがほとんど見られない。縦横方向では円形の高エコー腫瘤像が見られたが，MMG に石灰化はない。乳管が長軸方向になるようにプローブを動かすと，高エコー腫瘤像は細長くなって近くの高エコーと繋がったことから，取り残された浮腫状間質ではないかと推測した。

10-5-2 周囲間質内の構造物が反射して，点状高エコーに

　乳頭近傍の周囲間質内に，点状高エコーが見られることがよくあります。しかし MMG では石灰化は全く見られません。おそらく何らかの構造物（例えば周囲間質内の脂肪，管腔構造など）からの反射によるものではないかと思われます。石灰化と間違えないようにしましょう。

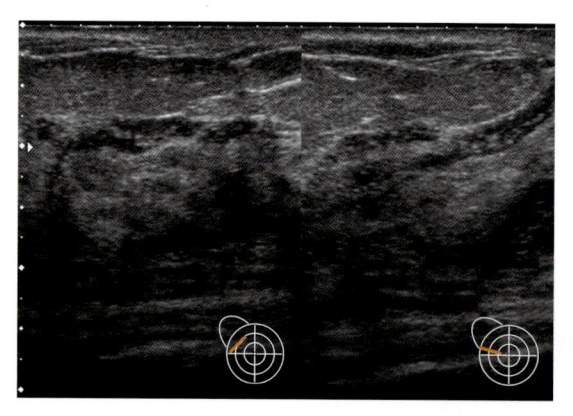

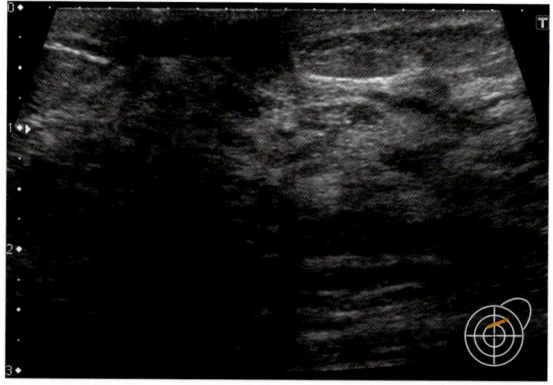

乳頭より外側 45°を中心に，周囲間質の太い小さな腺葉がよく見られるが，その中に点状高エコーが見られた。乳管のようにプローブ方向によって長く伸びる高エコーではない。対側の同部位にも同じように見られる。MMG に石灰化は一粒もない。
おそらく，何らかの構造物の反射であろうと想像する。

第11章

2nd Look のための乳腺超音波
―解剖学的な立体読影法を活かす―

　これまで説明してきた「立体的腺葉構造読影法」は，乳房を立体的な臓器として理解し，観察する手法です。そのため，乳腺内だけではなく，血管の走行や Cooper 靱帯の形状を立体的に捉えることができ，これらも解剖学的な指標とすることができます。

　このことは，マンモグラフィ(MMG)や MRI で指摘された部位を探し出す Second Look 超音波(セカンドルック：2nd Look US)の際の，解剖学的位置決定に有用です。

　解剖学的な読影法を根拠に 2nd Look US を行うことで，体位で変形する乳房の検査に，より客観性を持たせることができます。

11-1　2nd Look US と MMG・MRI

　2nd Look US を行う際に，考慮しなければならないことは以下の2つです。
①撮影の手法が異なっているので，病変の悪性を疑う程度が異なる。

　2nd Look US で検出したい部位や病変は，MMG や MRI である程度悪性の可能性を持っている病変です。しかし，他のモダリティでも同じような悪性の程度を示すとは限りません。より悪性の可能性が高く見えたり，良性に見えたり，存在の指摘すら難しい場合もあります。
②違う体位で撮影した画像である。

　乳房は「乳房自体の変形」と「後方脂肪層や筋膜の可動性」(▶8-6-5)によって偏位します。偏位の程度は乳房の厚み(容積)や脂肪化の程度で違い，1つの乳房でも均等に伸びて変位するものではありません。部位によって大きく動く部位もあれば少しだけ動く部位もあり，注意が必要です。

	MMG	MRI	US
媒体	X線	造影剤濃度	音波の反射
しくみ	X線透過性の違いを反映	血流と組織間質への移行を反映	インピーダンス・組織密度
描出画像	重なった像 濃度差	撮影条件で異なる。 T1強調画像，T2強調画像，造影後T1強調 (ダイナミック検査)画像，拡散強調画像など	病変と正常構造の両方
体位	立位 均一に伸ばして挟む	腹臥位 乳頭を頂点に下垂させる	仰臥位 外側に偏位する

11-2 MMG 2nd Look US におけるターゲットの同定方法

11-2-1 指標

MMG の 2nd Look US を行うにあたっては，3 つの指標が挙げられます。
① MLO と CC の 2 方向から推定できる角度，乳頭間距離，乳腺に対する深さの位置
②線維腺腫(FA)などの良性病変からの位置
③入り込んでいる特徴的な大きな脂肪との関係

MMG の情報から超音波上の位置を同定する場合，①の指標が最も確実でよく使用します。さらに②があればより確実です。③の情報は，乳腺が重なっていてもわかるような大きな脂肪が入り込んでいる場合にのみ利用することができます。

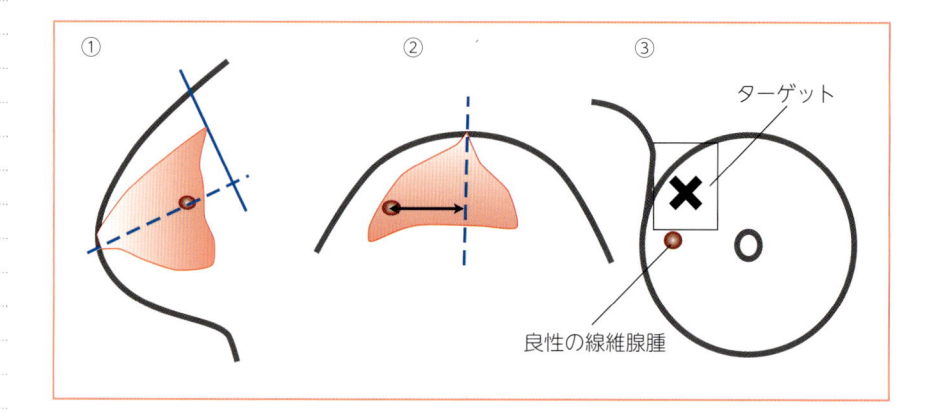

11-2-2 対象病変と検出ポイント

1) FAD（局所的非対称性陰影）は，MLO と CC から推測する①の方法で場所を特定します。FAD と一致する部位に，ⅰ）腺葉と腺葉の間に脂肪が入り込むことによって切り取られているように見えている乳腺があるか，あるいは，ⅱ）周囲間質と浮腫状間質のバリエーションのある乳腺（第 10 章）があるかを確認します。正常乳腺や正常構造のバリエーションが確認できれば異常なしとなり，それ以外は精査をします。
2) 石灰化は，背景の乳管〜周囲間質構造の面積が最も大きく描出できるように，プローブの長軸方向を腺葉の長軸方向に合わせて動かし観察します。同時に，背景の乳腺構造の違いも注意深く観察します（ 10-4）。背景乳腺の変化していない高エコースポットは悪性ではなく，良性の分泌型石灰化や，微小な構造の反射によるものが多いからです（ 10-5）。
3) 1 cm 程度の腫瘤は，「途絶え」と「乱れ」を探す方法で見つけ出しましょう。

等エコーや淡い部位であったため，初回の超音波検査では気にならなかった病変が多いからです。
4) MMGで中心濃度のないdistortionは，一方向が収束が強く見られ，もう一方向では収束は弱くなっていることがよく見られます。この場合は強く収束している方向で観察すると，病変をより正確に検出することができるようになります。

11-3 MRI 2nd Look US の同定方法

11-3-1 指標

MRIはMMGよりも，詳細で多くの解剖学的な情報を得ることができます。MRI 2nd Look USの指標としては，4つあります。
 ①角度，乳頭間距離
 ②乳腺分布との関係
 ③微小な嚢胞・FAなどの良性病変からの位置
 ④血管，Cooper靱帯，脂肪といった周囲の正常構造物との解剖学的な立体的位置関係

MRIは腹臥位で，超音波は背臥位です。そのため①②の方法だけではターゲットがズレる場合が多く，③は有効な症例が限られます。そこで，これらに加え，周囲に見られる正常の解剖学的構造と見比べながら行う④がとても重要となります。MRI 2nd Look USでは，指標とする解剖学的構造を3次元で読み取ることができるので，MMG 2nd Lookよりも緻密にターゲットを探すことができます。

11-3-2 対象病変

MRI 2nd Look USで検出の対象となる病変は，サイズは小さく淡いものが多く，MMGでも描出されていない場合が多くなります。具体的には以下のような病変を対象とします。

乳がん術前検査：乳がんの進展部，同側他病変，対側にMRIで新たに検出されてきた病変

存在診断：MMGや初回の超音波検査では指摘はないが，血性乳汁分泌などの症状がきっかけでMRIが施行されたもの，ハイリスクスクリーニングMRIで検出された病変

スクリーニングのときとは違い，精査としての超音波観察では，対象となる病変がとても淡く良性と似た形態をしているので，乳房内にある5〜8mm程度の良性病変や正常のバリエーションが気になってしまいます．そのような状況で，従来の超音波のカテゴリ分類法でいちばん目立つ「病変らしいもの」を

ターゲットとする方法では，検者の主観に依拠する検査となり，MRIの持つ客観性が失われてしまいます．MRI 2nd Look USでは「超音波で目にとまる部位」であることよりも，④の解剖学的な指標などを根拠にして「MRIと一致する部位であると証明できる」ことが重要です．

11-3-3　MRI 2nd Look USでの「MRI読み解き」

①まず「撮影体位の違い」による乳房の歪みの程度を評価しましょう．
　MIP（最大値投影法；乳房と病変を立体的に現している）や正常構造の映っている横断像・矢状断像を見比べて，その乳房がどの程度，どちらの方向に歪んでいるかをおおまかに読み取りましょう．

②横断像・矢状断像で，ターゲット周辺に特徴的な大きなCooper靱帯や入り込んだ脂肪がないか，ターゲット近くで沿うように走行する血管がないかを探します．血管を探すときに注意が必要なことは，ターゲット周辺になってもまだ皮下脂肪の表面に走行している場合は，背臥位によって位置がずれてしまっていることが多く，指標にしにくくなります．

③T2強調画像の情報を使って，指標となるような嚢胞や線維腺腫，拡張乳管がないかも確認します．例えば「既知の線維腺腫から水平にずらした部位にある，2つの嚢胞の間にある」というような情報は指標となります．

④これらの解剖学的な指標を基に超音波で丁寧に探し，ターゲットを同定します．

⑤超音波で同定できたら，大きさや形状が，MRIでのターゲットと一致するか確認します．

⑥これまでにも述べたように，特に乳頭下近傍の病変は外側に偏位しやすいので，注意しましょう（▶8-6-5）．

　MRI 2nd Look USの成功の鍵は，MRIの画像から解剖学的な位置情報をいかに読み取れるかにかかっています．

　読み取るときに使用するMRI画像は，乳腺・Cooper靱帯・太い血管が映っている分解能の高い撮影法（スライス厚が1 mm前後の矢状断像や横断像）がとても有用です．なぜなら，この画像情報は，超音波と同じ断面を作ることができるため，Cooper靱帯や血管などの解剖学的指標の対比がしやすいからです．

　次に，MRIで位置情報を読み取るときのポイントを挙げます．

> **Point I**
> 矢状断像や横断像の分解能の高いシリーズを読影ツールでスクロールさせながら，Cooper 靱帯の立体的な形状や血管の走行を把握します。
>
> **Point II**
> 同期マークを表示するツールを使い，MIP と横断像でどの部位に相当するかを確認し，周囲の正常解剖や良性病変との位置関係を読み取りましょう。
>
> **Point III**
> 早期相では動脈が，後期相では静脈が出ているので，それらの MIP と横断像を使って，指標となる血管が近くにないか確認しましょう。

11-4 MRI 2nd Look US の実際

11-4-1 血管の位置から病変を同定した症例

　左乳癌の術前検査。対側の右乳房に造影域が指摘されました。超音波では右乳房にはバリエーションと思われる低エコー部がいくつか見られましたが，MRI の血管情報によってそのうちの 1 つをターゲット病変と同定しました。

(1) MIP で血管との位置関係を確認する

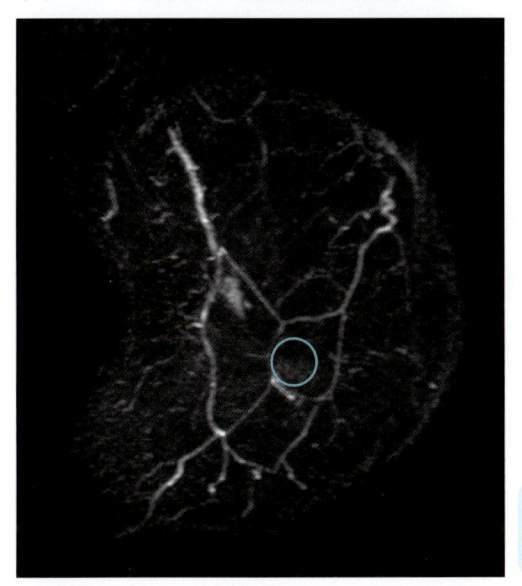

MIP 像では，ターゲット近傍で血管が 2 分岐していることがわかった（青丸は乳頭の位置を示す）。

〔何森亜由美，他：MRI 検出病変に対する second look US の有用性．CANCER BOARD 乳癌 5(1)：93-98，2012 より引用〕

(2) 横断像で指標となる血管の走行を確認する

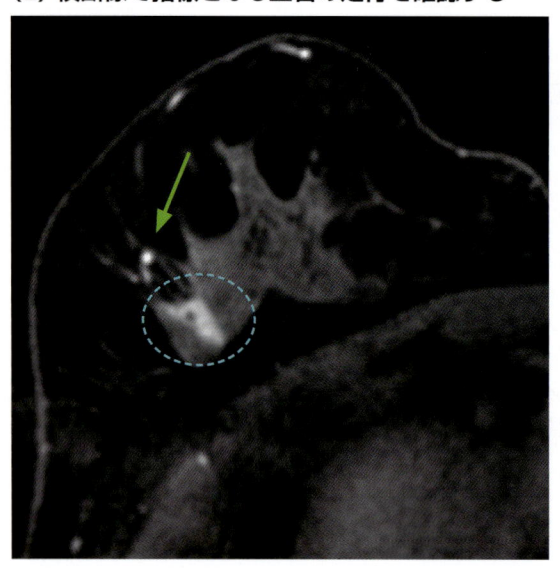

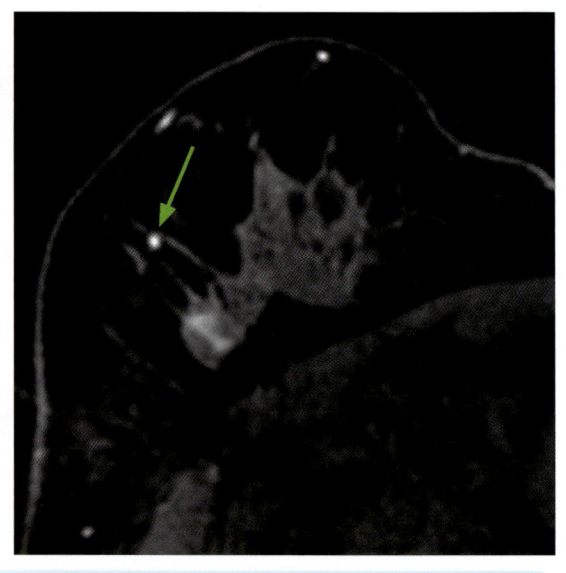

画面を何度もスクロールさせ，血管の走行を読む．腋窩側から病変に近づいてくる血管（矢印）が前後に分岐する部位があり，その分岐部の直下にターゲット（点線囲み）があるという位置情報が読み取れた．

(3) 超音波で指標（血管）を描出し，ターゲット病変を探し出す

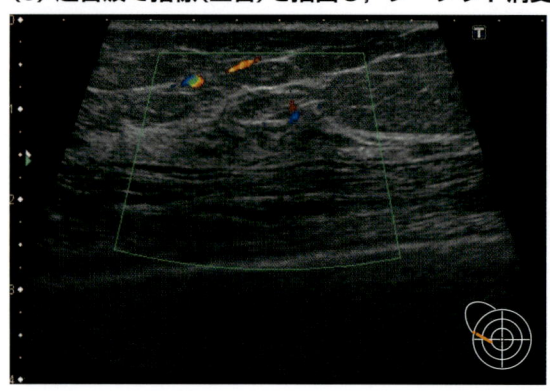

指標とした血管をカラードプラで描出していく．前後に分岐する部位を探す．

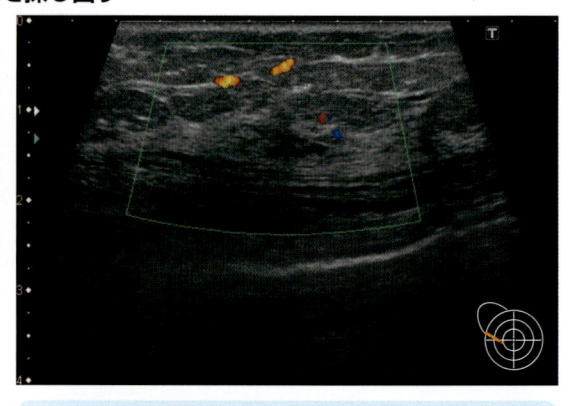

分岐部の直下に淡い低エコー域が見られ，これをターゲット病変とした．

+ VTR 24
指標「分枝する血管」と
ターゲット病変

（4）ターゲット病変に対して穿刺吸引細胞診

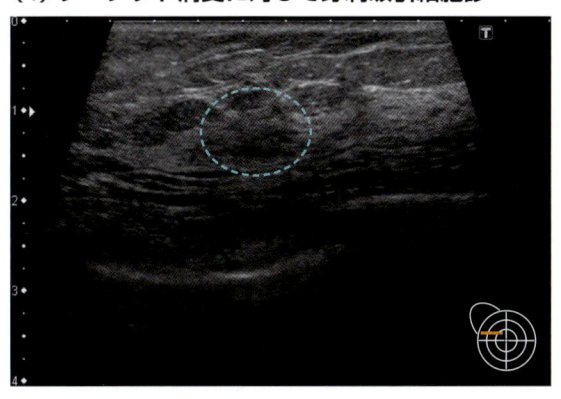

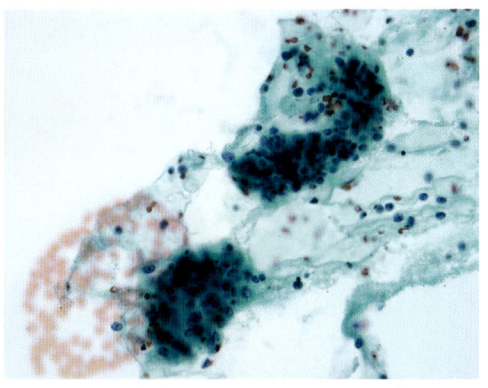

ターゲットとした淡い領域に対し穿刺細胞診を行う。細胞診；悪性。病理結果は，乳管内成分優位の乳頭腺管癌。指標にした血管（矢印）も見えている。

〔何森亜由美，他：MRI 検出病変に対する second look US の有用性．CANCER BOARD 乳癌 5(1)：93-98，2012 より引用〕

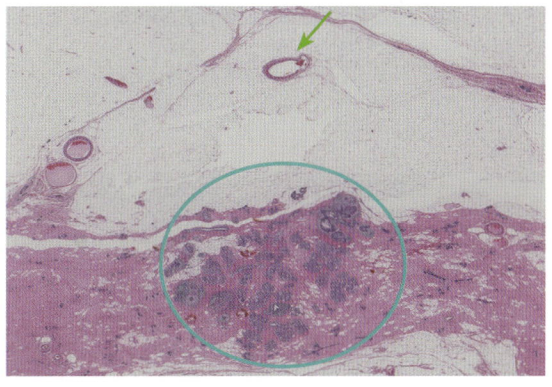

11-4-2　Cooper 靱帯の形状から病変を同定した症例（1）

乳癌術前広がり診断。右血性乳汁分泌。乳頭近傍に指摘された病変が区域性に広がっているかを診断します。今回は Cooper 靱帯の形状が指標になりました。

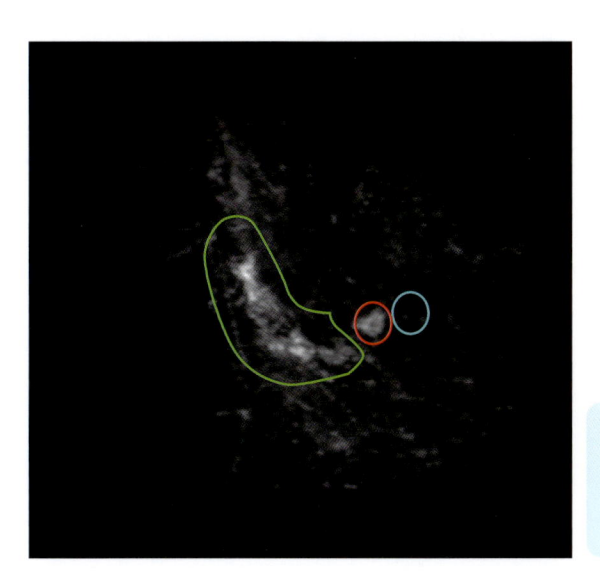

乳頭近傍の腫瘤（赤丸）が主病変である。造影 T1 強調画像で，外頭側に区域性の造影域（黄緑囲み）が指摘された。この造影域が区域性に広がる進展病変であるか評価が必要となった（青丸：乳頭）。

(1) MRI でターゲット部の確認，指標になる正常構造を探し出す

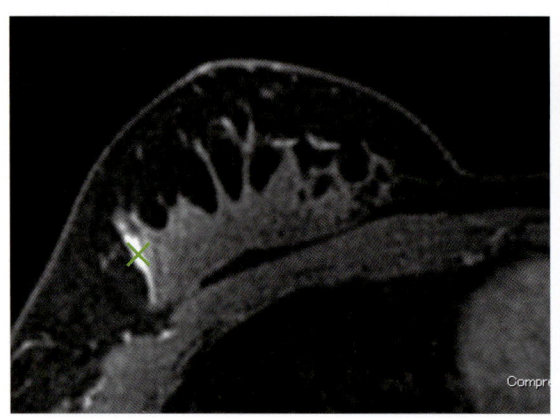

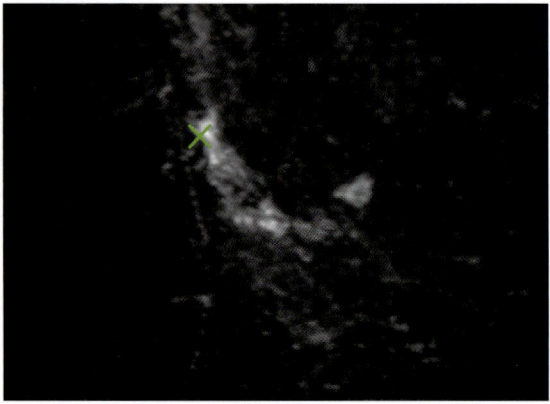

まず，MIP と横断像でターゲット部の位置を確認する。横断像の画面をスクロールさせ，周囲の正常構造を観察し，指標となるものを探す。同期ツールを使用すると確認しやすい。指標となるような血管は走行していない。

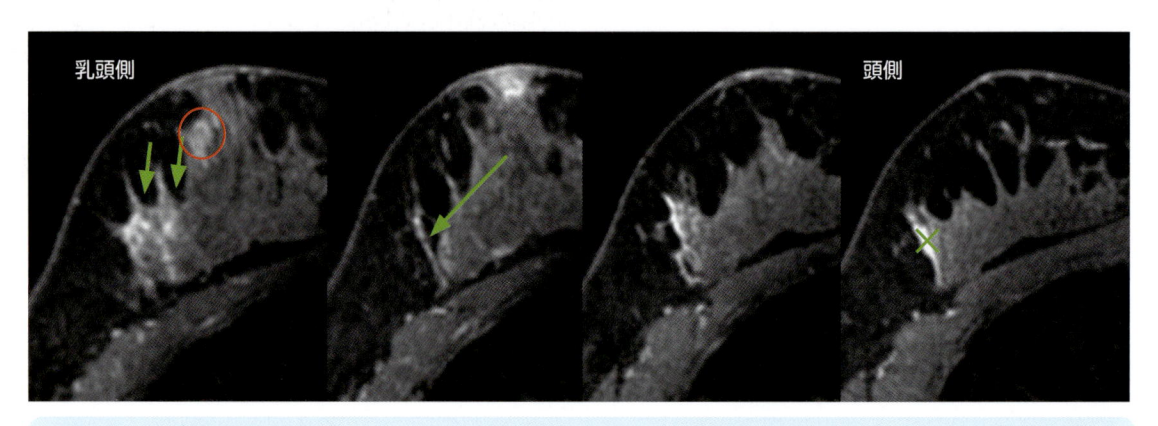

乳頭側　　　　　　　　　　　　　　　　　　　　　　　　　頭側

外側 90°，主病変（赤丸）末梢側に「同じ大きさで 2 つ並び」という特徴の Cooper 靱帯がある。頭側にいくと，2 つ並びのうちの外側の Cooper 靱帯が乳腺内に伸び，その頭側に評価したい造影域がある（×印）。

(2) 超音波で指標（Cooper 靱帯）を検出

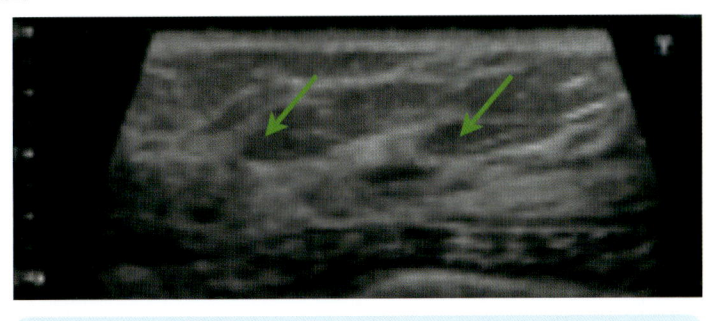

指標とする Cooper 靱帯を超音波で見ると，MRI 画像よりも平たくなり，しかも外側偏位による変形が見られる。この症例のように，Cooper 靱帯の曲線は，MRI との体位の違いにより超音波ではこのような変形が見られる。

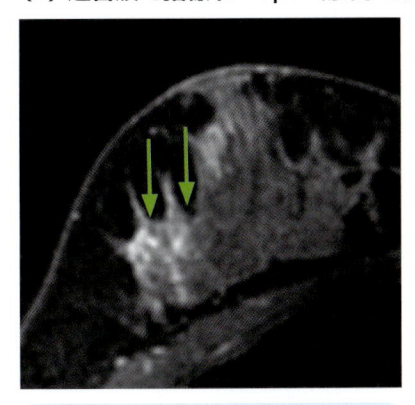

指標とする2つ並びの Cooper 靱帯の MRI 像。

(3) 指標（Cooper 靱帯）を追い，ターゲットを検出する

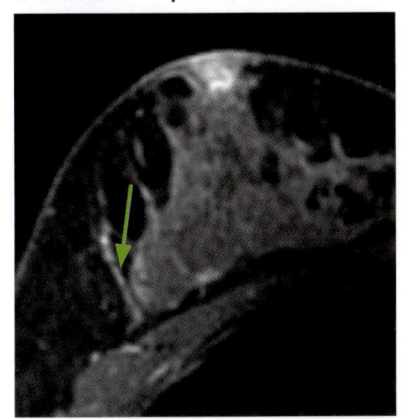

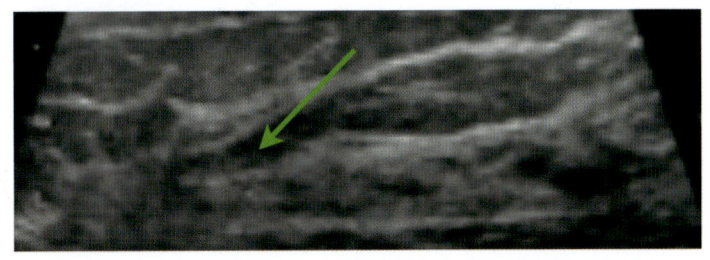

外側の Cooper 靱帯が乳腺内に入りこむところを超音波でも確認できた。ターゲットはこの Cooper 靱帯の曲線の頭側にあるはずである。

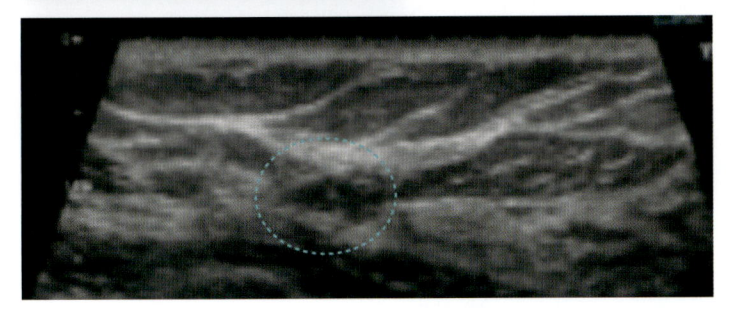

Cooper 靱帯頭側にわずかな低エコー域が見られる（点線囲み）。乳腺末梢によく見られる脂肪と区別がつけにくい像であった。

(4) ターゲット部に対して穿刺吸引細胞診

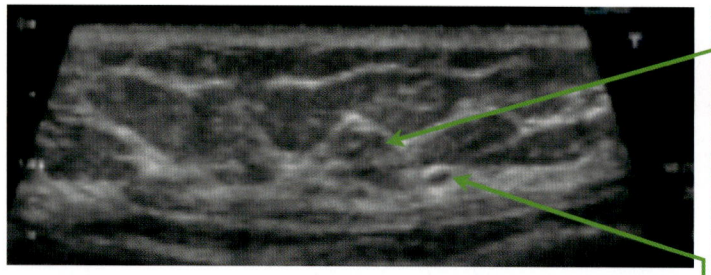

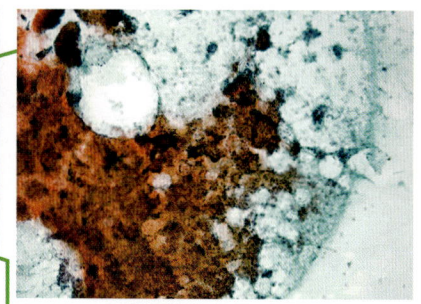

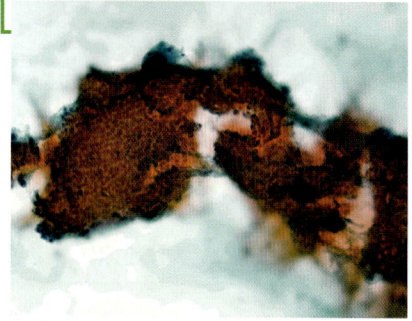

内側には拍動する血管があったので、プローブを頭尾方向にする。すると、脂肪と区別がつきにくい像になってしまった。しかし、Cooper靱帯を指標にしていたので、穿刺吸引細胞診を行うことができた（右上の写真）。〔ちなみに、近傍の微小な乳管内病変に対しても穿刺吸引細胞診を行ったところ、悪性であった（右下の写真）。〕

細胞診：悪性

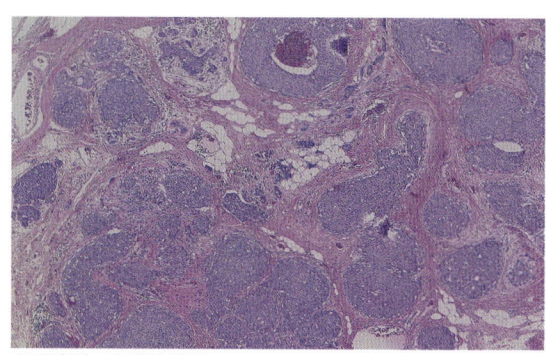

病理診断：乳頭腺管癌

11-4-3 Cooper靱帯の形状から病変を同定した症例(2)

右乳癌術前症例のMRI。対側の左乳房に淡い造影域が見られました。71歳で脂肪の多い乳房でしたが、本症例も、Cooper靱帯が指標になりました。

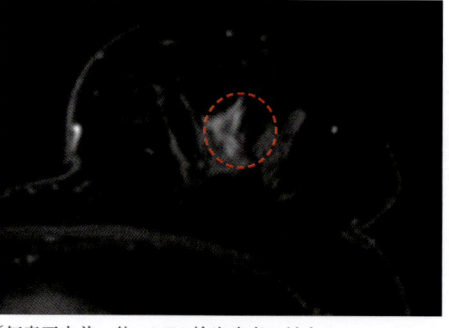

術前のMRI。横断画像で対側左乳房に淡く染まる領域が指摘された（赤点囲み）。

〔何森亜由美, 他：MRI検出病変に対するsecond look USの有用性. CANCER BOARD 乳癌 5(1)：93-98, 2012より引用〕

(1) MRIで指標となる正常構造を読み取る

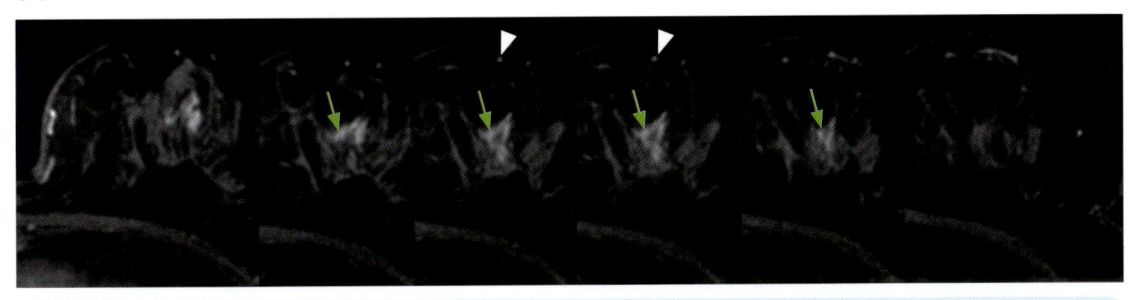

皮下脂肪層を走行する血管（矢頭）はターゲット付近を走行しないため，指標にならない。
しかし，Cooper靱帯に注目すると，淡い造影域は，縦長の大きなCooper靱帯（矢印）に沿っていることが読み取れた。

(2) 超音波で周囲の指標を検出する

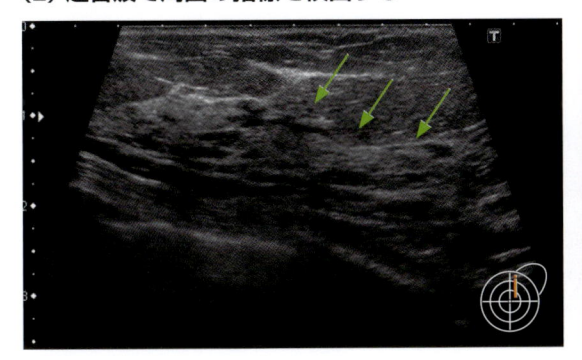

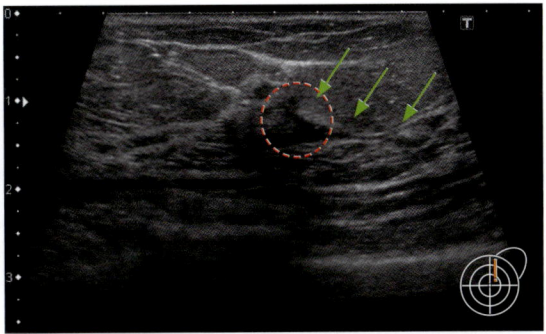

〔何森亜由美，他：MRI検出病変に対するsecond look USの有用性．CANCER BOARD乳癌 5(1)：93-98, 2012より引用〕

指標とした大きなCooper靱帯をプローブを頭尾方向にして探す。他よりも大きなCooper靱帯（矢印）が描出された。
その大きなカーブに沿って，わずかに太い低エコー域（赤点囲み）が見られた。

(3) 超音波でターゲットを検出

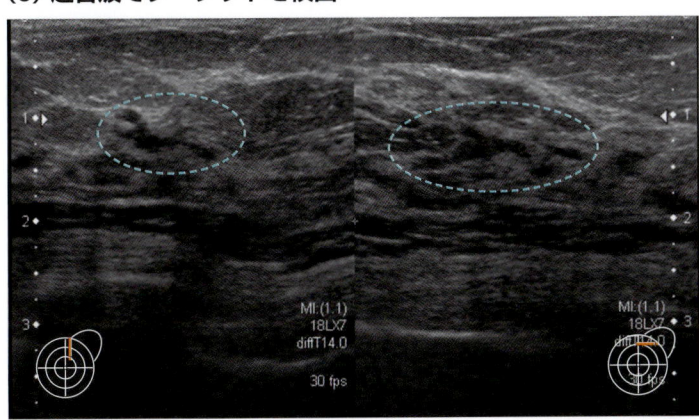

+ VTR 25
ターゲットに対する細胞診

ほんのわずかな低エコーを含む領域（点線囲み）。初回の超音波検査時では指摘しにくい病変であった。

〔何森亜由美，他：MRI検出病変に対するsecond look USの有用性．CANCER BOARD乳癌 5(1)：93-98, 2012より引用〕

（4）穿刺吸引細胞診で確認

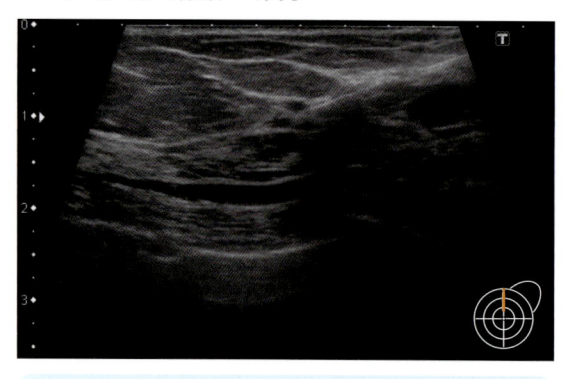

画面右上から穿刺針が刺入され，検体を採取している。

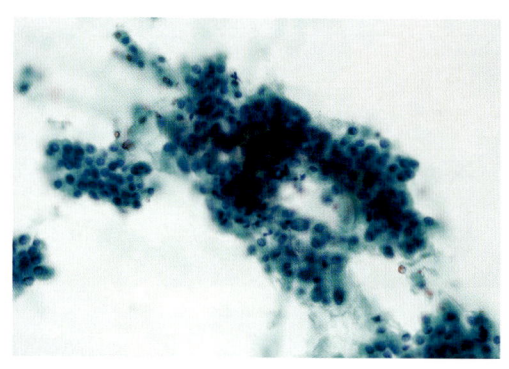

細胞診：悪性

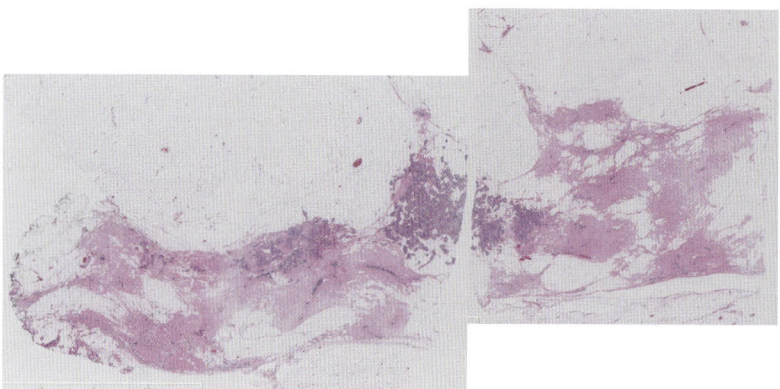

病理診断：非浸潤性小葉癌

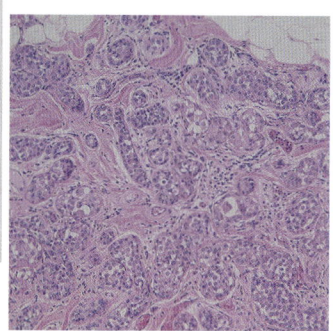

11-4-4 Cooper 靱帯の形状から病変を同定した症例(3)

脂肪性で大きな乳房のため，MRI の撮影時に乳頭の位置が尾側へずれていました。

MRI の MIP ではターゲットは外側 50°方向に見られましたが，超音波では外側 90°に見られました。Cooper 靱帯の形状から，その偏位の程度を知ることができました。このように MRI 撮影体位を確認することが重要です。

（1）乳房変形程度の確認

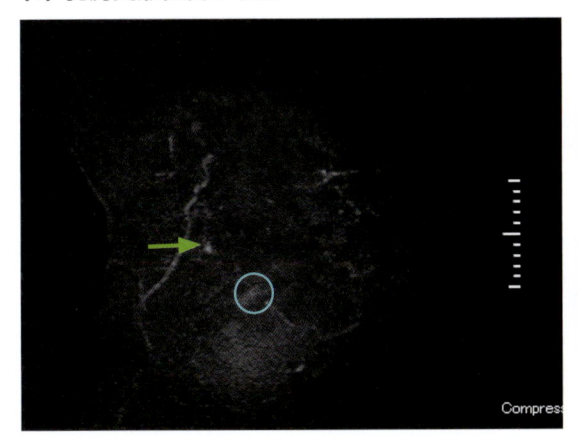

MIP では外側 50°方向に高信号（矢印）が見られる。

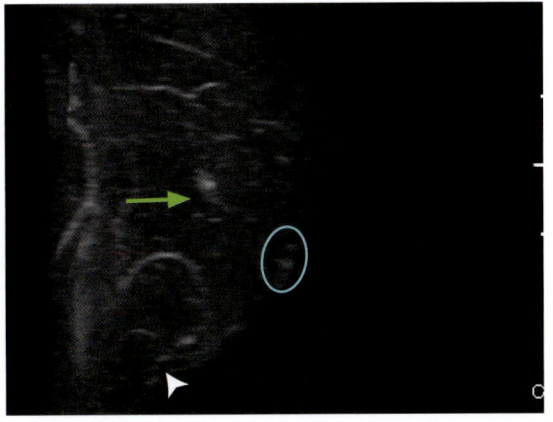

MIP を回転させると，乳頭（青囲み）の位置が中心より尾側にずれて撮影されていた。乳房下溝にもしわが寄っている（矢頭）。

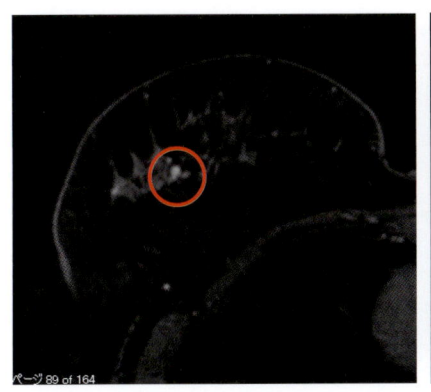

MIP では外側 50°。横断面では，ターゲット（赤囲み）は乳腺が残存している部位にある。

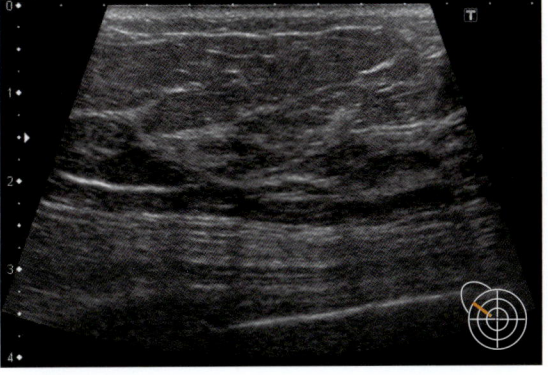

超音波の外側 50°方向。MRI の外側 50°方向と異なり，そこには乳腺がほとんど見られないので，ターゲットを探すべき領域ではないことがわかる。

(2) MRIで周囲の指標（Cooper 靭帯）を読み取る

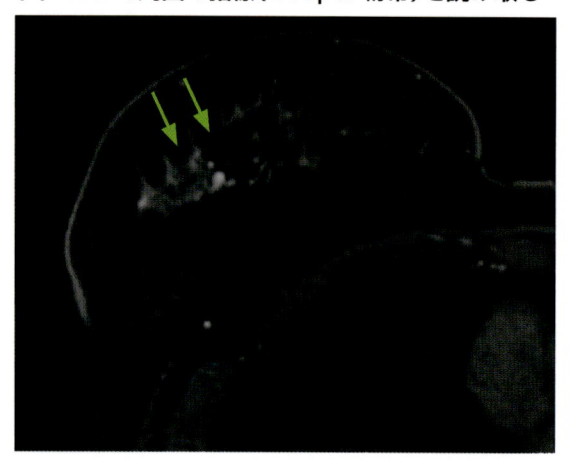

横断面をスクロールさせると，2つ並びのきれいなカーブを持つ大きめのCooper 靭帯がターゲット病変の直上に見られ，これを指標と決めた。

(3) 超音波で周囲の指標（Cooper 靭帯）を検出する

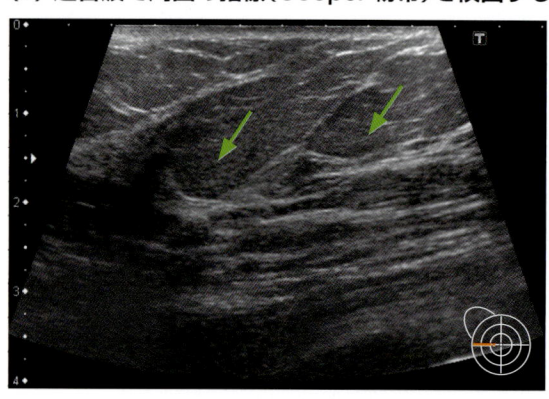

超音波では，指標にしたCooper 靭帯は，外側90°方向に見られた。2つ並びのきれいなカーブを特徴に持つ大きなCooper 靭帯である。

(4) ターゲット病変に対して穿刺吸引細胞診

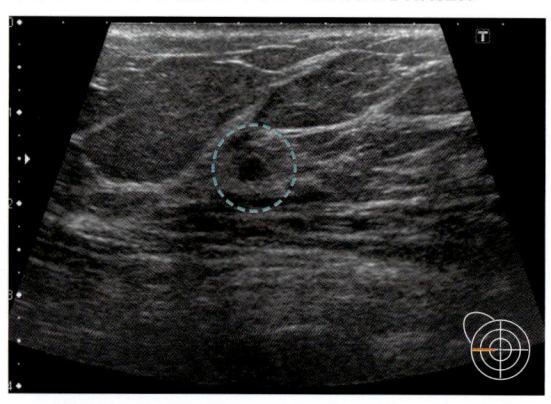

2つ並びのCooper 靭帯の真ん中の位置に，淡い病変が検出された。

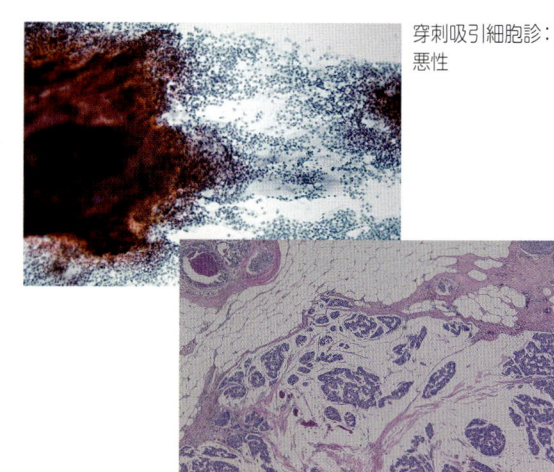

穿刺吸引細胞診：悪性

病理診断：粘液癌

11-4-5 血管の走行から病変が一致すると確認した症例

　血性乳汁分泌症例。脂肪化は軽度で乳房の大きさは中程度，乳房自体の変形はほとんどありませんでした。MMG や初回の超音波では所見はなく，MRI で微小な結節が高信号されました。超音波では良性類似病変が指摘されましたが，同一であると確認する必要がありました。Cooper 靱帯には特徴がなく，今回は血管を指標に描出しました。

(1) ターゲットの確認

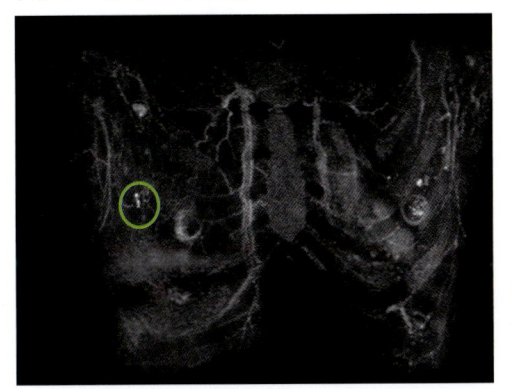

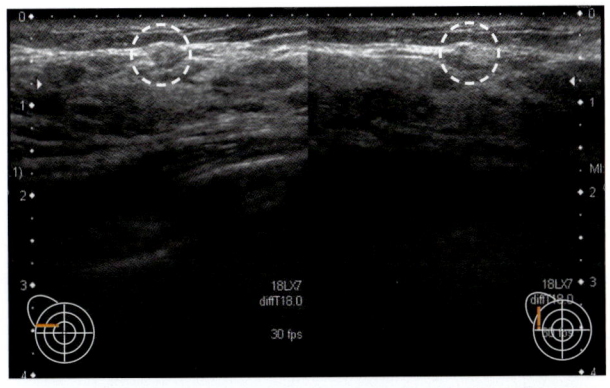

MIP で外側 50°に高信号が見られた（黄緑囲み）。超音波でも外側 50°に一致して等エコー腫瘤が見られた（点線囲み）。とても淡い病変で MP 様である。検出した位置が MRI と一致するのかさらに確認が必要となる。

(2) 確認できる周囲の正常構造を探す

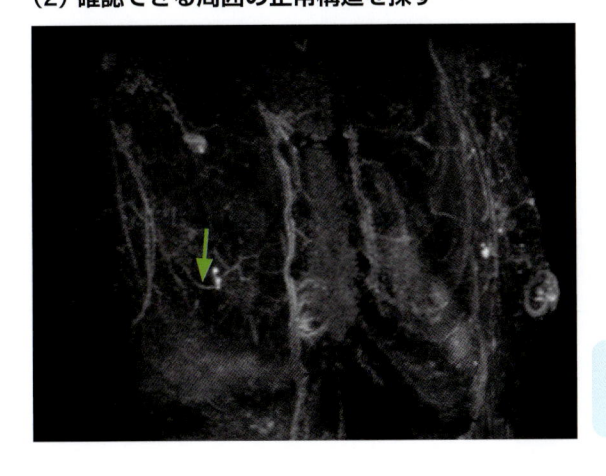

MIP を回転させると，ターゲットの近くには血管が走行していることがわかった。

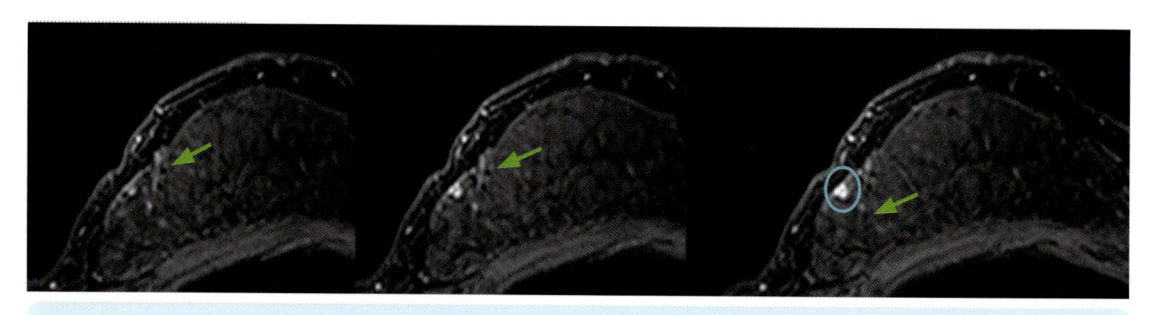

横断像の画像を何度もスクロールさせ，血管の走行とターゲットとの位置関係を確認する。
血管は乳腺を貫くように走行していて，貫く角度は，頭側から尾側へやや斜めになっている。Cooper靱帯には特徴がなく，今回は血管を指標にする。

(3) 指標とターゲット病変の位置関係の確認

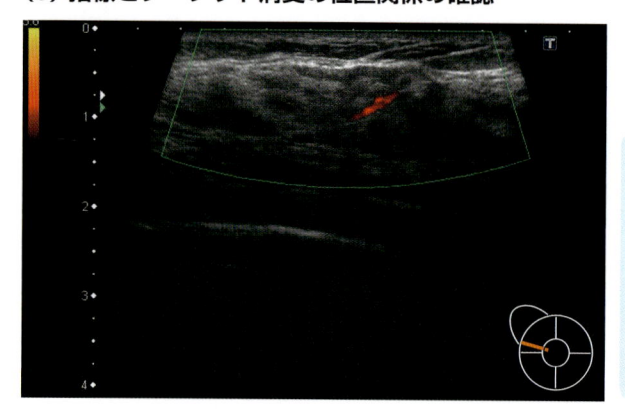

パワードプラで指標にした血管を探す。
血管走行の方向や距離が，ターゲット病変との位置関係と一致するかを見る。この血管は，乳腺を頭側から尾側へ貫いており，指標とする血管の特徴と一致した。
高分解能超音波ではMRIに映っていない微小な血管も検出するため，周囲に指標と似たような特徴を持つ血管がないことを確認しておく。

(4) ターゲット病変に対して穿刺吸引細胞診

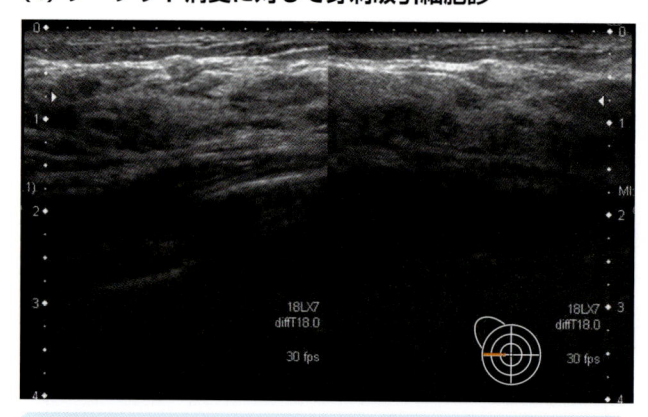

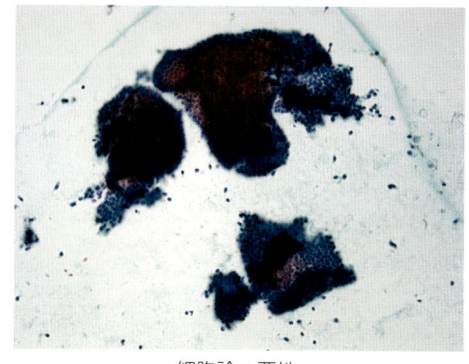

細胞診；悪性

血管との位置関係から，MRIでターゲットとした病変であると確認された。4×4 mmの病変。穿刺吸引細胞診を行った。

11-4-6 乳腺の分布形状の特徴から病変を同定した症例

　左乳癌の術前検査。主病変以外に新たに高信号が指摘されました。特徴的なCooper靱帯や血管は見られませんでした。乳腺の分布の形状に特徴があり，それを指標にしました。

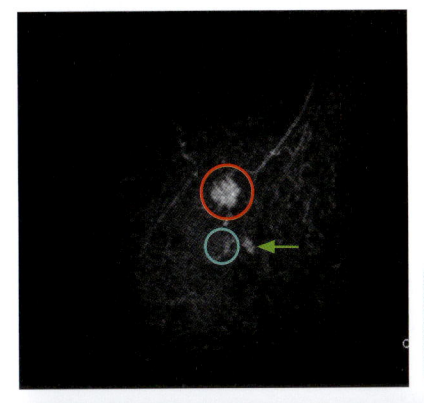

MIPで乳頭（青丸）の外側に微小な高信号が見られた（矢印）。血管は近くを通っていない（赤丸が主病変）。

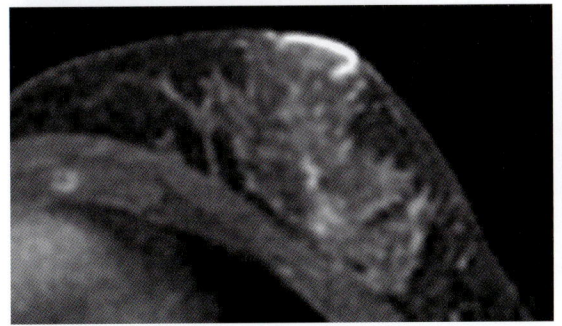

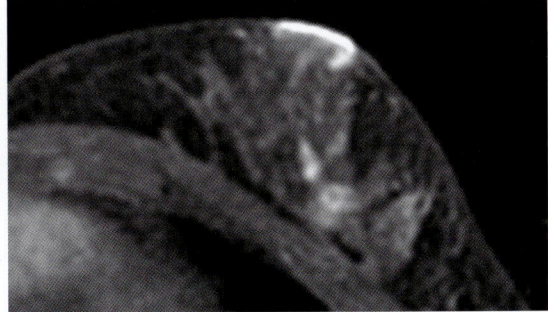

横断像でも特徴的なCooper靱帯は見られない。

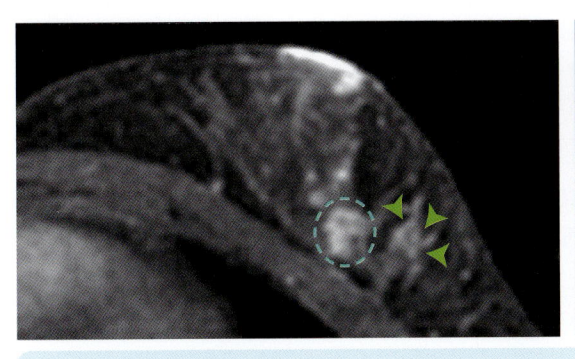

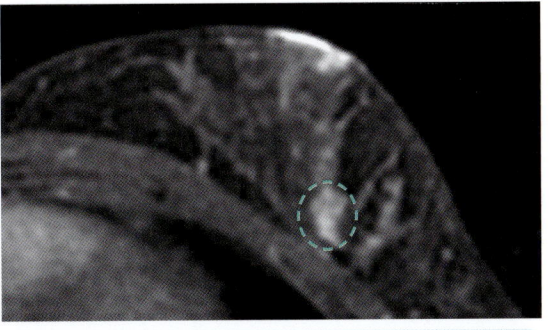

ターゲット付近の乳腺の分布を見ると，乳頭から長い曲線になっている部位の末梢側に，乳腺が脂肪内に出ている部位（矢頭）がある。他の部位にはない特徴であったため，これを指標にした。

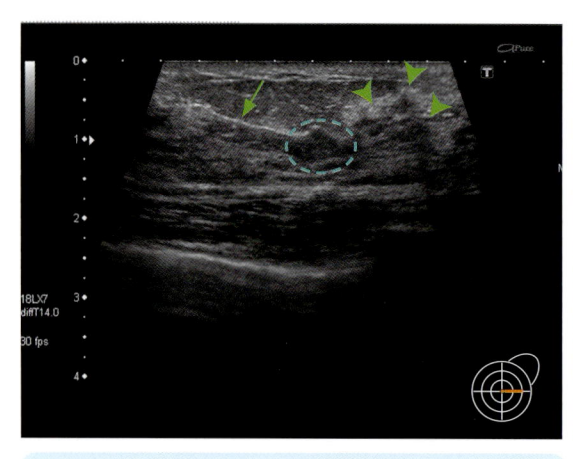

超音波でも，乳腺と脂肪の境界線が直線になっている部位があり(矢印)，その末梢側乳腺が盛り上がって分布している(矢頭)。盛り上がる乳腺に接している部位をターゲットと同定した(青囲み)。

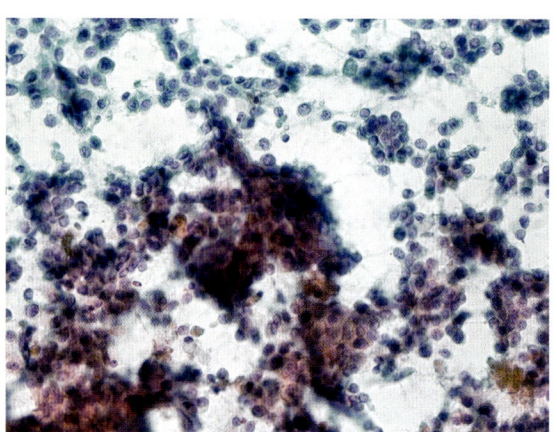

細胞診：悪性

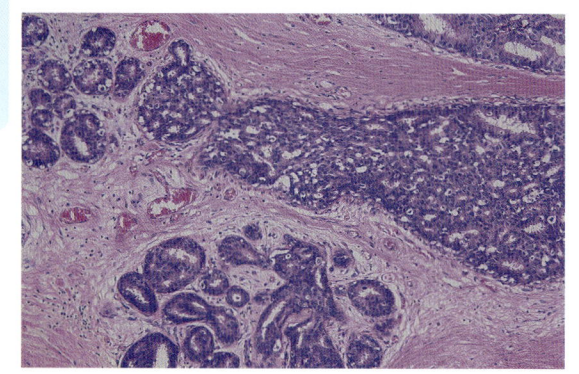

病理診断：乳頭腺管癌

✚ **VTR 26**
指標「乳腺の形状」と
ターゲット病変

まとめ

2nd Look US は，MMG であれ MRI であれ，今後の臨床で重要な役割を果たしていくと考えています。MRI ではターゲットの同定を正確に行うために，MRI の横断像や矢状断像のスクロール画面からの情報の読み取りをしっかり練習しましょう。超音波技師もこの情報を読み取ることができる，または医師が MRI の情報を伝えることで，かなりの確率で同定できます。立体的な解剖学的な根拠を持ってターゲットを同定するこの方法では，同定率は 9 割以上を確保しています(2010 年 2 月～ 2013 年 12 月　がん研有明病院 785 病変まとめ)。

　被検者の負担も少なく，考え方さえ理解できれば簡便にできるこの方法を，ぜひ身につけましょう。

第12章 エコー下穿刺吸引細胞診

技術と読影力があれば，針生検にも匹敵する診断能力を持つ

　乳房超音波が力を発揮する大きな場面の1つに，エコー下穿刺吸引細胞診（以下，穿刺吸引細胞診）があります。穿刺吸引細胞診を，みなさんはどのように捉えていますか？　「苦手だ」「精度が低い」「成功率が高くない」など，どちらかというと敬遠されがちな検査なのではないでしょうか？

　ここでは穿刺吸引細胞診を行うにあたってのポイントを，解説したいと思います。

　穿刺吸引細胞診の精度を高めるためには，確実な病変の描出と穿刺部位の同定，安定した穿刺技術が必要です。これらが揃えば，針生検にも匹敵する診断能力を持っています。

〈穿刺吸引細胞診のポイント〉

①穿刺対象は主腫瘤か，進展部位か，良性か？
　何を診断したいのか？　の確認
②適切な穿刺部位は？
　まんべんなく？　表面？　内部の低エコー部のみ？　乳管に沿って？
③針の動かし方は？
　組織型によって，刺入速度や動かし方は変わる
④左手の使い方
　乳房をどの方向から圧迫し，病変を固定するか？
⑤刺入感の把握
　病変に入る瞬間の弾力，抵抗力，針が進むときの線維が切れる感覚は？
⑥採取時の観察
　針の動きに伴い，病変が一緒に変形するか？　周囲の間質も一緒に動くか？　消失するか？　病変内での針の自由度

　これらのポイントを1つひとつ押さえていくことで，穿刺吸引細胞診の成功率は飛躍的に向上します。針生検より侵襲の少ない検査を手に入れましょう。

準備物の例

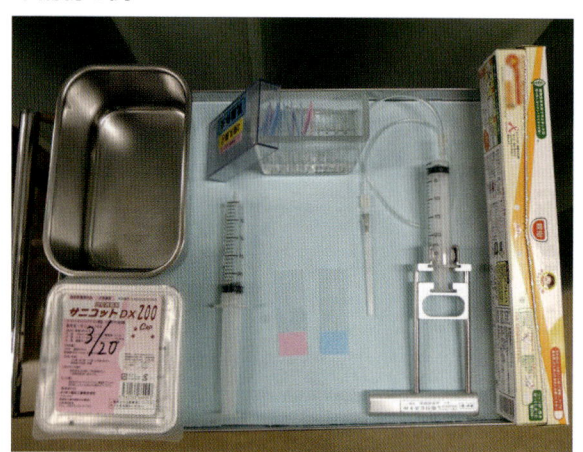

20 mL 注射器＋延長チューブ＋23 G カテラン針(千葉大学式吸引ピストル)
20 mL 注射器吹き付け用
95％アルコール固定液(1％キシロカイン 2 mL ＋ 25 G 短針)
アルコール綿
ラップ

12-1 穿刺対象は，主腫瘍か，進展部位か，良性か？

　がん細胞は結合性に乏しいと言われています。そのため，病変が小さくても針先が癌の部位に当たっていれば，がん細胞は吸引によって針筒内に容易に入り，「がん細胞は必ず採取できる」はずなのです。一方，良性の場合は，上皮の結合性が強く，ただ穿刺針を出し入れしているだけでは検体が採取されません。つまり，穿刺対象が悪性か良性かによって，穿刺の仕方は変わってきます。どのような病変であっても検体が採取できるという細胞診技術の正確さには，穿刺部の組織構成を推測し，針をどのように入れて，どのように動かせば，適切な検体を取ることができるかをイメージして採取することが必要です。

　ここではまず，悪性腫瘍，進展部位，良性の場合のそれぞれの病理学的特徴を理解しましょう。病理像も合わせて理解することで，より具体的な穿刺のイメージができるようになります。

1）悪性の主腫瘍

　①がん細胞が管状・乳頭状に増殖する乳頭腺管癌や，シート状で圧排性に増殖する充実腺管癌では，がん細胞胞巣は穿刺針の針先で崩しやすく，検体採取は容易です。簡単で大量にがん細胞を採ることができます。

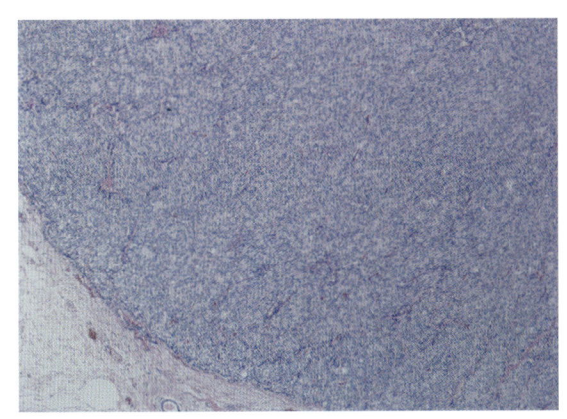

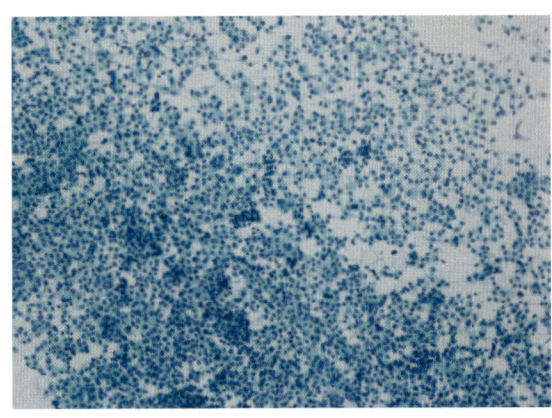

充実腺管癌。たくさんの検体が採取される。結合性に乏しく，パラパラになっているのが特徴である。

②硬癌は結合組織が多く，検体は大量に採取されません。しかし，少ない量でも，硬癌に特徴的な核の並びと楔状集塊が採取されていれば細胞診で診断がつけられます。

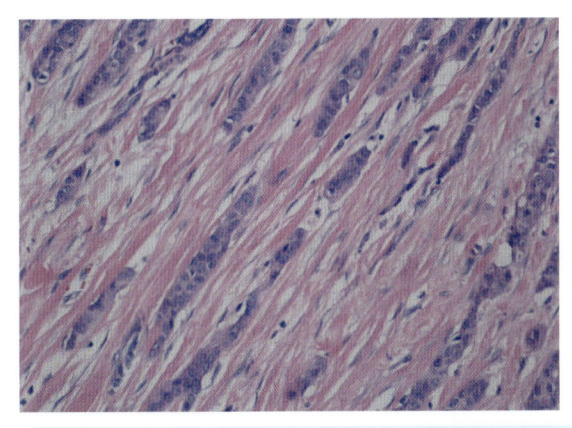

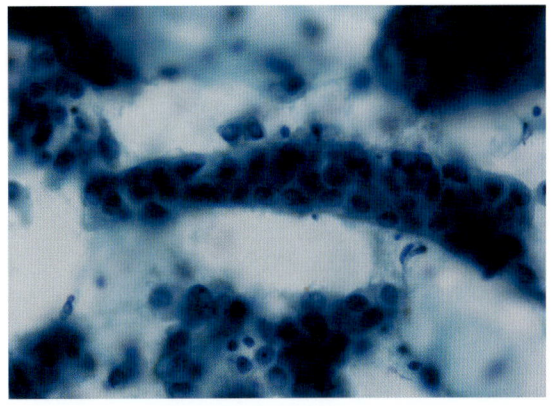

硬癌。検体の量は少ないが，楔状のがん細胞集塊が採取される。結合組織の隙間にあるがん細胞が形状を保ったまま採れてくる。

2) 乳管内進展部位

超音波で認識できるがん細胞の乳管内進展部位には，多くの場合，篩状，充実状，乳頭状，低乳頭状などの形態を示す採取しやすいたくさんのがん細胞が増殖しているため，乳管の太さのわりには多くの検体が採取されます。

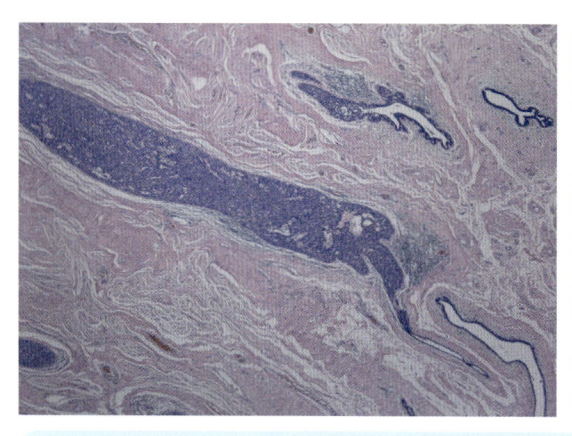

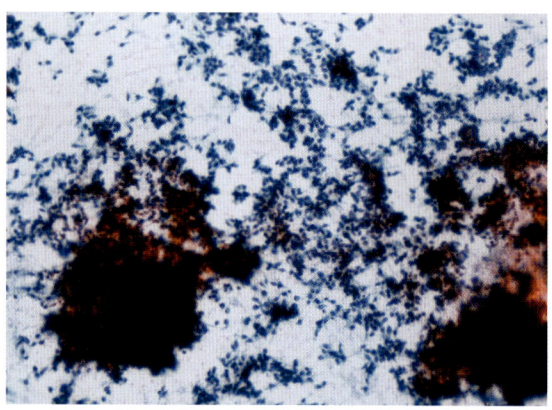

がん細胞の乳管内進展部。がん細胞が充実状あるいは乳頭状に増殖し，がん細胞を採取しやすい。

3）線維腺腫

　日常的によく遭遇する良性病変で穿刺対象となるものの1つに線維腺腫があります。上皮と間質結合織の両方が増殖した境界明瞭な腫瘤です。間質が浮腫状だと，細胞診で間質粘液がたくさん採れ，結合性の強い上皮もシート状・腺管状にたくさん採取されてきます。陳旧性線維腺腫では，間質が硝子化・石灰化しており採取量は極端に少なくなります。同じ線維腺腫でも，いろいろな採れ方をすることを知っておきましょう。

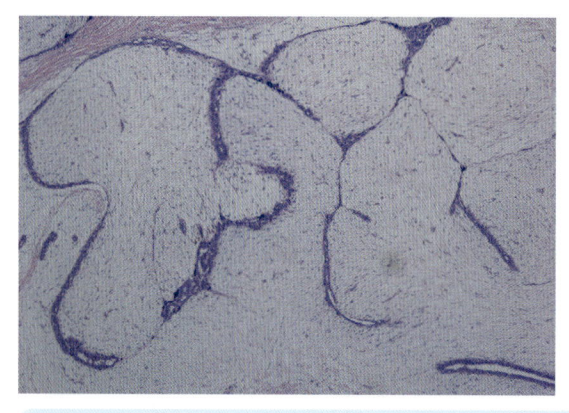

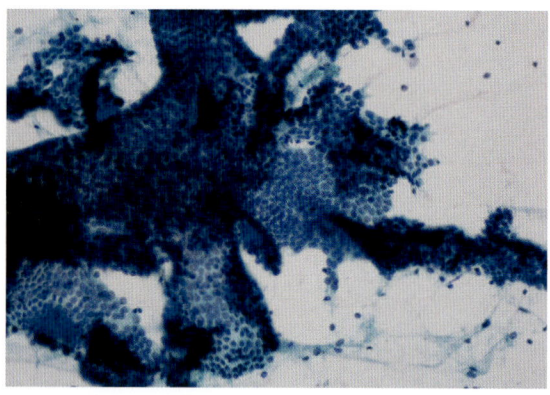

線維腺腫：管内型。この症例の間質は浮腫状でグミのような弾力があるが，穿刺針は入りやすい。間質粘液が多く採れ，樹枝状・シート状の細胞集塊が採れる。

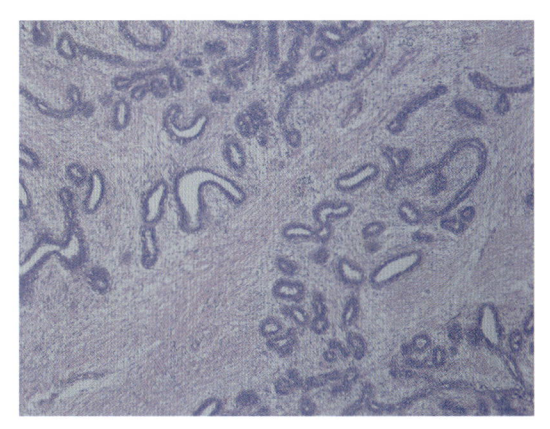

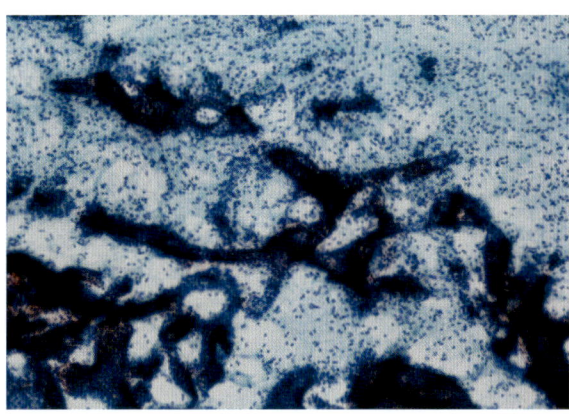

線維腺腫：管周囲型。間質粘液と腺管状の細胞集塊が採取される。

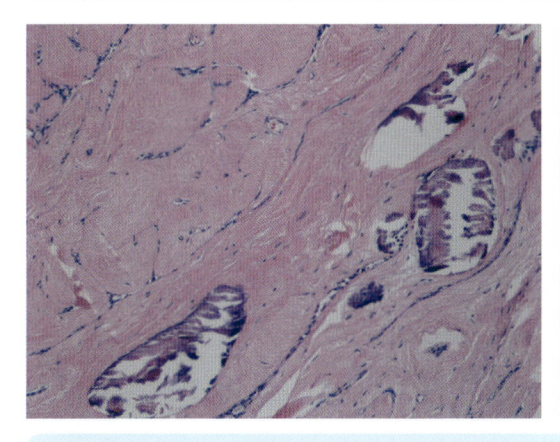

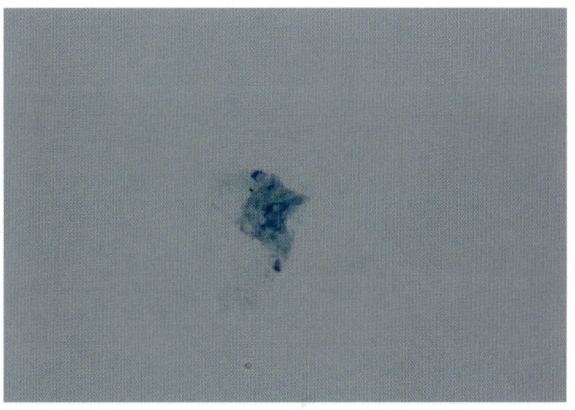

陳旧性線維腺腫。この症例の間質は硝子化・石灰化しており，穿刺針が刺さりにくい。間質や上皮細胞はほとんど採取されない。

4）乳腺症

　線維腺腫以外によく穿刺対象となる良性病変にいわゆる乳腺症があります。乳腺の増殖性変化と退行性変化が共存するので，臨床的には「硬結・腫瘤」として触れます。超音波画像で腫瘤として見え，乳頭腺管癌や非浸潤性乳管癌，乳管内乳頭腫などと鑑別するために細胞診対象となる乳腺症の例を，一部挙げます。採取される検体量は悪性より少なくなります。

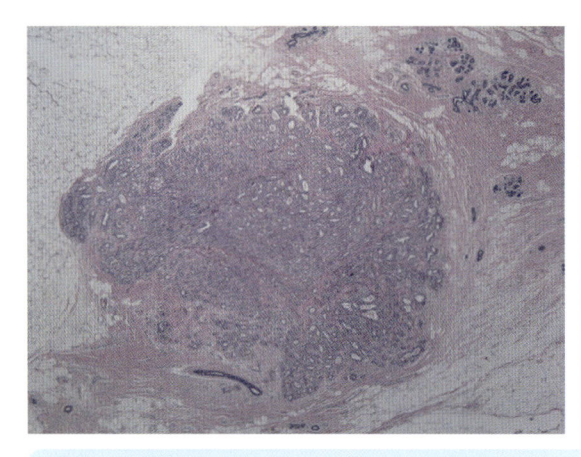

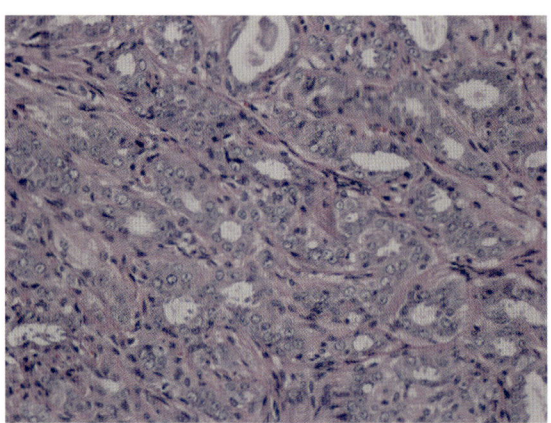

結節性硬化性腺症(sclerosing adenosis / adenosis tumor)　腺管が結節状に増える。

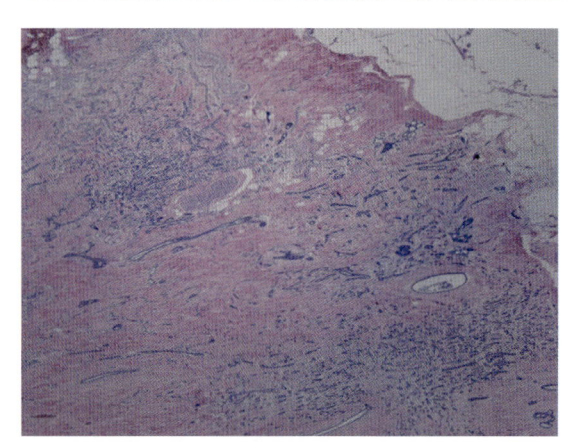

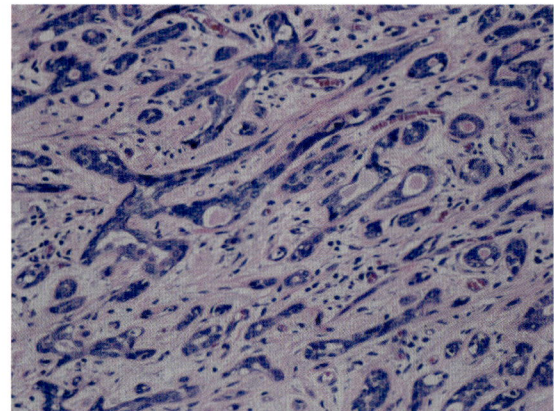

硬化性腺症(sclerosing adenosis)　腺管が小葉状に増殖している。細胞成分が減り硬化(濃ピンクの線維が増える)が強くなっている。一見，間質に浸潤しているように思われるが，上皮に異型はなく乳管上皮・筋上皮の二相性は保たれている。

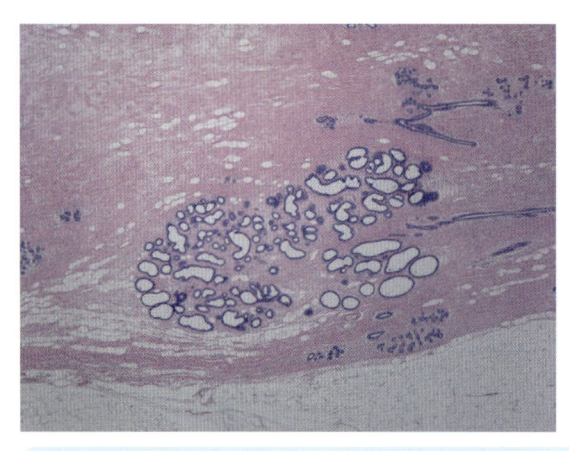

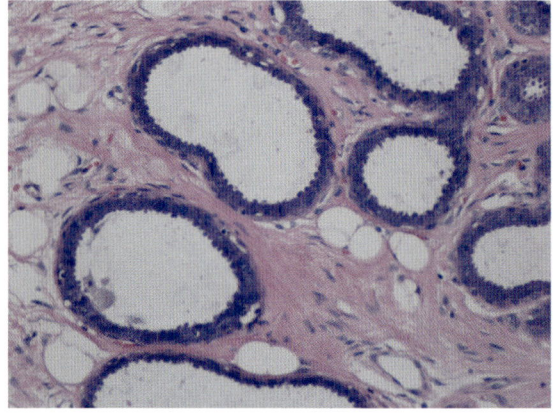

閉塞性腺症(blunt duct adenosis)　細乳管上皮の丈が高くなり，分泌突起が見られる。内腔が拡張することが多い。

12-2 適切な穿刺部位は？

　穿刺吸引細胞診では、「病変のどの部位から、適切ながん細胞をより多く採取できるか」を常に考えます。多くの悪性腫瘍では、がん細胞が均一に増殖しているので、まんべんなく穿刺すれば検体は採れるのですが、症例や組織型によっては診断できる採取物が採れないことがあります。超音波画像から組織構成を推測し、ピンポイントの狙いを定めておくことで、適切な検体をより確実に採取できます。

　ここでは、病変のどの部位を穿刺するのが適切か、いくつかの症例を見ながら考えてみましょう。

1) 中心部が壊死に陥っている腫瘍

　20 mmを超える充実腺管癌などは病変の中心部が壊死に陥っている場合があります。中心部を刺すと診断できるがん細胞が採れないこともあります。最初は皮膚側の境界に近い部位を狙いましょう。

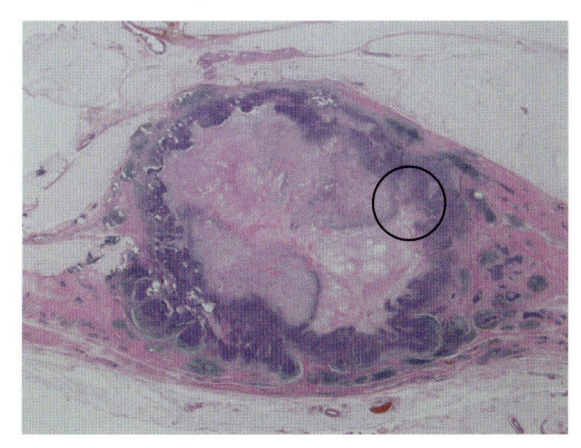

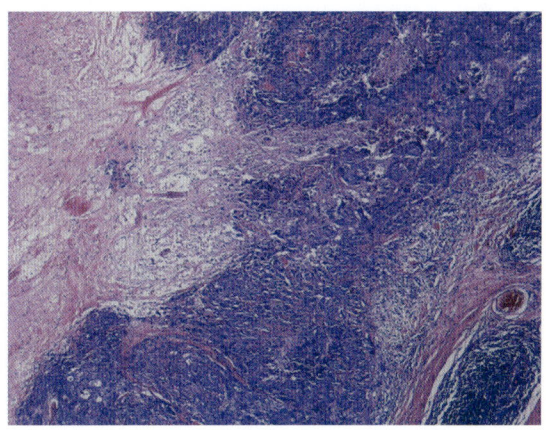

充実腺管癌。中心部は壊死に陥っており、中心部からの穿刺ではいきいきとしたがん細胞は採れない。辺縁からはがん細胞がたくさん採れる。右図は腫瘍辺縁（○印）の拡大。

2) 組織構成が混在している腫瘍

　一病巣の中では複数の組織像が混在していることがよくあります。内部エコーから組織像を推測し、最も多く採れそうな部位から採取しましょう。例えば、次頁で提示したような病変の場合、膠原線維成分の少ない硬癌の組織像を取る「a」が最も診断でき、超音波では等エコーに見えます。

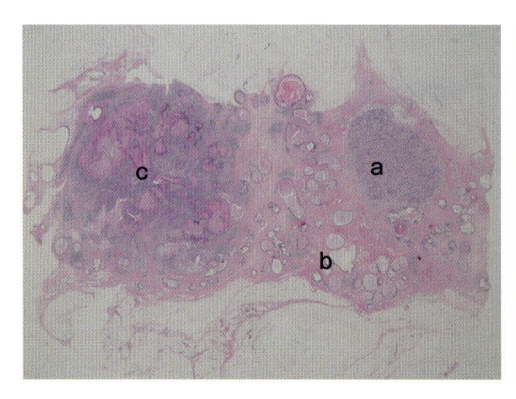

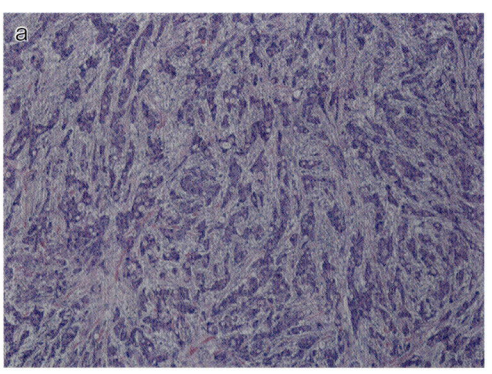

a. 硬癌の形態：超音波では等エコーになる。

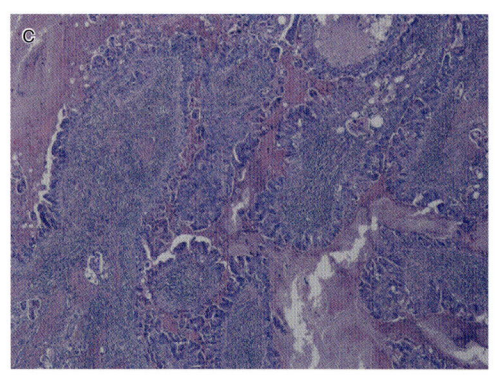

c. 壊死を伴う：超音波ではcysticな低エコーが混在する

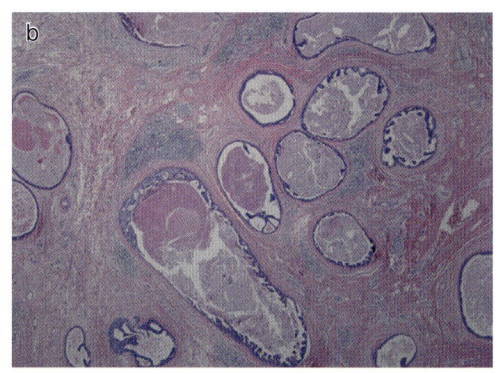

b. 低乳頭状の乳管内病変：超音波では拡張乳管様の低エコーが混在する

3）中心に線維成分の多い硬癌

　低エコーを呈する硬癌は，中心部は線維成分が多くがん細胞が採れにくいという特徴があります。この場合は境界部を狙いましょう。ただし，中心部まで淡くエコーレベルが確認できる病変（線維成分の中のがん細胞が比較的多い）病変であれば，がん細胞は中心部からも多く採取されます。

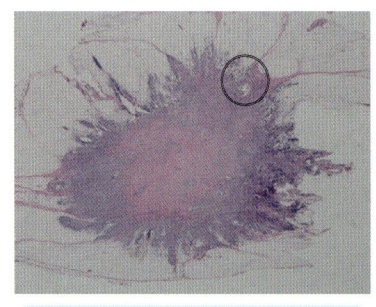

典型的な硬癌。中心部は線維成分が多く，がん細胞が少ない。

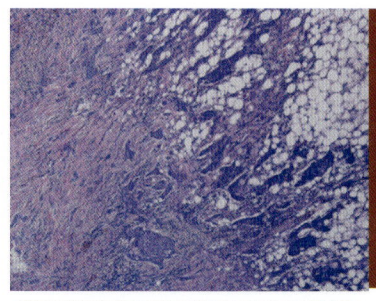

辺縁には線維成分が少なく，がん細胞が豊富にあり，多く検体を採取できる。

4) 5 mm 程度の腫瘤

5 mm 程度の病変は，組織型に関係なく，確実に針を中心部に入れて採取しましょう。硬癌の場合でも，5 mm 程度であれば，まだ中心部の線維成分が少ないので，がん細胞はたくさん採れます。

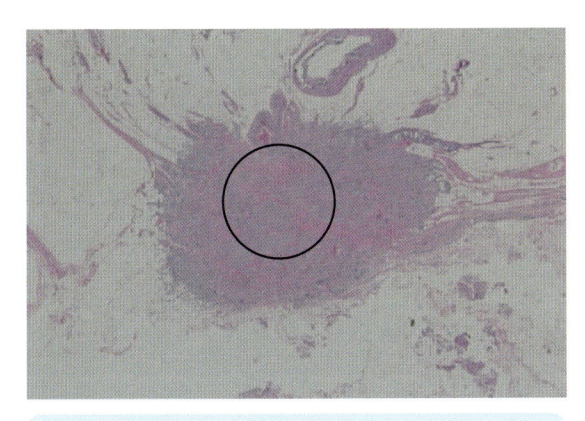

5 mm の硬癌。中心部にも細胞が多い。

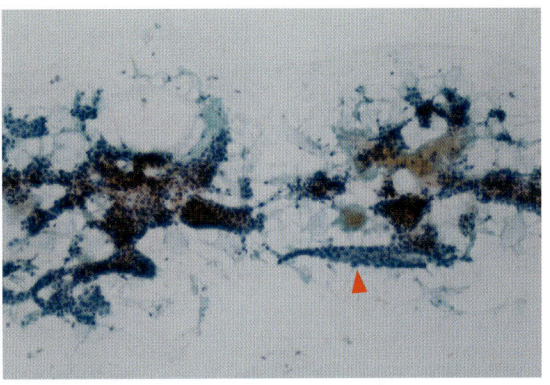

硬癌に特徴的な楔状の細胞集塊(矢頭)が採取されている。

5) 乳管拡張病変

内腔のエコーレベルが低い乳管拡張病変は，診断に必要ながん細胞が乳管壁に沿ったところにあります。なるべく長軸で拡張病変を描出したうえで，乳管壁に沿って針を動かし，削ぎ取るようにがん細胞を採取しましょう。

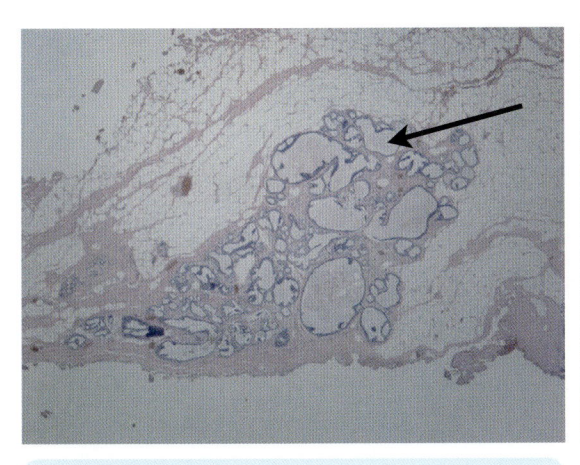

低乳頭状型のDCIS。

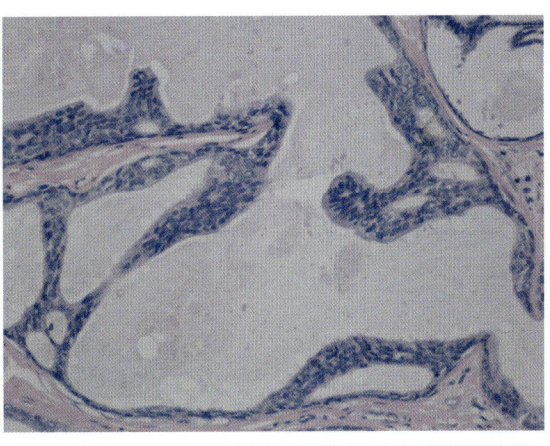

がん細胞は，壁に沿って広がる。

12-3 左手のプローブ・病変・乳房の固定法

　細胞診の採取手技の決め手は「左手の固定」と言っても過言ではありません。乳房の厚みや皮膚の張り，胸郭のカーブ，肋骨の位置，それらを考慮に入れて，プローブを圧迫をかける方向と角度，固定の方法を考えます。

1) モニターには病変の検体を採りたいポイントを描出し固定しましょう。基本は画面の刺入側1/3の位置に病変を出します。ターゲットが浅いときは画面の端寄りに描出し，刺入距離をなるべく短くするほうがターゲットは動きません（左図）。ターゲットが深いときは画面の中央に描出し，ターゲットが動いて左側にずれても対処できるようにしましょう（右図）。

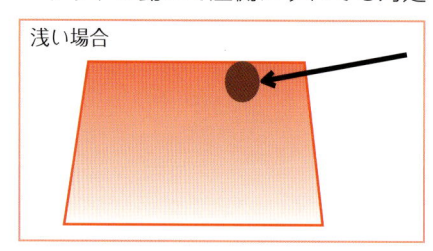

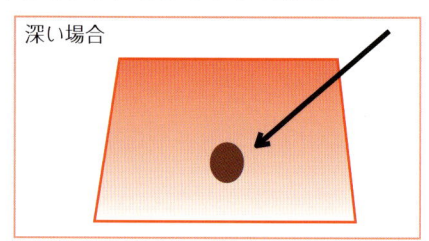

浅い場合　　　　　　　　　　深い場合

2) 基本の固定法（①）。第1～3指でプローブを把持し，微小な角度の調整ができるように持ちます。第4・5指と小指球で乳房を固定します。

3) 乳房の内側は，乳腺が薄くなっており胸郭も水平なので，背中に対して垂直圧迫で固定できます。第4・5指と小指球は，プローブを安定させるために軽く乳房を固定するだけで構いません。

4) 乳房の外側や，内側でも乳腺が厚い場合は，ターゲットが動きやすくなります。特に外側はスライド移動の仕組みによってよく動くため（▶8-6-5参照），そのまま穿刺すると，穿刺針に押されてターゲットが移動してしまいます。穿刺時に移動しないように，前もってプローブの圧迫でターゲッ

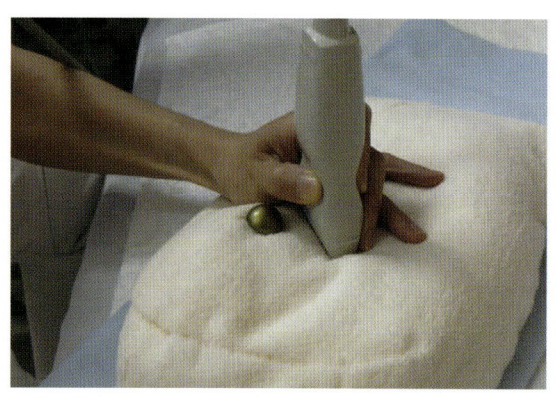

①基本の固定法

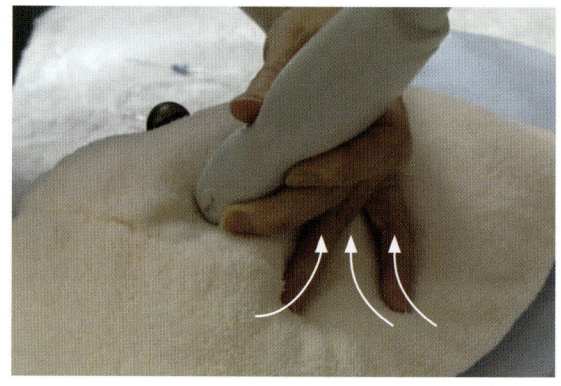

②CDの外側。手の小指球，第4・5指を使って乳頭側に乳房を集める。病変も乳頭側へ移動している。

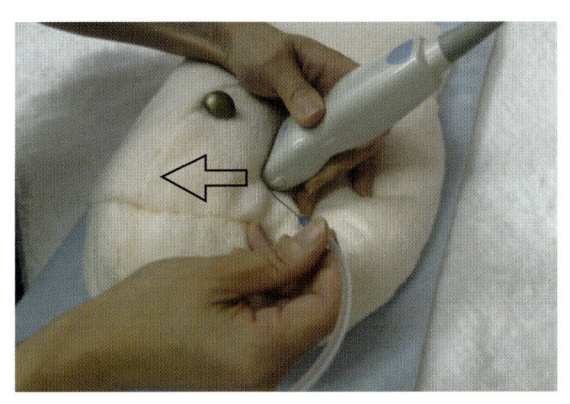

第12章 エコー下穿刺吸引細胞診

③プローブ先端も乳頭側に傾ける。乳頭方向への圧力をかけることにより，ターゲットを固定して，針の刺入による移動を防ぐ。

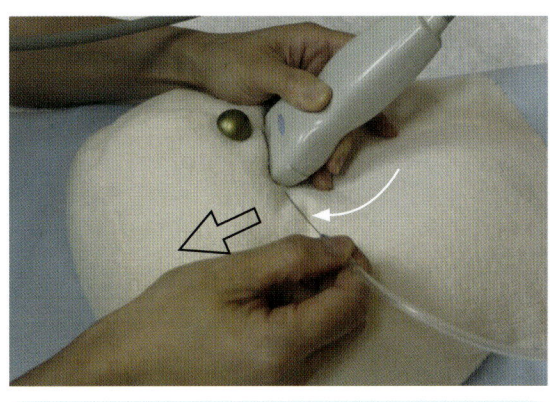

④頭側。鎖骨側の皮膚を引き下げ乳頭側にプローブを傾けて圧迫固定する。病変も乳頭側へ移動する。

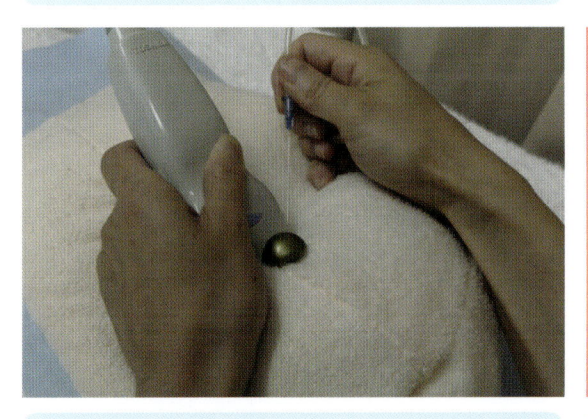

⑤プローブ先端は乳頭側に傾いている。針の刺入方向もプローブの傾きに合わせて乳頭寄りになる。

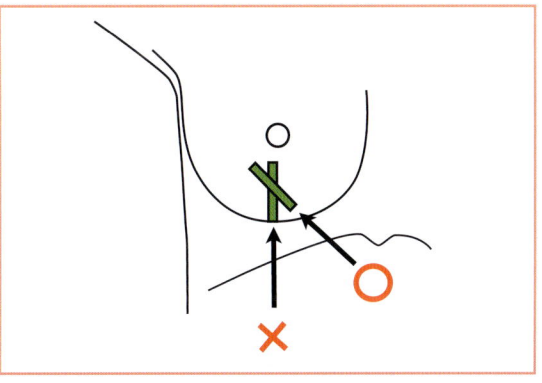

⑥肋骨弓が邪魔になるので，プローブを30～45°まわして，穿刺する。

トを固定しましょう。第4・5指と小指球で乳房を乳頭側に寄せ（②），プローブ先端も傾けて圧迫をかけて固定します。これにより，周囲の乳腺にもターゲットを固定する力が生じます（③）。逆に末梢側に伸ばして固定する場合，2人法なら助手に乳房をしっかり固定してもらうことができ，ターゲットを逃がさずに穿刺ができるでしょう。しかし1人法では末梢側への固定は難しいので，乳頭側への固定が適切です。

5）頭側の病変が動きやすい場合は，鎖骨側の皮膚を乳頭側に引っ張り下げ乳頭側に乳腺を集めるように固定します。プローブ先端は少し乳頭側に傾きます（④⑤）。

6）尾側ではプローブを頭尾方向に当てると肋骨弓が邪魔になり，右手の刺入角度を浅くできないことがあるので，30～45°回転させます（⑥）。

7）病変が乳房の薄い部位の表面にあるときも，病変が動いてしまいます。刺入側と反対側のプローブ端を深めに圧迫し，斜めに固定します（⑦⑧）。

8) 乳頭付近は第4・5指を使って乳頭反対側の皮膚を伸ばし，右手の小指でも皮膚を引っ張り刺入による歪みを防ぎます（⑨⑩）。
9) 病変が表面にあるときや，皮膚のたるみでプローブが埋もれているときは右手の小指でも皮膚を伸ばします（⑩）。
10) 線維腺腫は触診でもくるくるとよく動く可動性のある腫瘤です。乳腺の末梢や薄い部位では，圧迫だけでは固定しにくく，第1指と第4・5指で腫瘤の両サイドを押さえるという方法で横滑りしないように固定します。プローブは第2・3指で挟むのですが，指の第2関節部を意識して使うと力をプローブに伝えやすく，角度の微調整ができます（⑪⑫）。
11) 乳房が薄い部位では，肋骨の位置にも気をつけましょう。肋間に滑り落ちて逃げない位置であるかを，刺入側から指で押してみて動かないか確認します。動くようであればプローブごと画面の左手側に引っ張って肋間に落とし込み，プローブの左側の端に角度をつけて押さえ固定します。

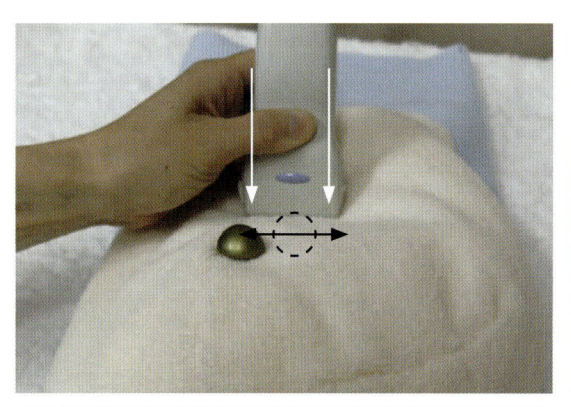

⑦病変が表面だと，プローブの圧迫でも病変が移動し，安定しない。

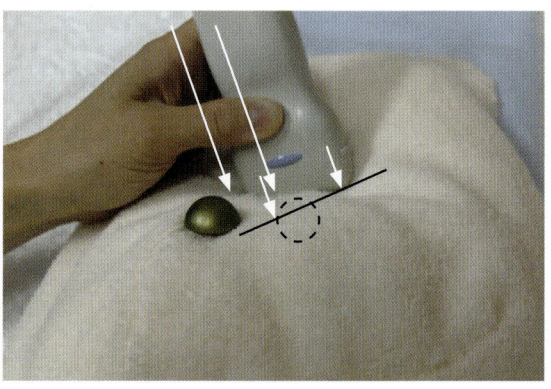

⑧刺入側と反対側のプローブ端に圧を加え，病変を固定する。

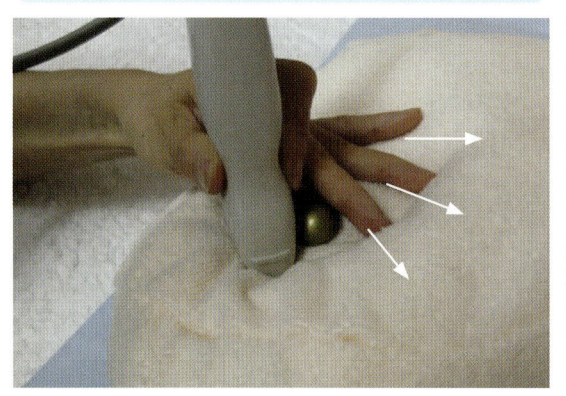

⑨乳頭近傍の病変では，乳頭の反対側の皮膚を押し広げるようにして張力をかけて固定する。

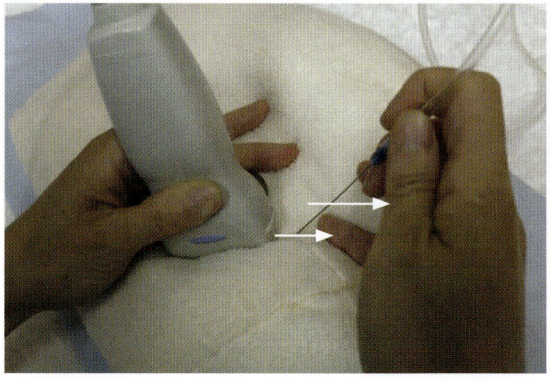

⑩刺入時には，右手でも第5指で皮膚を引っ張り，張力をかけて固定する。第5指は固定したまま，第1・2・3指だけで刺入を進める。

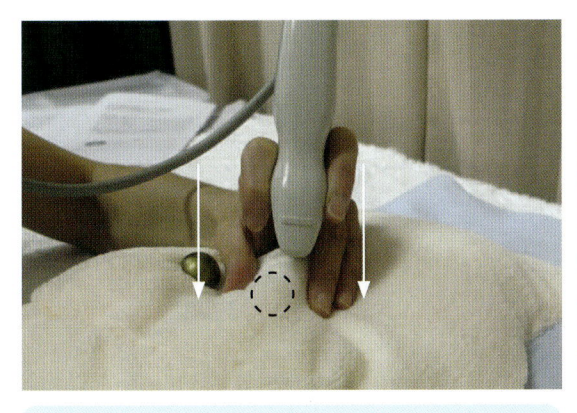

⑪第1・4・5指で腫瘤の両サイドを押さえ込むようにして圧迫固定。

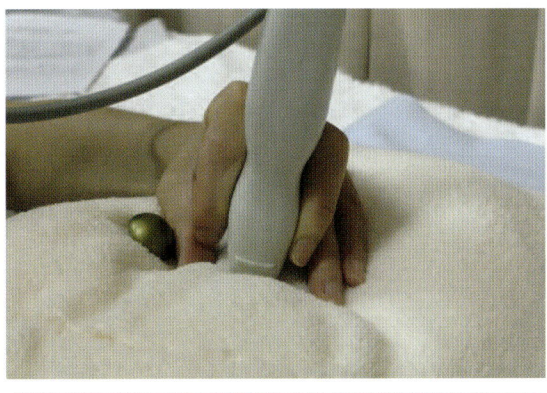

⑫第2・3指でプローブを当てる。

12-4 穿刺針をどう進めるか？

次のポイントは，「穿刺針をどう進めて病変に当てるか」です。

1) 針はペンホルダーで構えます。刺入時は視線をモニターではなく，乳房の針の刺入点に向けます。固定しているプローブが大きくずれないように気をつけましょう。次に，プローブの中心線に沿って針を刺入，ターゲットに向かって皮下脂肪内で約1.5 cm程進めましょう。下図のようにプローブが傾いているときは，針も同じ角度だけ傾けましょう。

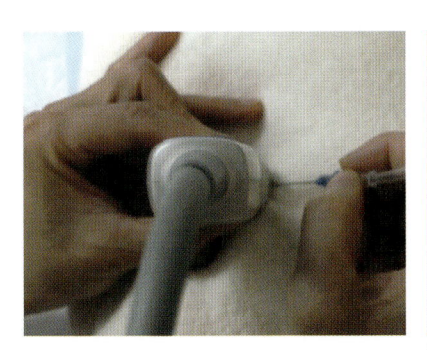

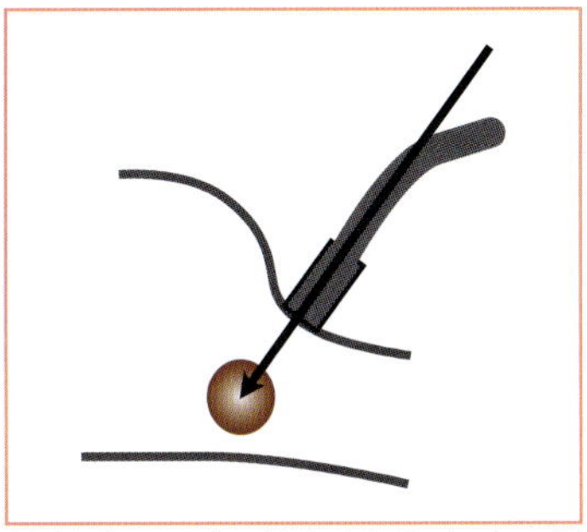

針をプローブの傾きと同じ角度で刺入すると，画面には針が一直線に描出される。

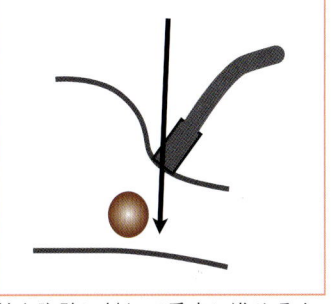

針を胸壁に対して垂直に進めると，針は画面から消えターゲットからずれる。

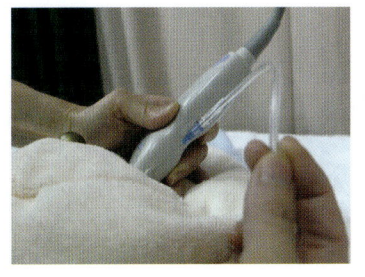

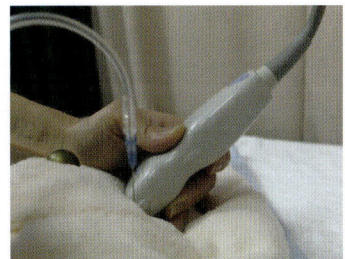

2) その後に，超音波のモニターを見て針先が画面に見えているか確認します。皮下脂肪内に針が見えていなければ，針側ではなく手元側で水平に振って針先が見えてくる角度に調節します。針が皮下脂肪内にあるうちに方向を決めましょう。

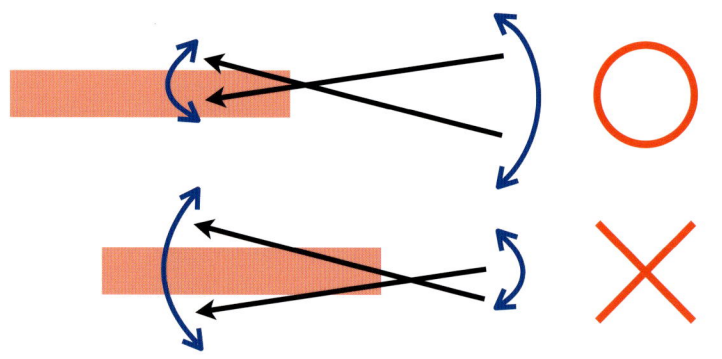

○ プローブを上から見たところ。針先側ではなく，右手手元側を水平方向に振って針先を画面に出す。画面のイメージよりも大きく動かす必要があるが，このほうが針先の細かい調整がしやすい。

× 針が深く刺入されていると，角度の修正が難しくなる。

3) 前で述べたように，固定したプローブが胸壁に対して垂直とは限りません。固定のためにプローブを傾けたら，当然その傾けた分だけ針も皮膚の刺入点から角度をつけて進めなければ，針は画面に現れてきません。

4) 表面近くに病変があるときは穿刺距離を短くするために，刺入の角度を浅く，深いときには角度をつけます。穿刺距離が長いとターゲットが動いてしまいます。

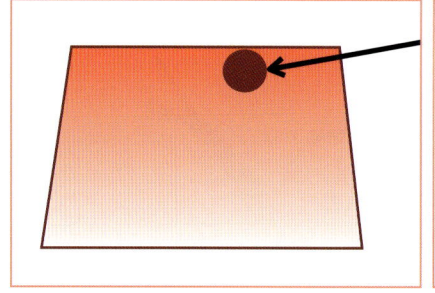

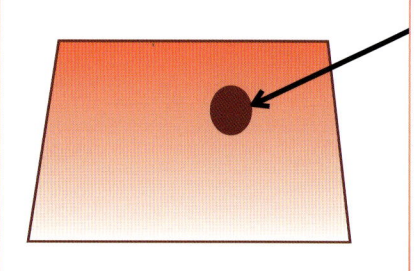

コラム 穿刺吸引細胞診のとき，部屋の照明は消す？ つける？

超音波がブラウン管モニターであった時代は照明を落として検査が行われていたため，穿刺吸引細胞診の際も暗い部屋で行われていると思います。検体を採取したら，吹き付けたときの性状を観察したいため部屋の照明をつけるのですが，部屋のスイッチが遠い，，，，。そこで最近では最初から部屋の照明はつけたまま細胞診をしています。

最近は部屋が明るくてもモニターは見えるようになりました。スイッチが手元にある場合は何ら支障ありませんが，スイッチが少し遠い場合は，部屋の照明はつけたままでも大丈夫なようです。

5) 皮膚に張りがないときは，右手の第5指で皮膚を引っ張りつつ刺入する工夫が必要です〔●12-3，9)〕。
6) 刺入により病変と乳腺が押されて移動してしまうのは，左手による固定が不十分であるからです。プローブの圧迫による固定の方法を再確認しましょう。どうしても刺入によるターゲットの移動がある場合，その影響を最小限に抑えるためには，あらかじめターゲットが移動してしまう方向をは刺入方向に合わせ，画面からターゲットを外さないことが必要です。そのためには刺入針が画面に一直線に見えていなければなりません。

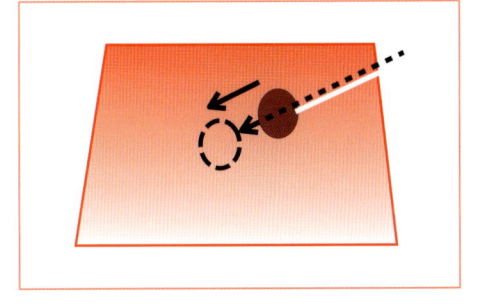

コラム　ファントムやフルーツゼリーと実際の乳腺の違い

　穿刺の練習に，疑似病変が入っているファントムを使ったり，フルーツゼリーを使ったりします。それで練習できることは，右手の針の角度調整の感覚と「プローブの角度と刺入方向が一致したら，どのように画面で見えるか」ということです。まずはこの感覚を覚えましょう。

　ファントムなどと実際の乳腺との違いは，刺入による乳房のゆがみ，それに伴うターゲットの移動，ターゲットの組織構成による採取の難しさ，散在する線維や脂肪による音波の散乱で深いところの針がぼやける，などがあります。それをいかに克服するかが，実際の手技の上達につながります。

穿刺針の角度修正法

画面上に針が確認できないときや，病変にうまく針先が当たらないときは，次の step1)〜5)の手順で，慌てることなく穿刺針の角度の修正を行って下さい。

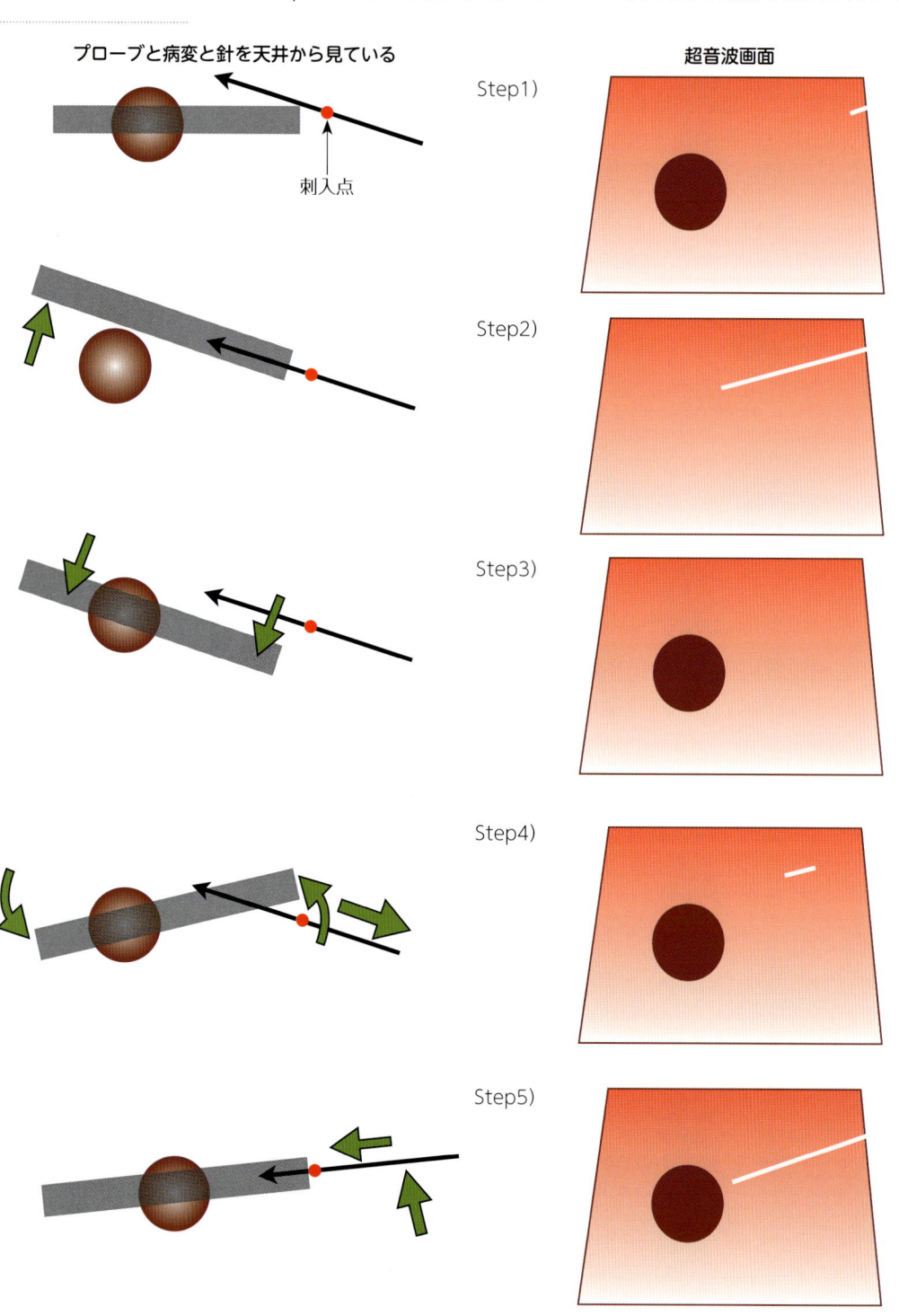

プローブと病変と針を天井から見ている　　　超音波画面

刺入点

Step1)

Step2)

Step3)

Step4)

Step5)

step1）画面には病変と針先が同時に確認できていません。まずプローブ側を，針の方向と一致するように動かします。

step2）画面上で針が刺入部から針先まで一直線に描出できるところを探しましょう。このとき，一時的に病変が見えなくなっても構いません。

step3）そこからプローブを平行移動させ病変を描出，どちら側にどれくらいずれているかを確認しましょう。

step4）画面に病変を捉えたまま，プローブを穿刺針が見える角度まで回転させます。その後画面上に針先が見えるところまで穿刺針をゆっくり抜き戻します。このとき針先が，ちょうどプローブの真下にあります。

step5）このstep4）の状態から針先を修正したい方向に向け，再度，針先を確認しながら刺入し直します。進める途中で針先が見えなくなったら針先を微調整し，画面に戻します。このときも微調整は，針先側ではなく右手手元側を水平方向に振って調整するのがコツです。

> **コラム　穿刺針の角度　修正法：別法**
>
> 慣れてくると，以下のような手法でも修正できるようになります。
> 　プローブの角度は変えずに少しだけ平行移動で1～2往復振ってみましょう。プローブを病変から奥に遠ざけたとき，画面の左に流れていけば針先は病変の向こう側に，右に流れれば針先は病変の手前にあります。
> 　この方法でずれている方向がわかったら，画面では病変を描出したまま，刺入点の手元側を扇状に動かして針先の刺入角度を合わせましょう。より短時間での修正が可能です。

12-5 採取時の穿刺針の動かし方と観察ポイント

的確な穿刺ができたら，次は病変部からの検体の採取です。12-1 でも述べたように，良性病変は採取量が少ないので，針の動かし方を工夫し，診断してもらえるような検体を採取することが大切です。また，腫瘤の辺縁や乳管壁を狙うなど，組織型に応じた方法で針を動かすためにも，穿刺時に左手をしっかりと固定しましょう（▶12-3 参照）。

1) 針の動かし方の基本は，病変の中で針を回転させながら進ませ，上に切り上げる力を加える動きです。癌や軟らかい病変は，この動かし方で十分に細胞が採れます（次頁上段の図）。
2) 初めの刺入で，良性に多い弾力のある硬さや，線維成分が多いことを示すパリパリ・サクサクという刺入感が針先から伝わってきたら，病変内で勢いをつけて針を進めます。針先で結合組織をカットするような操作です。
3) 病変によって穿刺する部位を工夫しましょう（▶12-2）
4) 微小な病変の場合，吸引をかけている間に針先が病変からはみ出さないように注意して下さい。
5) 病変を穿刺しているとき，左手のプローブで常に針先を追いかけます。針先が病変内に入った後は，針先より手前の針本体が脂肪内や途中の乳腺内で見えなくなっていても，針先を捉えていれば構いません。今採取している部位はどこなのかが確認できるように，とにかく「針先」を追うことに集中しましょう。
6) 採取時に針先が見えなくなったときには，絶対に針を動かしてはいけません。プローブのほうを動かして針先を探しましょう。採取している途中ですぐに針先が見えなくなるのは，プローブの長軸面と針の刺入方向がずれているからです。
7) 陰圧をかけて検体を採取している最中は，針をしっかり動かして検体を採取しましょう。
8) 病変を穿刺し検体を採取するときにも，病変について様々な情報を得ることができます。例えば穿刺針に対する病変の反応で，ある程度良悪性の予測を立てることができます。主な特徴を表にまとめました。もちろんこれが100％で正解するのではありませんが，採取時の様子も重要な情報として細胞診診断側に伝えることは，正診率の向上に役立つものと考えます。

+ VTR 27
穿刺吸引細胞診の工夫：乳管に沿う病変からの採取

+ VTR 28
穿刺吸引細胞診の工夫：微小病変からの採取

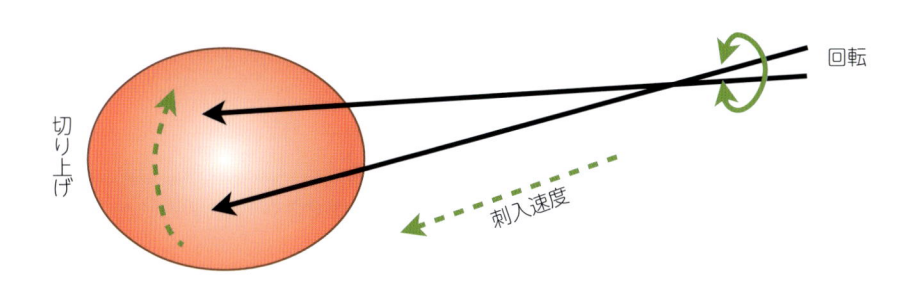

穿刺時に得られる病変についての情報の例

	良性（主に線維腺腫の場合）	悪性
刺入時の病変の境界部	線維腺腫などは刺入時に境界部が凹む。	刺入しても境界部の形状は変化しない。
病変内での針の自由度	線維腺腫や硬化性病変は方向が変えにくく，針を腫瘤辺縁まで戻さないと角度を変えられない。線維腺腫であっても，間質が浮腫状なら針は比較的自由度が高い。乳頭状病変は軟らかいので，針は比較的自由に動く。濃縮嚢胞は全く抵抗がなく，病変は動かずに針だけが上下に自由に動く。	針の角度が比較的自由に変えられる場合が多い。硬癌は針を腫瘤辺縁まで戻さないと，角度を変えられないことが多い。
病変内の感覚	乳腺内の抵抗と同じような抵抗感が続く。線維腺腫はグミのような弾力がある。	穿刺針が病変内に入ると乳腺内を通るときより抵抗が少なくなる。張りのない線維を切るようなサクサク・パリパリという抵抗が穿刺針に伝わる。
針の動きに対して	病変が穿刺針にまとわりつくように一緒に動く。	病変は動かずに針だけが動く。
針の病変内操作に対する周囲間質部の反応	病変の変形に応じて，周囲乳腺が自然に歪む。線維腺腫は境界部にわずかな横ズレが見られることもある。	周囲乳腺は変形せずに一緒に動く。針先で病変を持ち上げたときによくわかる。悪性度の高い DCIS のときにも見られる。一緒に動く周囲乳腺の厚みは，1〜3 mm 程度が多いが，画面全体が左右に動く場合もある。

+ VTR 29
細胞診：良性腫瘤の特徴

+ VTR 30
細胞診：悪性腫瘤の特徴

12-6　採取物の観察

　プレパラートに吹き付けた採取物は，「ほんの一瞬だけ！」でも必ずしっかり観察しましょう。採取物の観察によって，採取が適正であったか，推定組織型は何かなどの情報を得ることができます。1つでも多くの情報を得て，診察や次の採取に役立てましょう。

1) 採取量が多いか少ないか，結合性があるかないか，色や粘稠度などを観察しましょう。
2) 採取量が多いときは，針先で2～3回程軽く伸ばします。このときにほつれ方を観察します。細胞の結合性の違いから，悪性はバラバラにほぐれやすく，良性は結合性が強いため，悪性よりも少し集塊が大きくなります。
3) ガラスに吹き付けた検体が少ないときは，すぐにアルコール固定液に浸けましょう。

　プレパラートの写真は，95％アルコール液固定60秒後に撮影したものです。

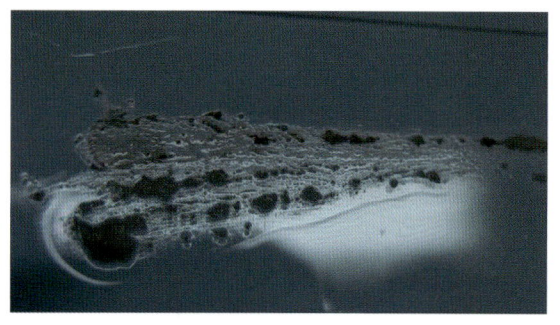

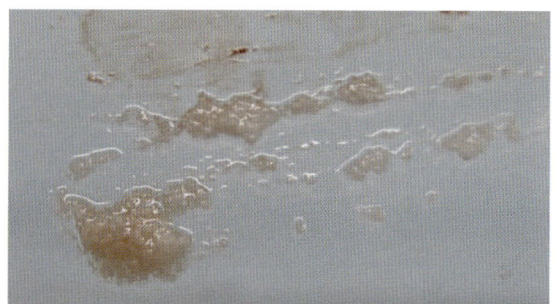

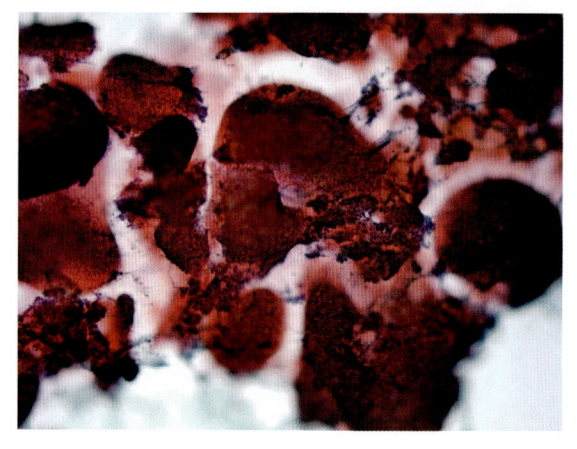

乳頭腺管癌。針先で伸ばすと細胞集塊がバラバラにほぐれ，ほつれやすいことがわかる。特に，薄く伸びているところは砂のように細かくザラザラしている。

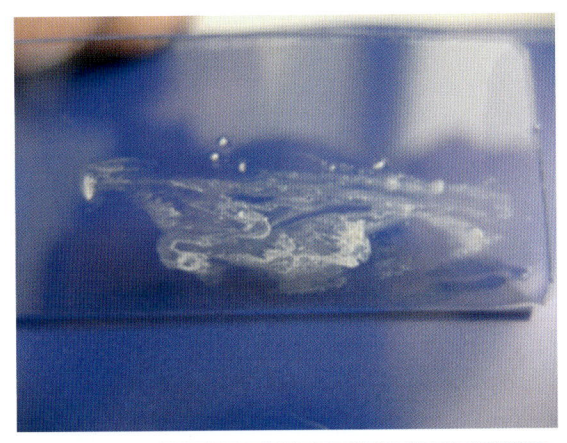

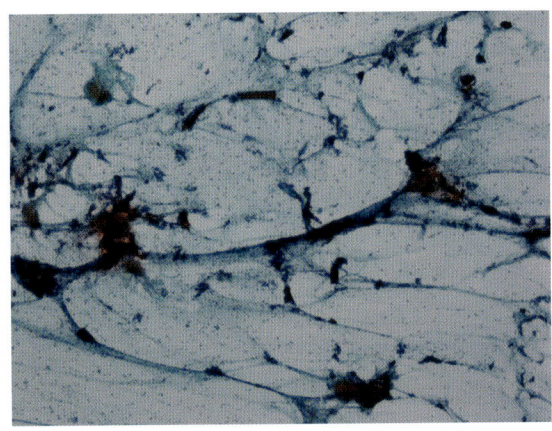

線維腺腫。針先で伸ばすと，間質粘液が豊富でほつれにくいことがわかる。薄く伸びているところには悪性のようなザラザラした採取物は見られない。

4) 固定液に浸けたら10秒後に一度そっと取り出し，部屋の照明の反射光を当て5秒間程度で素早く観察しましょう。検体が少なくても硬癌や小葉癌など，推定組織型に見合った採取量ならばそれで構いません。吹き付けた中心部にザラザラとした砂のような細胞集塊があれば，結合性がなく悪性の可能性があります。吹き付けた縁に多くの細胞集塊があれば，結合性があり良性の可能性があります。

5) 濃縮嚢胞は黄白色のドロッとした液体が均等に伸びます。ただし，アポクリン化生を伴う嚢胞性病変では，ザラザラした破片が混じりますが，悪性病変のときよりも薄さがあり，まるでパイ生地を粉砕したような形状に見えます。

6) 観察される粘液にも特徴があります。線維腺腫の間質粘液は薄く透明に伸びます。粘液癌の粘液は濁ったゼリー状で塊を作ります。MLT(mucocele-like tumor；粘液瘤様腫瘍)の粘液は新鮮な卵白のような牽糸性があります。

+ VTR 31

細胞診：MLT粘液の牽糸性

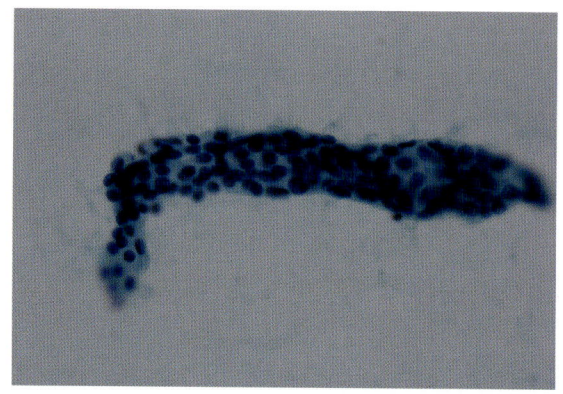

硬癌。採取物は少量である。画像的に硬癌が疑われており，刺入感も一致した。特徴的な構造物も採取できている。

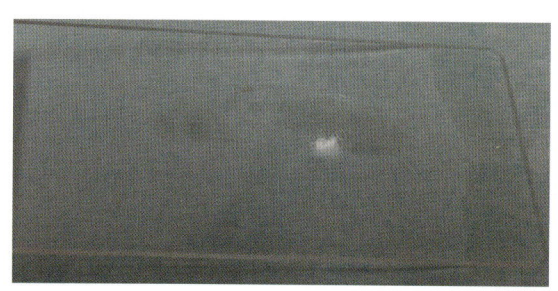

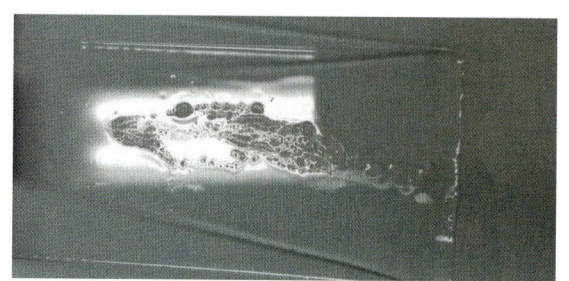

照明の光を反射させると，採取物の性状がよく見える。

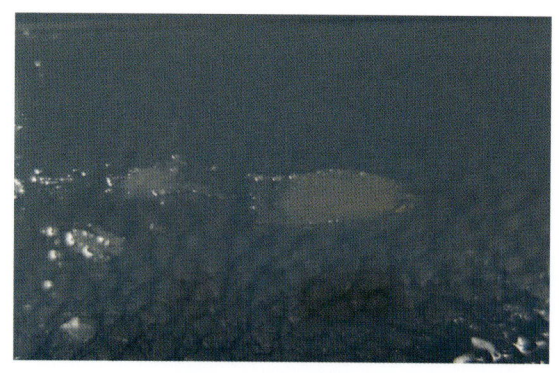

良性病変では，吹き付けた縁に比較的たくさんの検体が散るように付着する。

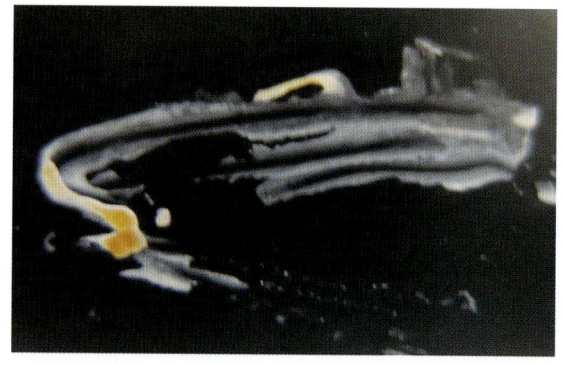

濃縮嚢胞は，黄白色のドロッとした液体が針先でベタッと伸びる。

　これらの情報は細胞診を顕鏡する側にも画像診断情報と一緒に伝え，情報共有に努めましょう。臨床側が何を考えて穿刺したのかを伝えることは，より精度の高い穿刺吸引細胞診のために重要です。

コラム 穿刺吸引細胞診の精度と乳がん検診成績

皆さんの中には，結局のところ，本書に書いてあるとおりに細胞診をやったら，どの程度の検査精度になるのだろうか？　と思われている方もいらっしゃるかもしれません。そこで筆者の細胞診の成績を集計してみました。

『乳癌取扱い規約』では精度管理基準として「鑑別困難は検体適正例の10%以下が望ましい」と定めています。表の鑑別困難/検体適正例を計算すると，前半5.0%と後半2.6%であり，よい精度を保っています。これは検体採取量の多い手技ができていると言えます。もちろん，乳腺の細胞診診断に慣れた優秀な病理医がいることも付け加えておきます。

また，検体不適正は規約では「細胞診総数の10%以下が望ましい」とされていますので，この成績表では多くなっています。しかし，「検体が採れなければ，間質だけだから異常はない」と思って穿刺をしていますので，画像的に小葉癌などを疑っていなければ追加検査をすることはほとんどありません。他施設からの精査依頼を受けていますので，ご本人と依頼側に納得していただくために，検体不適正になることを承知のうえで細胞診をします。そのため，このような数になっていると思われます。

では，筆者自身はどれくらい良悪性を見極めているのでしょうか？　最近の高松市乳がん検診成績を示します。一般診療と併用で行っているため，最近は検診を多く見られないのが残念なのですが，注目すべきは，細胞診数が減っているのに無自覚の発見率がほぼ0.8%で安定していることです。実は無自覚発見率0.8%という数字は，10年前からあまり変わっていませんが，以前は細胞診をする率が10～12%でしたが，最近では精査率は約5%に減っています。発見率0.5%以上，陽性反応的中率5%以上が検診の目標と言われていますので，十分な成績を出せています。

高松平和病院病理科へ提出した細胞診の成績(%)

	2003-2009年 n = 2,265	2010-2013年 n = 475
悪性	9.4	11.4
悪性疑い	1.2	1.7
鑑別困難	4.5	2.3
良性	75.6	72.4
検体不適正	9.2	12.2

高松市乳がん検診成績

	受診者数	細胞診 (率%)	乳癌	自覚あり	発見率 (%)	陽性反応 的中率(%)	無自覚発 見率(%)
2011年	709	36(5.1)	6	0	0.85	16.7	0.85
2012年	711	43(6.0)	9	3	1.27	23.3	0.84
2013年	630	28(4.4)	8	3	1.27	28.6	0.79

おわりに

　本書では，なぜそう見えているのか？　という理由を，解剖・病理・超音波の音響学などの観点から説明してきました。また，それを応用した検出されたものの判定の仕方，精密検査での超音波の利用について紹介しました。いかがだったでしょうか？　新しい考え方も盛り込みましたので，難しいところもあったかもしれません。

　乳房超音波検査を行ううえで，最も押さえていただきたいことは，
　　1）等エコー構造を追えるようになることが，乳腺超音波検査の大事な第一歩であること
　　2）立体的腺葉構造読影法　2×3のポイントをしっかり押さえること
　　　〔乳房超音波観察の実践を支える2×3のポイント（p.5）参照〕

　上記の2点と考えています。
　臨床の現場で迷ったとき，本書に理解に悩んだときは，ぜひ，ここに立ち帰っていただければ，乳房超音波検査のステップアップに必ず繋がることでしょう。
　これからの乳腺超音波検査の技術向上と普及に，本書がお役に立つことを期待して，まとめとさせていただきます。

　最後に。
　今回このような本を書くことになったきっかけは，たくさんの人達との出会いでした。超音波検査の技師の皆さんやレジデントの先生方が，たくさんの疑問をぶつけてくれました。それに対して，理由を示しながら説明してきたことを中心に，少しずつ作成した勉強会や講演会などの資料を取り入れて，この本を書き上げることができました。皆さんの疑問に答えられているような内容になっていれば幸いです。

　本書の作成のきっかけを作っていただいた，がん研究会有明病院超音波検査部の藤井祐次技師長，（以下50音順敬称略）相羽智恵子，五十里美栄子，岡田真由美，加藤千絵子，小泉　恵，小関ゆり子，佐藤和子，杉田雅彦，高橋しづか，富樫保行，内藤勝彦，番場智佳子，廣多康光，圓岡有里，若杉美智子，の皆様に感謝します。皆様と働き，学んだことはとても楽しく，内容の濃い日々でした。細胞診断部の森園英智先生，MRIの読影をご指導下さった画像診断部の五味直哉先生，國分優美先生，正常乳腺の研究をお許しいただいた病理部の秋山　太先生，堀井理絵先生，そして超音波診断に深くかかわる環境を作って下さった乳腺センター長の岩瀬拓士先生に心より感謝の意を示します。がん研有明病院

おわりに

での勤務は私にとって，生涯の宝となっています。

　たけべ乳腺クリニックの武部晃司先生には，私が乳腺超音波検査に携わるきっかけを作っていただきました。先生との出会いがなければ，私の乳腺超音波人生は始まりませんでした。

　徳島大学名誉教授・公立学校共済組合四国中央病院名誉院長の森本忠興先生，とくしまブレストケアクリニックの笹　三徳先生にはいつも高所から日常的に様々な示唆とご支援をいただきました。先生方のご支援がなければ，ここまでこの仕事を続けることは困難であったかもしれません。

　その他，紙面の関係でここにはお名前を挙げることができず，本当に心苦しい限りですが，関わりを持っていただいた多くの方々に感謝申し上げます。ありがとうございました。

　そして，私の無理なお願いをいつも聞いて下さり，乳腺病理だけではなく体系的な病理学の観点からお答えいただき，ご指導して下さった高松平和病院病理科の佐藤　明先生の存在がなければ，今の私の診断法は生まれなかったと言っても過言ではありません。本当にありがとうございました。また，一緒に乳腺超音波をし，細胞診の疑問に答えてくれる臨床検査技師の宮西智恵さん，乳腺外来を支えてくれている村上喜美子看護師に，いつもありがとうの感謝の意を示します。

　寂しい思いをさせながらも，2人の娘達は明るく元気に育ってくれています。夫は慣れない家事を手伝い，「あなたのやるべき事をやりなさい」と，自分のことは二の次にして私をがん研に送り出してくれました。常によき理解者であり，よきアドバイザーです。ありがとう，これからもよろしく。

　「目の前の被検者から教えていただくつもりで1例1例を大事に検査すること」という姿勢は，ホスピスコーディネーターの先駆者である亡き母　磯崎千枝子が示してくれた，患者・家族に対する医療者としての謙虚な姿勢でした。これからもこの姿勢を忘れずに，超音波診断を続けていきたいと思います。

　　2014年4月

高松平和病院外科／がん研有明病院乳腺センター
何森　亜由美

索引

数字
2nd Look 3
2nd Look US 107, 124

欧文
adenosis tumor 130
blunt duct adenosis 130
Cooper 靱帯 113, 116, 118, 46
　── の引き込み像 54
DCIS 41, 42, 105, 133
distortion 101, 109
　──，立体判定基準 101
distortion 様像 91, 92
edematous stroma 14, 16
FAD 66, 108
MMG 2nd Look US 108
MRI 12, 109
MRI 2nd Look US 109, 110
sclerosing adenosis 130
surrounding stroma 16
TDLU 11

あ
アーチファクトシャドー 52, 54
悪性腫瘍 126
圧迫
　──，プローブの（スクリーニング時）80, 84
　──，プローブの（詳細な観察）84

う・え
腕まわし，プローブの構え 67

エコーレベル
　──，スペックルパターンの 21
　──，周囲間質の 18
　──，浮腫状間質の 18
エコー下穿刺吸引細胞診 125

か
がん細胞 126
画質設定 86
　──，質的診断に適した 89
階調性 86
　──，画質設定の目安 87
外側，乳腺 72
角度，プローブの 79
肩掛け，プローブの構え 67
間質 11
　── の脂肪化 15
観察
　──，採取物の 144
　──，動画による 43

き
基本走査法，スクリーニング時の 70
距離分解能 20
胸骨確認 76
局所的非対称性陰影 66, 108

く・け
区域性低エコー域 60, 62
腔水症 14

結節性硬化性腺症 130

こ
広狭不整 38, 42
広背筋の確認 73, 74
高エコー，面状の 25
高エコー像，石灰化ではない 105
硬化性腺症 130
硬癌 127, 146

　──，穿刺部位 132
構築の乱れ，立体判定基準 100
膠原線維 13

さ
採取物の観察 144
細胞診の採取手技 134

し
脂肪
　──，乳房内の 46
　── が少なく線維が多い浮腫状間質 59
　── に置き換わっている浮腫状間質 58
　── の少ない乳房 49
　── の割合，浮腫状間質の 57, 59
脂肪化，間質の 15
脂肪細胞 15
脂肪小葉 46, 53
脂肪性乳腺 64
脂肪性乳房
　── の正常構造 52
　── の病変の検出 53
視認性 86
　──，画質設定の目安 87
時間分解能 87
　──，画質設定の目安 87
実質 11
主乳管 7, 33
腫瘤
　──，穿刺部位 131, 133
　──，立体判定基準 99
周囲間質 13, 16～18, 30, 33, 105
　──，エコーレベル 18
　──，太い 60, 62, 65, 66
　── と浮腫状間質の判別 57

索引

周囲間質
　—— と浮腫状間質の比較　16
　—— のエコーレベル　18
充実腺管癌　127, 131
小葉　7, 11, 18
　—— の周囲　14
小葉外間質　7, 10, 11, 12
小葉外終末乳管　7
小葉間間質　7
小葉内間質　7, 11, 12

す
スクリーニング　3
　——，プローブ走査　70
　——，プローブの圧迫　80
スペックルパターン　20
スライド移動　78
　—— を考慮に入れたプローブの当て方　81
　—— を考慮に入れていないプローブの当て方　81
水腫　14

せ
セカンドルック　3, 107, 124
　——，MMG　108
　——，MRI　109
正常構造からの逸脱部　38
　—— の検出　43
正常乳管　23
石灰化
　——，MMG 2nd Look US　108
　——，超音波で見つけにくい　104, 105
　——，超音波で見つけやすい　102, 105
　—— ではない高エコー像　105
石灰化病変
　——，背景が脂肪性の　104
　——，背景が乳腺の　102
穿刺の練習　139
穿刺吸引細胞診　125
　—— の採取手技　134
　—— の精度　147
穿刺針　137
　—— の角度修正法　140

　—— の進め方　137
　—— の動かし方　142
穿刺対象　126
穿刺部位　131
腺葉　24
　—— の重なり　36, 90
　—— の重なり方のイメージ　24
　—— の境界面が観察されやすい場所　27
腺葉境界面　25, 28
　——，乳頭下の　94
　——，病理組織像と超音波画像の対比　27
　—— の組織像　29
　—— の超音波画像　26
線維隔壁　46
線維腺腫　53, 128, 145
　——，管周囲型　129
　——，管内型　128

ち
中心乳管　31
超音波　2, 20
　—— とマンモグラフィの見え方の違い　56
　—— の分解能　20
超音波画像と病理組織像の対比　2, 22, 55
　——，腺葉境界面　27
陳旧性線維腺腫　129

つ・て
追加走査法，スクリーニング時の　71
点状高エコー　106

と
途絶え　38
　—— のイメージ　40
等エコー構造　21, 30, 33, 36, 37, 42, 61
　——，観察　85
　—— の規則性　34
　—— の途絶え　38, 39
等エコー腫瘤　53

頭側，乳腺　72
動画による観察　43

な・に・ね
内側，乳腺　72
乳管　7, 11, 33
　—— の周囲　14
　—— の走行　30
　—— の見え方，正常な　23
乳管拡張病変，穿刺部位　133
乳管間間質　11
乳管内進展部　127
乳管内乳頭腫　40
乳がん検診　56
乳腺　4, 6, 15, 24, 45
　——，Cooper 靱帯の　47
　——，観察範囲　72
　——，正常構造　35
　——，背景が脂肪性の　104
　—— が萎縮し，脂肪小葉が増大した乳房　50
乳腺症　129
乳腺超音波所見の立体判定基準　99
乳腺内の脂肪化　48
乳腺濃度　45
乳腺末梢の病変の描出　82
乳腺末梢構造の歪み　82
乳頭下の腺葉境界面　94
乳頭腺管癌　39, 144
乳房　12
　——，脂肪の少ない　49
　——，乳腺が萎縮し，脂肪小葉が増大　50
　——，浮腫状間質が脂肪に置き換わった　49
　—— の移動　77
　—— の脂肪性変化　45
　—— の正常解剖　10
　—— の組織の考え方　8
　—— の変形　77
乳房構成　45
乳房超音波の考え方，これまでの　3

索引

粘液癌　53

は

バリエーション　4, 60, 62, 64, 66
　── の確認の場合のプローブの動かし方　85
　── の鑑別　90

ひ

引き込み像
　──, Cooper靱帯の　54
　──, 立体判定基準　100
非腫瘤性病変, 立体判定基準　99
非浸潤性小葉癌　43
非浸潤性乳管癌　41, 42, 55, 105, 133
尾側, 乳腺　72
豹紋　6
病理組織像　2
　── と超音波画像の対比　2, 22, 55
　── と超音波画像の対比（腺葉境界面）　27

ふ

浮腫　14
浮腫状間質　13, 14, 16〜18, 57〜59, 105

──, エコーレベル　18
──, 脂肪が少なく線維が多い　59
──, 脂肪に置き換わっている　51, 58
──, 太い　65, 66
── が脂肪に置き換わった乳房　49
── と周囲間質の判別　57
── と周囲間質の比較　16
── の脂肪の割合　57, 59
プローブ
── , 回転方向と指の使い方　69
── , 持ち方の悪い例　68
── の圧迫, スクリーニング時の　80, 84
── の圧迫, 詳細な観察　84
── の動かし方, バリエーションの確認の場合　85
── の回転法　69
── の角度　79
── の構え　67
── の持ち方　68
── の当て方, スライド移動　81
プローブ回転の軸　70

プローブ走査, スクリーニング時の　70

へ・ほ

閉塞性腺症　130
変形, 乳房の　77

方位分解能　20

ま

マンモグラフィ（MMG）　3, 12, 56
──, 腺葉境界面　28
──, 2nd Look US　108
── と超音波の見え方の違い　56

み・め

乱れ　38, 42

面状の高エコー構造　25

り

立体的腺葉構造読影法　37
立体判定基準　99